什么是上药？

《玉皇心印经》曰："上药三品，神与气精。"

真正的中华道医真诀：
引德开道，调理自身的神与精气。

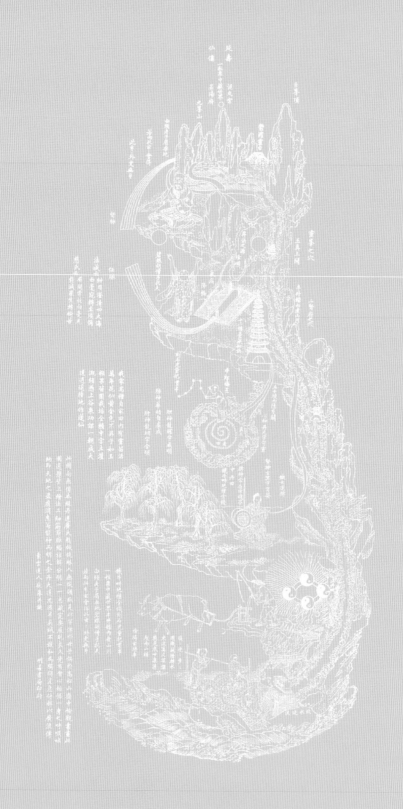

郑圆明　主编

上药真诀
——中华道医精粹

中

华夏出版社
HUAXIA PUBLISHING HOUSE

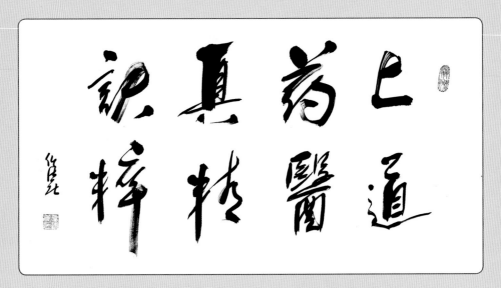

上道 药医 真楮 识粹

中国道教协会原会长任法融题辞

第三编

守一

守一至真

太平经圣君秘旨

传上相青童君

圣君曰：三气共一，一为精，一为神，一为气。此三者共一位，本天地人之气根。神者受之于天，精者受之于地，气者受之中和，相与共为一。故神者乘气而行，精者居其中，三者相助为理。欲寿者当爱气、尊神、重精。夫人本生混沌之气，气生精，精生神，神生明。本于阴阳之气，气转为精，精转为神，神转为明。欲寿者当守气而合神，精不去其形，念此三合以为一，久即彬彬自见，身中形渐轻，精益明，光益精，心中大安，欣然若喜，太平气应矣。修其内，反应于外，内以致寿，外以致理，非用筋力，自然而致太平矣。

守一明之法，未精之时，瞑目冥冥，目中无有光。

守一复久，自生光明。昭然见四方，随明而远行，尽见身形容。群神将集，故能形化为神。

守一明法，长寿之根，万神可御，出光明之门。

守一精明之时，若火始生时谨守勿失，始赤久久正白，久久复青，洞明绝远还以理一，内无不明，百疾除，守之不懈，度世超腾矣。

守一明法，若日出之明、日中之明。

守一明法，明有正青。青而清明者，少阳之明也。

守一明法，明正赤若火，光者度世。

守一明法，明正黄而青者，中和之光，其道良药。

守一明法，正白如清水，此少阴之明也。

守一明法，明有正黑，清若阙水者，太阴之光。

守一明法，四方皆暗，腹中洞照。此太和之明也，大顺之道。

守一明法，有外暗内暗，无所属，无所睹。此人邪乱，急以方药助之。寻上七首，内自求之。

第一元气无为者，念身无一也，但思身洞白若委气无形，成则无不为无不知也。

第二为虚无自然守形身中，照向上下若玉无暇，元气无为象也。

第三数度者，积精思还自视数发下至足五指，分别形容内外莫毕备之。常以此为思，名次虚无。

第四思念五脏之神出入，见其行游，可以语言，能知吉凶，次数度也。

第五犬道神者，人神出乃与五行四时相类，请黄白黑俱同藏神，出入往来五行四时神吏为使可降百邪也。

第六为次喜者，以刺击地道神使好巧而入半邪也。

第七为社谋者，天地四时社稷山川祭祀神令人通此，涉邪妄也，灭而不取。

第八为洋神者，其神洋洋其道无可系属，使人妄言，半类真半类邪也。

第九家先者，纯阴非真，所应皆鬼神而已。

夫守一道得古今，守一者复以类聚之，上贤守之度世，中贤守之为帝王良辅善吏，下材行之不知喜怒，天下无怨。守一者，守之有余善乃洞冶六方八远，恩与天地同计。

守一之法，老而更少，发白更黑，齿落更生。守之一月，增寿一年；两月，增寿二年；以次而增之。

守一之法，始思居闲处，宜重墙厚壁，不闻喧哗之音。

守一之法，光通六外，身乃无害。可终其世，子得长久。

守一勿失，事且自毕；急除众忧，一复何求？

守一不穷，士子欲无忧，不可相欺，垂拱。

守一是为久游，身常自谨，患祸去之。

守一之法，神药自来。

守一之法，凡害不害，人各有一不相须。虎狼不视，蛟龙不升，有毒之物皆逃形。子欲长无忧，与一相求；百神千鬼，不得相尤。守而常专，灾害不迁。

守一之法，不言其根，谨闭其门；不敢泄漏，谨守其神；外暗内明，一乃可成。

守一之法，将与神游。万神自来，昭昭可俦。

夫欲守一，喜怒为疾，不喜不怒，一乃可睹。

守一之法，内有五守，外有六候，十一之神，同一门户。

守一之法，当念本无形，凑液相合，一乃从生，去老反稚，可得长生。子若守一，无使多知，守一不退，无一不知，所求皆得，端坐致之。子欲大乐，与一相知，去荣辞显，一乃相宜。子欲养老，守一为早，平床坐卧，与一相保，不食而饱，不德衰老。

守一之法，皆从渐起；守之积久，其一百日至。

守一之法，无致巧意，一乃自效。

夫欲守一，乃与神通；安卧无为，反求腹中；卧在山西，反知山东。

守一之法，乃万神本根，根深神静，死之无门。

守一之法，老小异度，各因其性，一乃相遇。

守一之法，安贫乐贱，常内自求；一乃相见，知非贵贱。

守一之法，少食为根，真神好洁，粪秽气昏。

守一之法，密思其要，周而复始，无端无徼；面目有光明，精神洞晓。

守一之法，百日为小静，二百日为中静，三百日为大静。内使常乐，三尸已落。

守一之法，有三百六十六数。数有一精，精有一神。守一功成，此神可睹。

守一之法，有内五政，游心于外，内则失政。守一不善，内逆外谨，与一为怨。

守一之法，常有六司命神，共议人过失。

守一之法，乃诸神主，人善之根，除祸之法，致福之门。守一者，乃神器之主，从一神积至万神，同一器则得道矣。

守一之法，内若大逆不正，五宫乖错，六府失守。群神恐恢，俱出白于明堂，必先见于面目颜色，天地共知之。群神将逝，形当死矣。

守一之法，为善，效验可睹。今日为善清静，神明渐光。始如萤火，久似电光。

守一之法，外则行仁施惠为功，不望其报，忠孝亦同。

守一之法，有百福亦有百祸。所守不专，外事多端；百神争竞，胜负相连。

守一之法，内常专神，爱之如赤子，百祸如何敢干。

守一之法，与天地神明同。出阴入阳，无事不通也。

守一之法，先知天意，生化万物，不言而理，功成不宰，道生久视。

守一之法，可以知万端。万端者，不能知一。夫守一者，可以度世，可以消灾，可以事君，可以不死，可以理家，可以事神明，可以不穷困，可以理病，可以长生，可以久视。元气之首，万物枢机。天不守一失其清，地不守一失其宁，日不守一失其明，月不守一失其精，星不守一失其行，山不守一不免崩，水不守一尘土生，神不守一不生成，人不守一不活生。一之为本，万事皆行。子知一，万事毕矣。

（底本出处《正统道藏》太平部。）

上清神宝洞房真讳上经

此经一名青童道君列纪，一名太保玉经。神仙修之，为上清之真。昔魏君华存，授之许君远游，居西城墉台，盟紫景十华药玉，割星云宝霄翔凤之锦，以告上清。百年以传真人，不以露文地民，发真昭之天矣。

玉保王青童道君，讳龙光玄，字幽无，生木真一气青霞流光九变东玉那国玄珞之山，翠华含精，流珠侠卫，九千历周，香敷琼葩，明落药本，玉仪九尺，洞观十方，天女捧衣，玉帝稽颡，吟声朗彻，林谷骇震。天宝神仙王，授青元上真秘箓一百五十五书，真目周悉。化庶兆门，以启梵运，开道之本曰：

至道者，洞虚也。化本者，觉意也。天地不言，有以示也。万物群品，有以象也。雷风云气，有以感也。所以然者，以觉意得也，莫不洞虚而变化也。化者，常也。变者，名也。天地万象皆生于洞虚，洞虚无有也。化象觉意，皆出于洞房也。洞房，有中无也，洞虚，无中有也。房有也，物不因人也。天也，其工巧于人，不逮见而得之意也，人以意得也。得者，取之也。天以意示人，与之也。所与合，则道德与元炁混一，无所不能为也，无所不可见也。生死去来，万类消息，在觉意中也。天地，吾父母也，无不同也。终始有无，不出此也。随作随应，显乎几矣。几者，上清神宝洞房真讳也。真者，真乎此也。讳者，讳乎此也。得此者，太上仙矣。

玉保道君，于时身流琼光，照无穷尽，首建危冠，珠宝暎形，披御霞彩，天地告瑞，丹芝呈芳。以真道成，退斋告于金阙帝君后圣之真曰：大哉，深乎至矣，以发生广施，长养化源，是为玉宝，婴儿守雌，厚泽不形，故号青童。金阙帝君告青童曰：子体有玉骨，心有九皇，日窗高下，紫志颐下，碧睛深暎，自宜位登高真，至道秘讳，今得开晓，而一形寓于天和，亦应炼冶，使有无合化，上升玄宫。青童道君退斋郁林，肘步请究，乃告之曰：子当闲居，闭目习视，令如开目，开目闭目，不可去见以见。持之百日，夜视而光通矣。当复收天光于玄镜，历念子身中有水晶，即仰看真极下，洞房中方寸三真。视百日，当闻如天震雷，方寸之中，可方丈矣。百八十日，如大屋矣。三百日，如宫殿矣。千日，与天地等矣。不以念而念，不以思而思，不以觉而觉，不以意而意，惟精所通，万象备矣。向之觉意所得，皆在其中矣。神道自显，显而昧昧，辽然与世远矣。洞房中当见子之造化无穷，无边无极际也。子忽升天，安坐洞房，执经南向，黄老则哺子以神奇矣。

青童道君行之千日，身佩豁落，驾凤乘云，以造日宫。日中赤炁凝精，盘流千折，日根之神结玉之粹，其名郁仪赤章龙文。青童揖之，以采日精。

洞明玉清太上之文

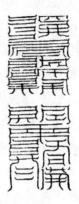

青童道君曰：饮日之丹，重环耀明，引吸至精，以升月中，黄气融廓，密采金芒，含虚养明，湛尔其神，故曰结璘黄书虎文。

青童道君仰玄极之虚，通交神之曜，日月结炁，炼冶真形。天地纳其几，神明出其室，回眄九天，飞驰八表，金真摄炁，玉霄重光。光通一形，内见三宫，三宫合化，二十七宫，峨峨金庭，坐列玉婴。

泥丸九宫，宫各有名，下通长楼，十二玉城。

中丹田有九宫。两乳高处陷平，为守寸双田，左有大神，名命宁，字叔平；右有大神，名正精，字子张，著红绣衣，手执火铃，以照四方。楼环为真人宫，中有玉清真人，名天玉，字玄通，著青云衣，手执玉镜。肺为皓清宫，有素华道君，名曰成，字玉虚，著飞云衣，坐金床，手执大珠如鸡子。心为丹元宫，中有玉真，名龙精，字曦潒，著红锦玉衣，口衔日。脾为黄室宫，中有中部玉女，名摄生，字伯昏，著紫霞衣，手执玉尺。肝为兰灵宫，中有木公，名长精，字孟贤，著碧霄衣，手执玉帝之文，坐班龙之上。胆为太真宫，中有玄光童子，名彦威王，字仙魂子，著紫云衣，手执剑。左肾为玉帝宫，中有玄卿君，名统真，字幽赋，著绿云衣，手执火玉。右肾为玉女宫，中有正真童子，名曰虚根，字正仙，著黄玉衣，合掌坐相向。穷肠之里为太常宫，中有高上君，名洞英，字含华，著青云衣，手执筇。上之九宫，神如婴儿，坐紫云间，治方寸中。

下丹田有九宫。脐傍两间高处陷中，为守双田，中有二大神，左曰标元，字期亡；右曰理明，字敬清，著紫绣衣，手执火炬，下烛九渊，护镇生明。入一寸为明堂，有桃康大神，名玉威，字上明，著红锦衣，坐金床。二寸为洞房，有玄上帝君，名无猷，字命真，著玄锦衣，手执篇。三寸为丹田宫，中为生宫大神，名务光，字勤元，著赤铢衣，手执玉铃。四寸为流珠宫，中有弱水大神，名积渊，字天英，著白绡衣。五寸为紫极宫，中有太乙大神，名保灵，字庆生，著单锦衣。却上一寸为洞元宫，中有南上玉妃，名苏，字决昌，著碧云衣。却上二寸为洞庭宫，中有碧元上帝，名大黄，字曾子，著黄绣衣。却上三寸为洞阳宫，中有日玄大君，名郁明，字监生，著玄锦衣。却上四寸为洞真官，中有帝一大神，名伯高，字都元，著朱衣，正坐，并向外。下丹田九宫，亦各方寸，神形如婴儿，坐黄云中。

青童道君洞见二十七真，罗布玉婴，密为莲房，反神无知，形合太玄，道德来居，与天为一。祝曰：

骈阙累居，玉官九城，三官布列，丹碧罗精，周流百关，伏炼尸形，妙有合炁，变化生明，役御大有，上飞玉清。

道备神宝，玄领真讳，德被群品，玉帝开颜，身带龙舆，周旋万天，俯窥三辰，坐知亿年，作经一章，刻东华玉阙玄观之上，以传金名青书玉简，高真之人。

青童玉保王道经

九开龙胎先，胎几太无始，玉空流常无，意真宝繁会，侠日东桑霞，咽吸出紫阙，三元极元初，至德理上玄，感激但恍惚，妙觉道自然，桃康璇玑父，命精升泥丸，朱珠养云根，天芒下入渊，真神合母精，涓涓淡流泉，默御伯玉君，晨霞起凝烟，照韫上玉公，掖致镇容间，金曜隐芝华，太帝揖玉阶，混化真常名，智惠命九还，亿龄无足多，不变飞神丹，大道得长存，长存开阖间。

青童道君玉经，盟禁至重，道之玄枢焉。于今偃息青林，总校上真，调御神炁，育生元元，神宝真讳，先乎天地，有知此文，身得神仙，知其宝讳，拔登祖玄，高侍帝宸，寿无穷年。

（底本出处《正统道藏》太玄部。）

金阙帝君三元真一经

真人所以贵一为真者，上一为一身之天帝，中一为绛宫之丹皇，下一为黄庭之元王。并监统身中二十四气，以应太微二十四真。夫气者，结虚烟而成神也。三元君各有千乘万骑，云车羽盖，常以内入紫宫，以登上清，列录元图，位为真人，飞行九霄。若能守之弥固，则三一可见。三一可见，则千乘万骑至矣。羽盖可御，云车可乘，白日升天，上造太微。太微中有二十四气，混黄杂聚，将结炁而变化，有时忽尔而分流也。气中有二十四真人，皆三一帝皇之炁，所以致分道变化矣。既能守身中三一，则上太微中三一帝皇之君，而降见于外，与子言矣。

身中复有二十四真人，亦身中精光爽气所分化而造也。若云车来迎，以登太微，太微二十四真人，俱与身中神明合宴于混黄之中，共景分升，俱齐内外之德也。皆出入上清，寝止太微，又当兼行洞房。洞房之中，自有黄阙紫户玄精之室，身中三一尊君，常栖息处所也。兼行之者，见一神益速也。洞房真人须守一为根本，守一真人须洞房为华盖。故三一相须，洞房相待，虽其居不同，而致道用齐相须。若但各得一道，注心坚固者，可入太清而已，位为太清仙王耳，不得游行太微，浮登上清。上一真帝之极也，中一真皇之至也，下一真王之妙也。天皇得极，故上成皇极；地皇得至，故上成正一；人皇得妙，故上成众妙之君。三皇体真以守一，故一无藏形，其真极也。三一俱明，得一而生，是故三皇世人学之者，皆贵守真一。守真一，心朴神凝，混专玄感，所以百念不生，精意不散。但三月内视，注心一神，神光化生身外，与之而游，是注念不散，专气致和，由朴之至也，得之速也。自朴散以来，真离之后，华伪渐起，竞心乱生，故一不卒见，神不即应。非不欲住，存之者不专，思之者不审，故起积年之功，始有仿佛也。若能心斋远世，专心无营，亦必三月之感，与一俱面也。三元者，九天之玉真，太上之正道也。故正一大道，以出真帝，正道玄真，以生大神，三元解变，则一之所生，故众真归一而玄功成焉。此正道之祖，元气之根始也。

夫三一之法，观道备于三元，总括灵篇，握宝神经。第一之诀《大洞真经》，第二之诀《大有妙经》，第三之诀《太上素灵》。是故上一帝君宝《大洞真经》，中一丹皇宝《大有妙经》，下一元王宝《太上素灵》。此之三文，真道之至精，三一之极章，并上清之禁诀也。妙哉无名，其道不远。守一所生，三一见矣，子既见一，可求此经，亦当秘授守三一法。皇天上清金阙帝君真书之首篇，众真之妙诀。子能守一，一亦守子；子能见一，一亦见子。子身进退，千端万事，常当念一。饮食念一，喜乐念一，哀戚念一，疾病念一，危难念一，履水火念一，乘车马念一，有急念一。人之念一，举止属目，念亦多矣，思念专矣。患人有志不固，固不能久，知一名字而不能守，守不能坚志，多有夸心，不能恒守。故三一去则正气离，夫失正气者故气邪，气邪则死日近也。俗人学道，多寻浮华，不信真一为贵。初有其志，后必变败，由用志不一，邪气来入故也。守一之戒，戒于不专，专复不久，久不能精，则三一去矣，身为空宅无主，其祸安久哉。

气结为精，精感为神，神化为婴儿，婴儿上为真人，真人升为赤子，此真一也。天有三玄，谓日月星也，亦有三精，是用长生。人有三宝，三丹田也，亦为三真，是用永存。《灵宝经》曰：天精地真，三宝常存，此之谓也。

两眉间，上丹田也，心绛宫，中丹田也，脐下三寸，下丹田也，合三丹田也。赤子居上丹田宫，真人居中丹田宫，婴儿居下丹田宫。两眉间上，却入一寸为明堂，却入二寸为洞房，却入三寸为丹田泥丸宫。却入者，却就项后之背向也。丹田泥丸宫，正四方面各一寸，紫气冲天，外映九万里，覆北斗七星魁为盖，以杓柄前指外向也。变化大小，飞形恍惚，在意存之。上元赤子居中，在斗盖之下。赤子讳玄凝天，字三元先，位为泥丸天帝君。其右有帝卿一人相对，是齿舌脑之精神，升化而生也。讳肇勒精，字仲玄生，上入为帝卿君。此二人共治泥丸中，并著赤绣衣，貌如婴儿始生之形。天帝君执上清神虎符，帝卿执《大洞真经》，坐俱外向，或相向也。内以镇守泥丸、面目、口舌齿、两耳、鼻发之境，外以威震六天万鬼凶恶之魔也。三魂五日一来朝，而受事焉。

心为中丹田，号为绛宫，镇心中中央，正四方方面各一寸，朱烟参天，外映照三万里，变化恍惚，在意存之。中元真人居其中，讳神运珠，字子南丹，位为绛宫丹皇君。其右有辅皇卿一人，是四脏之精神结化也。入绛宫为辅卿，讳光坚，字四灵。此二人共治绛宫中，并著朱锦衣，貌如婴孩始生之形。丹皇君左手把荧惑星，右手执太保经，辅卿君执《大有妙经》八景，坐俱外向，或相向也。内以镇守筋骨、五脏、血肉之境，外以震消万邪之不祥，养光安神，长生久视，飞仙太霄。三魂七魄三日一来朝，而受事焉。

脐下三寸号命门丹田宫，下元婴儿居其中，四方各一寸，白气冲天，外映照七万里，变化大小，飞形恍惚，在意存之。下元婴儿讳始明精，字元阳昌，位为黄庭元王。其右有保镇弼卿一人，是精气津液之神，结烟升化也。入在丹田宫弼卿，讳归上明，字谷下玄。此二人共治丹田下元中，并著黄绣罗衣，貌如婴孩始生之形。黄庭元王左手把太白星，右手执玉晨金真经，弼卿执《太上素灵经》，九庭生景符，坐俱外向，或相向也。内以镇守四肢、津血、肠胃、膀胱之府，外以消灾散祸，辟却万邪。三魂七魄一日三来朝，受事于元王矣。

守一之法，至立春之日，夜半之时，正坐东向，吹气九过，咽液三十五过，毕，乃存北斗七星，冉冉来下，在我头上，却向天，以杓柄正向前指东也。存阴精、真人二星，亲薄头顶上，阳明、玄冥二星，却在上也。阳明、阴精二星在星后面，玄冥、真人二星在前面，于是仿佛存念位定。又思三一之尊君，忽乃变生，共出在斗魁之中，须臾，三卿君复生如三尊，须臾，见六人俱登玄冥，刚行东去，达天关而止，俱向我口。又存见上元手扶上卿，中元手扶中卿，下元手扶下卿也。我乃咽气一通，良久止，上元二人从气中来入我口，上升还泥丸宫。次咽气一通，良久，中元二人从气中入来我口，下徊绛宫中。次咽气一通，良久，下元二人从气中来入我口，下徊入下丹田中。存天关星，令去口七尺，星令对口前，三一入我三宫中。都毕，乃精念真一各安所在，坐卧思之在心，心有所愿，事事心启之，所求者亦心启求之。存思惟令静寂，静之寝室，昼日亦可存思。

立夏存三一，南向如初立春精思。

立秋存三一，西向如立夏精思。

立冬存三一，北向如立秋精思。

存思三一各安其官，毕，乃微祝曰：

五方命斗，神致七星，三尊凝化，上招紫庭，六神徘徊，三宫丹城，玄通大帝，下洞黄宁，天真保卫，召引六丁，神仙同浮，乘烟三清，四体坚炼，五脏自生。

上守三元真一经诀。

（底本出处《正统道藏》洞真部方法类。）

洞真太上八素真经占候入定妙诀

太帝告四极真人曰：今有笃信至道，修学不懈，皆是先身已经积善，生诸天上，天上著乐，无以进功，年讫来生，轮转下世。或发愿启告，求生世间，救物立功，勤习上道，皆非凡人。凡人不觉伊，亦不自知，自知亦不说。如此诸人，不免灾否，或眷属衰丧，或身婴疾病，或公私口舌，或隐显逢凶，恶人丑鬼，毒兽鸟虫，金木水火土草为妨，良由功德未满，受法未备。急清斋责躬，谢过请福，精存太上，守一无忘，施行三五，谛忆玄师。玄师青童君，总领一切经书，宝文妙图，皆悉由之。

学士寻师未遇，求经未得，得或不足，足或不明，明或不行，行或不久，或多漏悮，不能忆知，或已忆知，瞥已遗忘，邪精所干，魔鬼所试。急择佳辰，丁卯之日，登山入室，清严烧香，启告太上，谛存青童，向东住心，想见方诸宫，稽首礼拜，面对金阙上相，羸疾厄难，常礼六拜，拜毕叩头，密陈苦志，或公私否塞，或心识露忘，随愿言之。指彼即急患，不得多及缓事。若缓急备言，当书委曲，拜竟密读取，不闻竟，即烧之后为亦尔。气力强盛，可礼十二拜、二十四拜、三十六拜、七十二拜、百二十拜、二百四十拜、三百六十拜、七百二十拜、一千二百拜，一时能竟，注心益善。复不堪者，寅时至丑十二时，时百拜也。有能二时寅申、子午，适所堪耳。常能行之六旬一百，不能移日他辰行也。同志三五人，不可多相引喧闹，泄漏考不可解。上学之士，精加详慎，修行此法，然后为师传经，必得其人，付授无悔恨矣。

凡师传经，不得其人，或是其人，传不如法，付授之后，一十二旬，众灾互凑，急谢青童，苦有福庆，亦启荷恩也，凡受道后，如法修行，九十日无灾病，此宿新有善，合仙之人。四九三百六十日，公私胜泰，此前后积福，合真之人。三周涉四年一千二百，功德兴隆，幽显敬伏，此上士至勤，合神之人。便传授，广度贤明，救凡泛爱，慈心立功，博济无私，克登上圣神真仙君，帝王公卿之位矣。

若受道之后，百日之内有诸厄病，皆宿新多罪，非合仙之人。急应首谢，誓革心行，改往修来，凭请师友，洗悔恨之情，笃慊款之志，敬信无疑，必获福利。四九三周，准拟此例，建德立功，免度危患，战战兢兢，恒怀惭惧，魄有深罪，惭无重功，不可为师，慎勿传授。德业渐升，五八四十年，乃择人启付耳。有灾强行，叨遇为师，彼此相误，皆是恶因缘也。期笃之中，不斋度者，师有相结，为之祈请，首过乞恩，至诚丹切，不得虚饰，又勿苟为，心非口是。又勿语人，称为功德，唯精唯密，彼此得福，上学之士，明共遵行。

凡生死未止，皆由罪根未除，出阴入阳，动静多过，过积则死，死苦可悲，上士所畏，勤学求生，受经行戒，方术禳灾，解罪延福，以登神仙。初习法者，先首过请恩，从无始中来，亿曾万祖，今身七世父母，善恶相关，七世有得道，及贤明才智，功德著于幽显者，余庆所钟，诸罪易释，有顽凶悖逆者，众殃难祛。又己身无始中来，至于七祖以来，阴阳愆咎，或轻或重，重则难遣，轻则易除。易除者，斋戒立功，少日便感，难遣者，精苦累岁，尚不蒙应。不蒙应者，好致懈退，不悟先衅源深，更忿神明无验，此增恶缘，罪不在赦。若能弥勤，誓死不怠，必有良效，转祸为福。其中先世先身，多功德者，今加修善，招果自速。不明了者，乃谓其善未足可称，便云得道，或云虚妄，或云自然，非学所得，如此之流，复不可教，永失道缘，方为魔群，生死不已，深可痛悼。智明洞达之人，高才笃信之士，无此诸疑，勤行不怠，难易小复，推移积久，皆能得道。得道长生，要在行善，行善止恶，心坚意固，持戒必令不圆三尊，不遗五德，默识密行，不忘言说。善恶未必能行，行善不必会众，众猜致诮，疑嫉生灾。是以上圣为善不代，知善为善，斯不善矣。能知善不以矜夸，不以自是，不以规图，不以为善，恬然若无，乃得道耳。非同志者，不得妄说，说化可化，非人勿强，易者四九三周，难者二四四六，极乎五八之年，无不得道。不得道者，皆由受法不行，行之不勤，勤之不精，其间作罪，善恶杂糅，功不赎过，德不补愆，死后得为善缘，缘增于鬼，得悟幽中立德，亦作鬼官，积功升仙，或为灵人，或转轮贵盛道德之家，并不尘劳，唯不能于即身得道耳。若背叛诽毁，初是末非，死随邪党，与善绝因。因善不绝，皆由信向，信向虽不能至到，但令不疑惑迷退，则善缘日增，增长不止，必亦成真。真人四百年，四千年，四万年，爰至万劫。传付各有诀令，初学之人，以四九三周为限，善恶依科，慎勿妄犯。

凡学上道，谛定身心，身心不定，学无所成。成学入定，守一为先，微妙难习，守之不能，即坚杂营他事。守之不能入定，当精占候，省己及物，己身异同，物有变怪，觉之即改，修术用方，消而却之，久无复异，然后入定，众真相携矣。

一若眼中漠漠，光明不恒，所见非真，仿佛不识，当精严入室烧香，存思两目神道童精，长三寸，衣五色衣，两目各一人，喜相向相就，从东西游行，侍从有千乘万骑。良久谛思，极则止，止又思，日夜可十二时存之，瘥乃已能六日不睡，道童现形，百二十日分明见万里之外，三百六十日逆知吉凶，与神合德也。罪由好看邪色，不视正真，改过精思，即有验也。

二若耳中訇訇，或至痛满，不闻远声，听语不别，当精严入室烧香，存思耳神道平精，长八寸一分，素衣，从千乘万骑，还耳两孔之中。思极则止，止又思，瘥乃已如上法。罪由好听淫声，不察圣教，改过精思，乃有验也。

三若鼻中清汁，或至塞痛，所闻不香，臭香不嗅，当精严入室烧香，存思鼻神道微精，长二寸五分，玄衣，从千乘万骑，还鼻两孔之中。思极则止，止又思，瘥乃已如上法，罪由好嗜肥鲜，不喜香馥，改过精思，即有验也。

四若口不知味，或齿舌唇痛，咽喉不快，饮食艰涩，当精严入室烧香，存思舌神道岐精，长七寸，朱衣，从千乘万骑，还口中。思极则止，止又思，瘥乃已如上法。罪由好味恶言，不素不实，改过精思，即有验也。

五若头疢痛痒，发落不生，当精严入室烧香，存思脑神道都精，长一寸一分，青衣，从千乘万骑，还头中。思极则止，止又思，瘥乃已如上法。罪由轻佻犯上，不礼谢三尊，改过精思，即有验也。

六若心腹中烦，忿忿不乐，绞痛坚胀，饮食不消，当精严入室烧香，存思心神道明精，长九寸，彩衣，从千乘万骑，还腹中。思极则止，止又思，瘥乃已如上法。罪由好动，喜怒无常，不念清静，不除嫉诤，改过精思，即有验也。

七若腰背髀骼、膝胫腓足，酸痛疼疬，动转艰难，当精严入室烧香，存思胁神道成，杂彩斑衣，从千乘万骑，还腰背髀骼、膝胫腓足、两胁之中。思极则止，止又思，瘥乃已如上法。罪由强健劳扰，不笃端严，改过，精思，即有验也。

八若举体合身，内外疾恼，不复自觉，气息短急，当精严入室烧香，存思皮肤神道连精，长一寸五分，丹素之衣，从千乘万骑，还身中内外，驱邪布正。思极则止，止又思，瘥乃已如上法。罪由杀盗奸丑，不顾正真，改过精思，即有验也。

九若卒病顿卧，或积疾困笃，不能痊瘥，当令入靖烧香顿首，存思肾神道生左右二肾精，长二寸三分，从千乘万骑，还备体中。思极则止，止又思，瘥乃已如上法。罪由凶逆肆暴，不念首悔，改过精思，即有验也。

上九事之来，必有候，善能占之，逆营防备，自然消除，永保贞吉。

凡梦及出行，见氛气晦暝，井浊无水，洿池不净，粪血尸鬼，人物交淫，皆眼当有疾。急存眼神，按掌令热，以熨两眼，二七过止。又以手指爪捻目眦，有光明朗则吉，青黑则凶。又精存思摩熨，首谢罪愆，则无患矣。

凡梦及出行，闻空中异声，悲惊丑切，皆耳当有疾。急存耳神，交手掩耳，二七按之，毕拱静听，思闻太上云璈之音，天钧之乐，延集师友，察讲诵之声，首谢罪愆，则无患矣。

凡梦及出行，闻不香之气，腥臊异常，有物入鼻，不测是何，或尘或虫，或消或灭，皆鼻当有疾。急存鼻神，交手捻鼻，缩之喷之二七可止。勤守香火，合和名香，气烟相续，不舍时刻，首谢罪愆，则无患矣。

凡梦及出行，见饮食朽败，恶人骂詈，口动齿酸，言语僻误，皆口当有疾。急存口神，反舌漱液，满口咽之二七可止。习诵要戒，密咒微吟，谘询经典，解滞释疑，首谢罪愆，则无患矣。

凡梦及出行，见游光炫焕，雨雪纷披，从高堕下，器物翻覆，皆头当有疾。急存脑神，按手摩眉，修历额上明堂、洞房、丹田诸宫，择取东井之水，香药合和，为汤沐枅，传香三过可止。勤心礼忏，瞻仰三尊，首谢罪愆，则无患矣。

凡梦及出行，见水火散洗，罗网纵横，船车翻覆，裸露惊奔，皆心腹当有疾。急思心神，左手掩心，右手掩脐，临目闭气，极则微吐之，平又闭，如此九可止。精洁沐浴，谨事续明，严除杀想，动止向南，候光玩景，所行见清贞，首谢罪愆，则无患矣。

凡梦及出行，见斗战打击，担多负重，倒跂折伤，武撼僵仆，行杖动刑，阴阳相侵，皆腰背机关当有疾病。急存胁神，交手掩胁，捻之二十，咽气、叩齿各二七可止。思惟所行，破戒违科，即改革之，宜有施恩，便自营理，谏净止讼，检口抑身，勿妄出入，行坐卧起，皆务防慎，安徐顾望，周正心身，首谢罪愆，则无患矣。

凡梦及出行，见人物相剥，食啖非常，翻覆男女，倒乱阴阳，皆使身当疾。急存肤神，两手相摩，奖将通体，极而后已，已又为之，三周可止。诵习戒律，精寻玄言，除滞去惑，寡欲少私，首谢罪愆，则无患矣。

凡梦及出行，见人物惊奔，大水大火，鸟兽纷汨，劫贼狂酒，兵戈纵横，狗虎逐啮，不识之人妄云有旧，皆身当卒病。急存实神，女子口诀，青龙白虎，更互摩握，二七过止。勤遵玄素，无负黄书，生人生子，必依师言，首谢罪愆，则无患矣。

凡九事之中，万亿条绪，端坐闻见，与梦行同，精按斯旨，众患自消，无劳医药，则不假祈请矣。

凡除患清身，知变革意，意正身清，然后入定。入定道可成，不定真弗降，弗能降真，岂能得道，得道由降真，降真由清正，清正而不得道，未之有也。

（底本出处《正统道藏》正一部。）

上玄高真延寿赤书

臣闻明流八荒者，日也；声飞万古者，道也。故贞明不出于古先，德身岂远于身外？是以圣人洗心，以至道如蹴踘焉。然则气无形端，有若道准固，以柔郑，逃之无因，取兴则小，其弘则大。微臣幸逢尧运，忝预巢由，服志中岩，有易润泽，因编于儒典，薄求于道书，见仙家保命之真言，思君亲永寿而无极，真言秘旨，累翳缣绁，诚则天鉴昭回，私心惧劳圣览，是以披历精要，载腾真声，进明白于一贯，退光宣于少得，故乐者易成功，见之不骇俗，诚皇极之道也。经所谓王侯得一以为天下贞者，不空言哉！斯盖上玄老真延龄永寿之前梯也。因以名曰《上玄高真延寿赤书》焉。赤书者，上以明星火资于土德，中以殷仲夏之朱明，下以达微臣之丹恳也。灵经云：俾国太平，转灾成福，当用五老赤书作镇也。今属三气炳节降庆神期，敢献延寿之书，冀申诞贺之礼。伏惟开元圣文神武法天至道皇帝陛下，道满天大，覆焘无私，德通坤厚，光载罔极，不耻牧童之词，岂愧刍荛之言？言不贱废，天下幸甚！书一轴，凡八篇，积数千字，皆众圣高真之至言也，在掌握之内，足见长生之道焉。

郁璘前奔 第一

郁仪太阳之精神也，结璘太阴之精神也。

东卿司命曰：昼存日，夜存月，如小环焉。存日赤色，紫光九芒矣；存月黄色，有白光十芒矣。而日居左，月居右，令二景与目瞳合气相通也。因咽无数液，密行此道，以摄运生精，理和魂魄六丁奉侍，天兵警护。此上真太上高真常在囊肘之间，信誓而传也。

南极夫人曰：存心中有紫光日象如钱许，赤色有九芒，从心中上出喉一至齿间而还胃中。如此良久，临目自见中心肠胃分明，乃吐气漱液，因咽三十九过止。一日三为之，行十年，日中无影辟百邪，神仙矣。

西城王君曰：恒存月在泥丸中，夜服月华，如存日法，存月有十芒，白色，从脑中下入喉而回入胃中，犹服日耳。泥丸，脑神也，身神中至尊也。

《太虚真人赤君内法》曰：每月五日夜半存月在心中，日从口入，使照一心之内，光明合会。毕，当觉心暖。久之，密祝曰：

大明育丹，精内炼金。光辉合映，真神来寻。诵毕，咽液数极于九。每月十五日、二十九日，复行如上法。使人听察光彻，面有玉光，体润金泽。行之十五年，太上遣宝车来迎。修之务欲数，不必事须此日。

青牛道士口诀曰：暮卧存日在额上，月在脐上，辟千鬼万邪。秘验。

《灵宝五符序》曰：欲登仙当召身神，或有乖处，以呼所在神以治之，立效也。谓耳、鼻、舌各司，神宫殊贯，故别呼名焉。

眉神名天云，脑神名元先，须神名东王父，耳神名娇女，目神名英明，发神名长寿，鼻神名通卢，口神名丹珠，舌神名丹黄，齿神名卫士，喉神名武奔，肩神名郁灵，手神名魂阴，心神名响响，肺神名临临，胆神名获获，胃神名阻阻，脾神名裨裨，肾神名灊灊，脐神名玉灵，丹田神名藏精，大肠神名讬讬，小肠神名梁梁，肠神名穷英，肚神名阴阴，膝神名区区，陉神名孔子，足神名立天力士。

常欲将寐先存之，鬼物不能奸也。晦朔日弦望存之，尤佳也。

洗心内忌第二

《酆都记》曰：忌言学道。何则？言出于外，鬼物必犯于人，使人疾病。谓体或未真，不可不慎焉。

《东陵圣母口诀》曰：学仙慎言有多术，为山神百精所试也。刘景亦用此术升仙矣。

《老君养神经》曰：如溷忌向北及向西北。为酆都阴宫在亥焉，故于溷上忌。遇疾多不救者，抑有由矣。或遇疾急诵六宫名乃免耳。六宫名具在第三篇。切忌溷观上象，多疾也。

又曰：假寐而咏歌，亦谓之请祸。若暴露俾人遇恶疾，不悔也。

又曰：理发忌向北，大悔也。谓散发近诉于阴君，鬼物得其便耳。而履垢亦令人消瘦疗疾也。

南岳夫人曰：卧室务其芳洁，不洁则受故气之乱，学事难成，深忌之。

又曰：卧床务欲高，高则地气不及，鬼吹不侵，不尔，鬼气侵人常依地而上也。床高三尺六寸。然鬼无形皆附物以为沴。故床高三尺六寸，而鬼气不能及也。古之史永见鬼附地，以管吹人，学者故切慎之。

仙人陈安世口诀曰：理发及饮食茵席勿令非道者见近，见则尸俗魄形鬼来侵我神也，所以栖山者欲远之耳，秘之！

《真皓》曰：养生之人不过泣及多唾耳，泄之皆谓损液漏津，使喉脑空竭，是以真人常吐纳咽液以复命焉。

古玄师曰：浴不厌数，患人不能耳。荡炼臭秽而真气至。

《真诰》曰：凡甲寅、庚申之日，尸鬼竞乱精神，躁秽之辰也，不可与女子执调及言笑耳。是日遣诸欲，保元吉也。

仙人刘纲口诀曰：求仙者勿与女子正月元日、二月三日、三月九日、六月二日、九月六日、十二月三日，是日御女，六尸乱藏，血溃，三魂失守，神气凋逝，积以致毙，所以忌也。此日者匪以藏，血溃而女官在寅申相刑，则日出于目朱童之中，是以女尸招男，男尸招女，祸害往复，丧神破精，虽人不自觉刑而灵已损，由三尸战于眼中，流血于泥丸也。至其日，宠姬要女固不可相见耳。仙师但终此道而长生。

紫阳真人曰：沐浴不数，魄之性也。违魄反真，炼其浊魄，自亡矣。

《大洞秘诀》曰：夜梦而心中自以为佳则吉感。卧觉当摩两目二七过，然后叩齿二七通，微咒曰：

太上高精，三帝丹灵。绛宫明彻，吉感告情。三元柔魄，天皇受经。所向谐合，飞升上清。常与玉女，俱会紫庭。恶梦咸吉也。

清神外禁第三

《酆都记》曰：有知酆都六官名，则百鬼不敢为沴。欲卧常先向北微其音再三咒曰：

吾是太上弟子，下统六天。六天之官是吾所部，不但所部，乃太上之所主。吾知六天宫名，是吾长生，敢有犯者，太上斩汝形。第一宫名纣绝阴天宫，第二宫名泰杀谅事宗天宫，第三宫名明辰耐犯武城天宫，第四宫名恬照罪气天宫，第五宫名宗灵七非天宫，第六宫名敢司连宛屡天宫。诵毕，啄齿六十通乃卧，辟万邪之气。行之弥旬，死籍削注，生于南宫耳。

《洞房太丹经》曰：恶梦者，一曰魄妖，二曰心试，三曰尸贼。欲消之方，觉后以左手按人中二七过，叩齿二七通，咒曰：

大洞真玄，张炼三魂。第一魂速守七魄，第二魂速守泥丸，第三魂受心节度。速启太上元君曰：向遇不祥之梦，是七魄游尸来协邪源，急召桃康护命，消灭恶精，去凶成吉。生死无因，行之不已，坐见将来休咎之事矣。

《酆都记》曰：夜行常鸣天鼓，亦无至限数也，可以辟百鬼，邪魅皆畏啄齿之声，是故不能犯人。昔鲍生患风，齿自相啄，鬼物来录者闻叩齿之声皆远之，年一百三十岁履春冰而溺终。议曰：叩风齿犹尚如此，何况道术之人故叩齿者乎？

藏密钩神第四

《真诰》曰：养生之道，先欲识己之形，存之极令准的，存在目前矣。面上恒日月之光，洞照一形也，使日在左，月在右，去面前九寸。存毕，乃啄齿三通，微咒曰：

元胎上真，双景二玄，右抱七魄，左抱三魂，念我神明！与形常存。诵毕，又啄齿三七通，咽液七过，此名帝君录形拘魂制魄之道，使人神仙长生不死也。又凡存神行真仙之事者，服玩茵席，皆务新洁，忌于点污，为三魂七魄或栖其中矣，深忌之。

《紫书三五顺行经》曰：入坐时，欲闭目内视，存见五脏肠胃。久行之，得分明通也。

《紫度炎光内视中法》曰：每卧，安身闭目内视，远听四方，注视万里之外。精心为之，乃见百里外事也。四方者，总其言耳，当先起一方而注视听，初为之实无髣实，久久诚自入妙而招真也。

云林王夫人曰：仙真之道，以耳目为主，视久则目暗，听广则耳闭，此病从内而外奔也，非复有他。至夜半，先闭目，东向，以手大指后掌各左右拭就耳门，使两掌但交会于项中三九过，存目中当有紫青绛三色气出目前，此是内按三素云以灌合童子。阴咒曰：

眼童三云，两目真君，英明注精，开通清神，太玄云仪，灵骄翩翩，保利双阙，启彻九门，百节应响，朝液飞身，上升玉宫，列为上真。咒毕，咽液五十度。久为之，视彻千里也。此亦真仙之道，不空明耳目而已。

青灵真人曰：守玄白之道，常坐卧任意，存泥丸中有黑气，存心中有白气，存脐中有黄气，俱生如云以覆身，因变成大火，又烧身通洞内外，如一早行或达于午，使人长生不死。此法互相出入，参而行之，益为佳也。

保命君曰：夫人心存拜，拜及心，旋行之时皆发炉，左右如行事状，谓内研太玄行虚业，栖自三宫，偃逸神府也。昔赵公行之，感太上来降而登仙矣。

宝神平气第五

裴君《保神经》曰：人将老，鲜不先始于耳目也。目下颧上，是决明保命归婴之所矣。以手旋之，往复无数，是谓通血散皱，和精保神之生道也。

又曰：以手乘额上，内存童子若日月双明，上下数积三九乃止，此谓手朝三元，固脑坚发之道也。头四面以两手乘之，顺发就结，唯令多也。于是头血流散，风湿不凝。都毕，以手按目四眦，凡至二九，令目见光者，检眼神之道，久为之，得见百灵。又使手不离面益佳，已成高真犹不废之。

《太素丹景经》曰：一面之上，常欲两手摩之，高下皆使热，令人面有光泽。行之五年，色如处女，所谓山川行气，常盈不没也。

《太上开天经》曰：常宜以手按目近鼻之两眦，闭气为之，气通辄止，吐而复如。恒行之，能洞观幽远焉。杨真人夜卧觉，常叩齿七通，咽液九过。毕，以手按鼻之两边左右上下，数至十遍，微咒曰：太上四明，九门发辉。两目玄彻，通真达灵，天中玄台，流气调平。娇女云仪，眼童英明。华聪晃朗，百度眇清。保和上元，徘徊九城。五脏植根，耳目自生。天台郁素，梁柱不倾。七魄澡练，三魂安宁。赤子攫景，辄与我并。有敢掩我耳目，太上当摧以流铃。万凶消灭，所愿必成。日月守门，心藏五星。真皇所祝，群响敬听。卧觉，辄诵于此，勿失一卧也。令人面有童颜，制魄录魂，去辟千魔，七孔分流，色如舜华，真人起居之妙道。毕，咽津九过，石景赤子常以手摩口鼻，临目。久之，手中生液，进以摩两目，日行之使人体香身轻。

《太上发华经》曰：常以生气时咽液二七过。毕，按体所痛处，向生，气咒曰：

左玄右玄，三神合真。左黄右黄，六华相当。风气恶疾，伏匿四方。玉女流泽，上下宣通。内遣水火，外辟不祥。长生飞仙，身常休强。诵毕，咽液十二遍，乃急按所苦处三十度，永无疾痼也。《内景经》曰：卧起先帛拭胸项目，使温然，因顺发摩顶。良久两手拭面目，咽液三十过。久行之，使人目明，邪气不入，体永宁。

《大洞真经》曰：卧起当正坐平气，以两手掩头，目仰视，与手争力三四止，使人精和血通，风气不入。能久行之，不病不老也。

方丈昭灵李夫人曰：耳欲得数抑其左右，亦令人听彻。所谓营治城郭，当得名书生籍。鼻欲按其左右准令数，使人气平。所谓无卒使溉灌中岳，名书帝录。

《太极经》曰：理发宜向王地，因栉发之始而微咒一曰：

泥丸玄华，保精长存。右为隐月，左为日根。六合清练，百神受恩。诵毕，咽液三过。常行之，发不落，而生矣。

又曰：常数易栉处，栉多而不使痛，亦可令侍者栉之，取多佳也。于是血流不滞，发根常坚。令侍者濯手，然令栉，不然污天官也。

《真诰》曰：栉发欲弘多，通气血，散风湿也。数易栉愈良多，可不须解发也。

《丹景经》曰：以手更摩发及理栉似热。两臂亦更互以手摩之，使发不白及脉不浮外也。

注藏永图 第六

《真诰》曰：长生之道，当去疾，不使体有亏邪，及血少脑减，津秽滞也。不先去疾，虽服食行气无益。昔有皇甫女，好神仙，常吸引日月，以三十载都不觉少益，后遇南岳真人教之：子不得升仙者，子有疾，脑官亏，服去病药，修持其事。后十八年，白日上升矣。

《太上九变十化易经》曰：若履殗室乳血，当急盥浴以解。法用竹叶十两，桃白皮四两，右以水一斛二斗，煮一沸扬出，通寒温以浴，则万秽消也。匪以除秽，深辟温瘴创痒之病。天人下游，将还上界，未曾不用此水以解秽也。

仙人沈义口诀曰：服神药勿向北方，大忌之。亥子日，不可唾，亡精乱气，减损年命，药力如土。

《黄山君诀》曰：服药物不欲食蒜、石榴子、猪肝、犬头，计食一斤，损算一百日，宜慎之。

东卿司命曰：服仙药常向本命服，毕，勿道死凶事，犯伤胎神，徒服无益。

九华安妃曰：临食，勿言丑事。

沐浴常存六丁，令所愿丰。《礼》亦云：临食不欲，良有以焉。

又曰：勿令露食，来众邪气。人因好食而遇疾或难救者，信露食之邪犯露食者，谓不欲特造失覆之物也。

阴行真气第七

紫微左夫人《喻书》曰：耳目是寻真梯级，得失系之，岂轻易邪？宜以手按两眉后小穴中二九过，又以手摩两倾上，手旋耳三十过，摩惟令无时节也。毕，以手乘额三九过，从眉中始乃上行入发际是，因咽液，多少无数也。如此常行，耳目自明，一年可夜书。亦可于人中密为之，勿语其状。

又曰：眉后小穴中为上元六合之府，眼晖和莹，精光长珠彻童，保炼目神，是真人坐起之上道矣。

一曰真人常居内经曰：子欲夜书，当修常居，真人所以能旁观四达八避视掌中者，常居之理也。

又曰：被华盖之侧，延和天真，入山涧之谷，填天山之源，则虚灵可见万鬼，灭奸所为，仰和天真，俯按山源也。山源，鼻孔中初入高者也。

又曰：天真，两眉之间眉之角也。山源，是鼻下人中之本。侧在鼻下小入谷中。华庭在两眉之下，是彻视之津梁。天真是引灵之上房。晨暮常咽液三九，以手阴按之，令人致灵彻视，杜遏万邪之道也。咒曰：

开通天廷，使我长生。彻视万里，魂魄复婴。灭鬼去邪，来致千灵。上升太清，与日合并。得补真人，列象玄名。

对时习真第八

《真诰》曰：夫学道先检制魂魄，消灭鬼尸，常以晦朔日、庚申、甲寅日当清心沐浴，正席危坐，得不寐者益善，以真朱笔点左目眦下，以雄黄笔点右鼻下，令小半入谷里，点毕先叩齿三通，微咒曰：

上景飞玄，朱黄散烟，气摄虚邪，尸秽沈泯，和魂练魄，举形合真，令我不死，万寿永全，聪明彻视，长亨利津。诵毕，叩齿三通，咽液三过，及以右手第三指按右鼻孔下，左手第二指捻左目下，各七过当尽。阴按此二处，是七魄游尸之门户也。铁精贼邪之津梁，故受朱黄之精，塞尸鬼之路也。太极上法，常能行之，则魂魄和柔，尸秽散绝，长生神仙矣。

紫虚无君曰：常以正月四日、二月八日、三月十五日、六月六日、七月七日、八月八日、九月九日、十月五日、十一月三日、十二月二日，是日太上玉晨君登山玉霄林房，四眄天下，有远游之心者，宜以此日日未出时向北再拜，自陈所怀，咽液三十六度，愿无不从也。

九华安妃曰：入室静户先前右足，后进左足，令与右齐。及趋行，如使人陈启，通达上闻。

《真诰》曰：五卯日常当斋心，入室东向，心存拜存神，平气朝感神明，亦适意所陈，罔不从愿，恒如此者，玉女降侍。

又曰：常以本命日向东方叩齿三通，存心再拜而微咒曰：

太一慎生，三气合真。室胎上景，母玄父元。生我五脏，摄我精神。下灌玉华，左笑金晨。令我神仙，役灵使神。常保利津，飞行十天。诵毕，又心拜四方，叩齿三通，咽液三过。此名太上祝生隐朝胎元之道也。常能行之，令魂魄保守，长生神仙。

又曰：至甲子及朔日，当沐浴使人通灵。

又曰：八节日，当斋心，谋言必以善事，慎不可以其日震怒及行威刑，皆天人大忌也。切慎之吉。

《太丹真经》曰：常以二月二日、三月三日、八月八日、九月九日、十月十日夜，于寝室存思洞中诀事，不眠者吉也。其夕，卫经玉女将太极典禁于空中而察子也。是夜烧香，精苦如有所待也。坐卧存思，或读经书，念真在思，唯不可以施他事，久久下为师友接人升天矣。

又曰：发炉时勿反顾，顾则误众真，真气致邪应也。

太极真人读道德五千文万遍，则云车来迎，长生矣。

真人孟德然曰：暮卧先读《黄庭内景经》一遍，使魂魄安逸。行之十年，长生神仙矣。

北岳蒋夫人云：读此经亦使人无病，是不死之道也。

（底本出处《正统道藏》洞神部方法类。）

玄珠心镜注

汾州刺史崔恭幼女曰：少玄事范阳卢陲，陲为福建从事，既构室经岁余，言于夫曰：余虽胎育人世，质为凡女，本金阙玉皇侍书，每秋分辄领群仙府刺落丹诚录修学者名氏，多由触染而堕，与同宫三侍女默议其状，悦然悟世情之秽欲。色界与欲界，天人犹有对景交接之道，玉皇侍书天女属无色界，乃是纯阳精炁化生之身，都无秽欲，亦不知人世有夫妻之道矣。共在仙府，往往刺落丹诚，录人名氏，多由触染而堕，同宫女三人共愤叹之，因默议其状，便有谪降为世间之凡女也。共愤叹之未竟，而仙府责其心兴欲端，各谪降下世为卢氏妻二十三期，今及年矣，当与君绝恩息念。常独居一室，不践夫域，自列本末，复仕前名也。陲或中夜聆室中有语音，试潜窥伺，有古鬟长绡衣女数人共坐，指陲而叹，皆梵音，不知其言，但见肌发衣服悉有光照，其妻独不彰朗。暨旦告其妻曰：天界真仙皆梵语。再询之则曰：若恣传泄，必生两责。又言于卢曰：吾不久为太上所召，将欲返神还乎无形，复侍玉皇，归于玉清，君无泄是言，贻吾父母之念。卢亦共秘之，常异日戚戚不乐，谓陲曰：事迫矣，不告吾父母，是吾不女也。遂启绛箱，取《黄庭内景经》献于恭曰：尊之孺人算极于三月十七日，非《内景经》不能保护，然尊之孺人念之万过，只可延一纪。恭惊曰：汝焉知吾之运日月邪？吾尝遇异术人告余前期，吾不能出口，而心患之，汝将若之何？女乃设三机，敷重席，白笔具万过功章。以召南斗主算天官，令恭洁衣再请命，仿佛实有三朱衣就坐，进羞酒竟，持功章而去。由是父母皆异之，仍曰今泄露天事，不可复久。月余告终，及葬举棺如空，留衣蜕而去。

初陲既惊异其迹，乃请道于妻，留《守一诗》一章曰：世有修福之门，无知道之士，君至丙申年神理运会，遇异人琅邪君，必与开释此诗，君今未属于道，不可与言无为之教。长孙巨泽之友曰：栖真子王君行于陕之郊，观陲，陲备言妻之状，复以《守一诗》询于王君。君览诗骇然曰：此天真秘理，非可苟尽，遂演成章句云目之曰《玄珠心镜》，以受陲时元和丁酉岁，巨泽聆于王君，乃疏本末为传，其渊密奥旨具列章句云。

守一诗

得一之元，

一者，天道之强名也。一者，生化之元界也。即是天地之始焉，一名太空，一名太无，一名太虚，一名太始，一名太初，亦曰自然。老君以一焉无形，不可状名，故强名之曰一，字之曰道也。元焉即是太无之始，化生玄元也。亦名自然。自然者，天道之母也。老君《西升经》曰：上孝可谓养母。常能养母，身乃长久。又曰：虚无生自然，自然生道，道生万物，万物抱一而成。夫有以无为母，无以虚为母，虚以道为母，道以自然为母。自然者，神仙之根本也，万物化生之玄元也。《道德经》说：得一之元。常养母之人，在其妙用用。知其白，守其黑，常守不忒，复以无极。白者，纯阳精炁。炁在人身中，为五脏三焦之炁，名曰九转八琼之神丹，丹华在于琼室之泥丸。夫人养之，亦名八素真气。世之学道君子，既知其白，须守其黑。阴炁，黑也。初守黑之时，身中黑如漆相似。守之不已，黑之炁日消，阴黑消尽，纯阳白炁内明。当明之时，闭目收视，自见五脏宫室，自见三万六千血脉。血脉皆有神灵，即历历分明若然者。元神清虚，通灵于道。当通灵之时，舒卷自由，坐在立亡，出有入无，分身千亿。是明得一之元，上孝养母，知白守黑，守黑不惑，复于无极也。知一之元，不负人也。故《洞灵真经》断得一之元，天不可信，地不可信，人不可信，唯得一之元可信。道之所以可信者，守一之人，但能虚却其身，空却其心，不视不听，不言不食，常守空虚无为，内凝神思，可谓善守一之元矣。若然者，天道元始之炁，自然归流于守一人身中，主持性命。此时自觉神通于道，变化无碍，内既得之，言所不能尽也。故《西升经》云：人能空虚无为，非欲于道，道自归之。诚哉！是言也。老君告文始先生曰：吾思此道，本出杳冥。杳冥者，守黑也。愚不别知，自谓识生。此言世上人愚徒，殊不知天道须守其黑，守其杳冥，杳冥空虚，无为寂静，虽律历莫能契也。然后空无寂寂之中，至感遂凝成神仙像也。

世人愚昧，将谓饱食终日，无所用心，不修坚苦，凝思于空寂之中，例长展脚睡，纵适情性，兀兀过日。云不造恶业，以为修道，仍希更生易氏，福报于身，待任运成道者，万万皆是也。如此愚迷递相诬惑，仍自欺误，甘入轮回生死，此皆游逸下鬼之才，修福矫善之辈，世世形枯炁竭，色谢归空而死，为形所婴，亿劫亦无了日，仍于垂死谢世之时、病疾困苦之际，怨道不慈者，痴愚之人分合此也。谓世之聋盲者，岂惟形骸而有聋盲哉！如此之辈，识不及远，自误误他，良可悲也！岂知天道妙用在于空苦冥冥之中、淡泊无为之际！使营卫之炁，绵绵然若存若亡，使空虚之身，如坏复成，如死更生，如含五行，阴与阳并，展转变化，化生物情。物情者，真如道像金华上仙也。此是冥冥时外其身世，使心冥冥然静定，不著一物而凝其思，始名为得一之元。《道德经》云：守一之息，绵绵若存。所恨守一之元用之不勤耳！大凡守一之人，必先外其身世，委身于床枕之上，冥冥肉身凝其空心，身同枯木，始得绵绵，其息寂然不动，静定日久，善守其黑，黑尽身中方觉天光内明。当此之时，身心冥于寂寂之中，泰定之极也。故《南华真经》曰：宇泰定发乎天光。人见其人也！若然者，守一之元道将成也。宇者，守一之人将蜕之身也。是守一之元，冥寂静定，静定日久天光内烛，脱身壳中，收视内观形像，似觉元神凝形在蜕壳中，真若平生容貌，但觉端严反年少耳！此时外即光焰周身，内则分身千万。此时太上敕太一下召，名书金阙，解蜕宾天，诣金阙受书位为太极真人。若然者，足明崔女《守一诗》不虚也。

大凡守一之元，无为之教，本为上智之士、洞明天道之人设，非凡聋所能造。夫上智大明之士，闻道女能端居云林，虚身空心，凝思于杳冥之内，以合众妙之门，天道正教与趋世荣竞之士陡反矣，固不可使窥天路也。《道德经》说：守一之人，形貌空苦，神魂恍惚。夫恍兮忽其中有物，惚兮恍其中有象。杳兮冥其中有精，其精甚真，其中有信。信者，即是太上大道玉晨君之心印也，信者，心印之隐名也。印者，守一之元也，元神也，婴儿也，道像也。世人若知天道，法天为心，以守一之元养道之母，精勤不怠，复归于无极无物之中，道像生焉，婴儿之姿凝神成焉，号曰无上道像，金华之仙。《太上内景经》说守一之元，即是太上之心印。说心印曰：真人巾金巾。此五字太上玉晨君之心印也。印以赤玉为简，黄金缕字，上付入室弟子，老君以此心印传与文始先生，尹喜密传授至于诸仙圣人，不敢明露天机，书之竹帛也。守此心印，即是守一之元也。入天道之门也，至于上圣高真，未有不从此门而入者。此门天道之根，天道之元，至高无上也。

《真诰》云：前汉有中岳人周栖野，著故破衣，隐其姓名，如风如狂，常于九衢狂歌曰：真人巾金巾，鸣天鼓，入天门。汉之卿相闻其歌，颇皆异之，相与开释，莫知能喻者。唯留侯知是仙人，因请告，微服往谒。延入密室，潜有所授，约以后期会于嵩山小有洞天。留侯佐汉高祖，成功之后逃名，委家入嵩山小有洞天，守一道成，位为紫阳真人。按《东仙卿苏君内传》云：苏君道成，诣于金阙，受书后，乘飘车越巨灵沧海，西登衍山，入紫阳官，谒真人张子房。子房命侍女开云蕴取《龙跷经》十卷，以授苏君也。

要而言之，守一之元，即是守空无寂寂中元神也。《内景经》云：元神心印一之元。又云：神仙之道非自然，是由精诚亦由专。内顾密昕真之真，真人在己莫问邻。结精育胎化生神，留胎止精可长生。夫守一之元，非空使之形貌空苦岁月，深远凝思，杳杳而已。且一之元有情，一之元有信，一之元无形，一之元可得，一之元不可见。所谓一之元有情者，神之妙识，使人之知天道是也；一之元有信者，性寂感通，通神于天道是也；一之元无形者，隐沦变化是也；一之元不可见者，象罔是也；一之元可得者，获乎玄珠是也。即是守一之元，身中之纯阳精气，感化凝神，神名妙妙，真如法身，项负圆光，光焰周身，如彼火珠之状。老君《西升经》云：天道不可见，延生已明之。人知命不可长，用一之元以守之人。之生命若以一之元合一体，即得神仙，与道长久，出生死也。

匪受自天。

此一句，说人世有至道之士，苦节坚行，志尚不移者，但遇明天道，道受太上心印，印得一之元，至于细微微妙疑难之中，无不晓了，便可敬咨师训，盟言受道。洞明天道之后，守一之元，积功炼形。若然者，是知道用日新，身心灵畅，自觉还颜反少，寿超常限，是名知道，修而行之，便能得道，不必更待天真下降为师教授，然后方可守一之元也。《西升经》云：世人有知守一之元者，便能言通天理，无不知也。若然者，大无不包，细无不入，论尽生化玄元，无有不通天理也。

世有行一之元者，便能得道。何以明之？以其守一之元，空虚无为，凝思于寂寞之场，守神于杳冥之内，岁月弥久，即元神凝形与合一体。若然者，元神已灵，灵即通于天道，通于天道，便能坐在立亡，分身千亿，出有入无，是行道者便能得道也。一之元者，即是纯精，冥冥天和元气未兆之形，生化根本之元神也。凡守一之元，苦涩无味，寂寞无待，世之后学君子自非庆流远钟，积福潜会者，必不能专志守一，精苦不变，其操何也？缘守一之元，凝思冥冥，寂然闲淡，心不著物，不视不听，不食不言，唯灭动心，不灭照明之性，故曰知守一之元，非难行一之元，无味与俗心反背故也。以其举世俗之心，悉有为之法，贵有为之味，遂为有婴甘入轮回死生。故《道德经》云：天道无亲，唯与善人。善人者，非为独行五常之教者，乃是受生报之身，身生于全福之家，尽美尽善之人也。

夫言尽美之人者，才善，地善，聪明善，人物善，智慧善，贤行善，然后含光藏晖，灭迹匿端，内韬默识，外成仁德。此善人者，贵在理身，贱在理天下，挺然超世之大丈夫也。其为进也，即天下仰重，贵极禄位，权倾国都，佐王治世，天下太平；其为退也，即逍遥云林，乐天明道，降天真大神以为师友。且近可以比喻尽善之仙材者，汉丞相留侯、越丞相范蠡、吴太子太傅魏伯阳、宋太子太傅陶弘景、东晋左散骑常侍葛稚川、王府长史许玉斧、唐御史大夫唐若山，皆能弃世如遗，委家云林，寻师坎轲，长往不返，越登上仙。洎周秦汉魏得善人者，不可胜纪，今略举数人，以为标格耳。

善人已下者，不可力修上道守一之元，使即身便成神仙。何也？以其中人已下元受胎气之时，正气不全，受邪气多，禀正气少，自然智慧疏短，识量浮浅，欺负为性，见报偏枯，任心之牵使，动入祸害之乡，虽窃闻天道，将信将疑，设有信道之者可力修，为其强也，以其阳气力战，邪气不胜故也。不可以力战，不胜甘轮回死生，永沉苦海，废神仙之道，恐未可也。

彼尽善美之人，庆流深远，福报之厚者，非偶然之厚也，皆自浅薄命分，战力修更生易氏，积其福报之身，渐所种耳！夫力修福之门，皆因积德累仁，慈向万物，道济生人，佐王治世，心耕种福，累积阴功，结其宿缘，渐渐钟耳。虽云知一之元，匪受自天，实非偶然，皆因先世学道种功累仁钟及子孙耳。只如东晋兴宁，有七十七天真上仙降于杨羲，真人靖室，许长史即杨君之弟子，因师得通天真，得与上仙交言，因将未学仙之人问入仙之门户，使道躅可蹑也。长史问清灵裴真人曰：世人学道，从何门而入？裴真人曰：要言之命也，分也。许君曰：命分从何而致？裴君曰：行阴德也，立人心也。许君曰：阴德人心，出自何典？

裴君曰：出《太上太清消魔经》经未下人世，名之曰心耕种福以登仙是也。凡行阴德至千，即子一人得道。凡行阴德至五百，即孙一人得道。所谓承先人余庆阴德，流以子孙也。

然钟即钟矣，将成仙之人，七世父母宿有罪咎，累及子孙，子孙以七世罪累，未得名过东华，事须将承先人余庆，遭遇明德圣师，授以得一之元，仍须每至秋分之日星宿之下，脱冠露头，涕泗呜咽，心祷上玄，授箓诸仙，求免七世父母罪累苦，频恳祷仙司，由是庆流子孙，即罪无大小，皆得免赦，即七世父母之魂魄悉得名过东华，精魄悉得受生南宫。若然者，子孙方得成仙耳。此名心耕种福俱获登仙，更无旱涝也。信知后世之学仙君子，遭遇圣师授得一之元者，非偶然也。清灵裴真人告许长史曰：只如卿七世祖名映在世之时，广行阴德，损己济物，常于大雪之天，广散谷米于长廊之下，以救饥鸟之命；减己分衣食以救饥冻人，饥冻人获全生者凡数百人；又以大疫之年，人民疫死者比屋，映亲躬持药救疫，因之命获全生者一千七百人，仁德之心，感动天地鬼神，是以太上太道玉晨道君书卿七世祖父榜名于太极南轩，所以庆流远裔，钟福于卿等子孙共一十三人得道，九人越登上真，四人得为中仙，若然者，所息世人力修阴德心不固久耳，不息修之不报也。

大凡神仙上道，若非先人余庆流远钟福，于命分即无因遭遇圣师指授得一之元也。然中人已下，虽得闻道，谓道不可力修，即身便成高真者，以其元授气时，受正气不足，识不圆明，阴阳交战，战阴邪气不胜，守一之元虽能坚久，分使之然，因难成道。然得知此道者，事非偶然，但认得此道，知法天理，信心不惑，志尚不衰，虽则身未成道，而死即魂暂经太阴，受其福报之身，任其更生，易氏，直便三生五生之后，方成神仙，亦何异乎人世求科名，在人世之后三年五年方得也。且上界一日便是人间一年，但愿力行阴德，心味仙道，正心不灭，更生易氏，积其福报之身，自得生于全福之家，名曰尽善尽美之仙，材降天真，上仙以为师友，受其福报，人格及仙，此乃延年也。

太老之真，无上之仙。

太老之真、元上之仙，并是太极左右真人，位至高元上也。右真人，号曰玉皇是也；太极左真人，号曰金华上仙是也。

世人若守一之元法之天道成之后，例为太老之真、元上之仙。太极左右有四真人，位极天官之任，以品位至高元上故也。皆从尽善尽美之仙材，守真一之化元，凝天道之元气，颐神解蜕成此，高上仙也。若以世上为词比喻，如人世出身入仕之品秩，即耀进士登科及第，最为高科，解褐受校书正字。

夫玉皇、金华二仙八真，是禀八素真气化凝而成也。八素属肺，肺属西方金，金色正白，乃是肺官白金之气凝成金华上仙也。《玉京山经》云：胎息静百关寥寥，究三便泥丸洞明镜，遂成金华仙。世人号释氏为金华大仙也，以其两眉间洞明如镜，故有此号。释氏师阿思陀大仙受胎息上道，守一之元，是以走八真气上朝于泥丸，上宫透彻，两眉之间洞明如镜。《太上内景经》云：安在黄阙两眉间，此非枝叶实是根。根者，一之元也。又云：两眉之间，光华所生，以表明明是一之元也。《道德经》云：天下有道却走马，以粪，天下无道、戎马生于郊。夫马者，是八素真气之隐名也。八素之气，每日从金室而上，上朝于泥丸，上宫泥丸之间，方得洞明如镜耳。

若世俗凡夫，名之无道之士，每积其贼气生于五脏之郊，名之戎马者，即是甘肥美撰之气。故老氏名之贼，利斧戟以自伐其性命，夫戎马能腐人肠胃，败人脏腑，藏败者，死无日矣。故知守一之元，名为有道之士，即八素真气上朝于泥丸脑官，道成之后，两眉之间洞明如镜，皆从胎息凝神，乃成金华上仙，成太老之真。真位与老君同也，当成之时，方知崔氏守一之元不虚言也。

光含影藏，

此一句，说得一之元，便须精诚守神，积功炼形，冥心无心，冥身无身，内既不分己身，外亦不知天地。若守一之元冥寂至此，名曰身心泰定。日久冥入希夷微妙之中。寂然，即骨肉为纯阳之精阴气内消成元始正气，以资元神，当此之时，始觉天光内烛，焕然照蜕身之中，天光既含于内，形影灭藏于外。《南华经》曰：宇泰定发乎天光，人见其人。宇，即守一人身之内也。此是知白守黑，黑气都尽，纯阳精气内自光明，此时胎息杳冥之际，藏元神于蜕身之中，即收视内观，形像自见，真如法身端严而分明也。此是胎息守神，神不出身，抱魂制魄，遂成元上神仙也。老君告文始先生曰：吾思此道，吾本奔俗厌离世间，抱元守一过度神仙，又云：吾思此道，本出杳冥。杳冥者，知白守黑也。初守黑之时，身暗如漆，守之不已，阳光始明，守黑三年，功成形分，没身不殆，长生神仙。

大凡世人初禀气受形之时，身中已有阴阳二气，二气在身，身外自然分出形影，所以天真无形、鬼物无影者，以其身是纯阳、纯阴气故也。皆是无形之形也。夫纯阴纯阳无形之形也，是以无影可分出也。夫天真是纯阳元气化凝元神而成，金华上仙即是无形之形，妙色真如道象也。鬼物者，即是世人任运趋死，步步归死乡，化凝纯阴之魄而成无形之形，名之鬼也。

大凡世人之身，身中苟有阴阳二气，即天年之内为阴阳司共纪录其功过，世人若不知一之元，例为纯阴死气消耗身中天和，元气正气消尽，阴魄凝形，名为鬼物。鬼物亦凝成形，出于死尸之中，阴司遣鬼来取将去，迳诣酆都六天受事受考及罪责，当合去时，阳司以其人阳气消尽，阳司不合收管，收管令属阴司，迳归鬼路故也。

《冲虚真经》云：古者为死人，为归人。即生人为行人矣，言步步走归彼死乡，以其世之时焦神役智，不肯暂闲，奄忽之间以身为泥。经云：人以色声滋味为上乐，不知色声滋味为祸之朴也。夫色声滋味能暗凋人岁发，能腐败人脏腑，嗜之者是驰走索死也。广成子以积火焚五毒即五味也，五味尽而人可以长生，即是守一之元也。纯阳之气烧尽五阴邪气，但不饮不食，不视不听，寂寥淡泊。若然者，五味亦无因臭败藏胃矣，即人可以长生也，若任四大化之推迁为五味之臭腐，即命属于外矣。故《冲虚真经》曰：人之生，大化有四，天地密移，谁觉之哉！婴儿也，少壮也，老耄也，死亡也，谓之人生四大化。大化法天时盛衰，言人物禀生之时，受天道元和之气，化凝成婴儿之姿。当婴儿之时法春，以其春和之气未散也，和气既散，化成少壮；少壮法夏，以其纯阳之炽，煎其血热，使血气耗损，化成衰老；衰老法秋，则形容为之枯朽，以其秋霜肃杀之故也，然气平陵消，彼残阳杀气，化成死亡；死亡法冬，是纯阴死气严凝也。夫婴儿之时，和气犹自未散，煦然若春，性犹近道。及其少壮，欲心炽盛，窃务丰厚其身，以纯阳之气煎血热，使之然也，血气既衰，飒然朽败，平生志尚稍稍无心，生意阑矣。喻若秋霜之威，枯杀草木之荣、凡有生荣之心，当时萎悴，生心元矣，以其杀气顿侵，容貌为之衰朽。曰彼纯阴死气消尽残阳之气，精魄自然凝成鬼物，阳司牒鬼道收管，阴司当时差鬼来取将去。

大凡世人，身中有一点阳气在心胸之间未及死乎，有一点阴气在肌肤之内未及长生。世人若遭遇圣师，受得一之元，守神保胎，胎息精诚，苦节守一，即太阳炼形，消尽阴气，自然骨肉都融，天光内烛，神凝于绛宫之内，为之功成名遂，阴司不敢收管，具以守一之元人姓名三宫，刺报玄洲主仙道君，道君誉其仙名，闻于诸天，即阴司合除死籍黑簿，黑簿既除，生官上仙，名于金榜，榜仙名于太极南轩，此太上大道玉晨道君当勒绣衣使者下召，诣彼玉京金阙，受书位于三清真人，此时解蜕，潜登炎车，诣于名山之府，待迎官翼卫龙驾幡幢，及诸天乐沸天，引去方知所往是天人来取也。

形于自然。

此一句，说含光影藏之后，神凝空寂之中。《西升经》曰：忽然就形，知非长生。无之中忽然凝神，神在绛宫之内，此是天仙之姿。

当此之时，自知非常之身也。有愚执之徒、违善之辈，既不明天道玄理，又不知守一之元，在乎寂寞之间空苦，不言不食，不视不听，内顾抱玄，岁月深远，方得凝神于杳冥之际，将为安坐待寿，饱食终日，腥秽满身，任身天运而得成道，乃递相欺诬，日不造诸恶，任运死生，以为修道者，大误也。若此之辈，安识形于自然，例役役于有为之事，万虑缠胸，形劳神疲，万万不能全其天年者，皆生生之太厚也。若然者，为有所婴，亿劫亦无了期，神仙永不可冀也。《冲虚真经》曰：此两句虽智辨纵横，词间金石，明齐日月，亦无益于治身也。又云：生生者未常生，化化者未常化，阴阳尔，四时尔。

夫形于自然，即是化化不化也。上古至人为道，以观其复，常无欲也，常无欲以观其妙，即守一之元，使合化化不化也。

世人若不知天道玄理，即法空虚，虚无自然，即万万形骸化归其土矣。精神化归于鬼物，精神入于鬼门，骸骨归于土根。世人若知天道，守天常，即法天之理，无为以守一之元，久久能化合为土之根，形骸化融却成天和元始之气，化被精魄合为鬼物之化，化成无上神仙，此是化不化也，即是从空寂虚无之中凝神于自然之际也。

生生不生者，即是世俗凡心力务，过分焦神役智，贵欲丰厚其生，甘为万物竞来害此生，以自为伤生之太厚也，万万不得终其天年，自速形于泥土，精魄化为下鬼，皆由养过其生，自役而夭也，岂有天地杀之，鬼神害之？自役者其神劳，其神疲，使之然也。《南华经》云：夫养生必先以物，物有余而形不养有之。此说失道之人万万贪著身外害生之物，以伤其生也。

大凡世俗凡夫不知天道只在守一之元，凝神于杳冥之内，例遭嗜欲荡性，万物害生，步步争走，归彼死乡，甘为下鬼。若然者，魂魄精神暗为四大化所凋，阳气为之消尽，《黄中阴符》说上仙之与下鬼是阴阳相胜之术，昭昭然进乎像矣！阴气胜阳，精魄化成鬼物；阳气胜阴，魂神化凝成仙。昭昭然进于阴阳之形象分矣！阳胜阴，则守一之元寂寞无味，恬淡清净，无为自然；若阴胜阳，即甘为害生之物悦目畅情，自速其死者也。

真安匪求，神之久留。

真安者，即是守一之元，元神胎息，胎息于绛宫之内，绵绵然安也。状若世之妇人怀胎，胎息也。夫元神将凝于寂寞之场，必资胎息安稳之用。安稳之用，在冥心无身，是之谓外其身，存其精，神光留焉。岂有运机巧于其间哉！夫真胎所安，只籍凝思于内，元神久留尔。夫守一之人，凝思冥冥然，胎息绵绵然，一定凝神不动，是名身必泰定，即神之久留是神不出身，神不出身可与天道同久，可以守神长存也。老君告文始先生曰：人能留神于身，不视不听，不言不食，内知而抱玄，岁月坚久，其神久留，久留方凝成神仙，若神却不凝焉得之矣！《西升经》曰：善守神者，藏神于身而不出，藏人于人而不现，然后天道气盛矣。若然者，守一之元常以虚为身，亦以无为心。此两者同为之，无身之身，无之心，可为守神。守神玄通，身与道同。故曰：子能知一万事毕。无心得而鬼神伏矣。

淑美则真，

此一句，言守一之元，凝思于绛宫之内，必资阴阳二气和平，妙而淑美。淑美之极，神凝于真。方将欲凝之时，阳和之气照烛一身之内，犹如灯烛朗明，了然无物，然后纯阴之气稍稍冥灭，阳和之光，当彼冥时天光暂时消尽，身中冥冥然，其黑之状状类若漆。老君告文始先生曰：知白见黑急坐守。又云：知白守黑，神明自凝。当黑之时，委身卧于床枕之上，如同暂死耳。此是纯阴共和合阳不独显分也。当此黑时，始可名为内不知有身，外不分天地，是身心俱与天道冥合也。当冥合之时，仙司严敕，里域灵官潜卫守黑者身，百邪莫敢干犯。故曰：不见不死不生，不断不成，投身死地而后长生，政身亡地而后长存。故曰：神仙凝形必资阴气而结也，以其纯阳，阳气不能生物故也。亦如男不能生子，又资胎于女腹而生也。夫神仙之道法阴阳二气，二气和淑，淑美之极，元神冥于寂默之中，感而遂生，凝神之时，纯阳元和炼尽前身即后来妙色，真如法身而自凝耳，正是化冥冥于真一之元也。

夫淑美凝真，即是反本还元，却归初始未生之前。淑美凝真名曰金华上仙。虽在蜕身之中，坐看千亿世界，便能出有入无，卷舒自在，纵横，无碍也。或分法身化为千亿之身，遍游神仙官府及朝于上界。若化此法身化成大身，大身遍满虚空，与天道元气合同一体，即包笼天地至于千亿世界，如观掌中耳。至于阳九百六之数极大小劫之交会，如观且暮耳。若化此法身化为小身，小身即小于微尘，微尘之中，又能容纳无穷世界。皆守一之元道成之后神通，通道变化无碍，卷舒自由也。

大凡守一之人，爰自禀形受胎之始，元神形质本空，无其神本来通道，触物元碍及禀胎受形之后，积气聚血成此，有碍肉身，身既生于世，日与天道疏远，步步行归死乡。是太上玉晨道君哀末世之人，不知天道玄理，可以反本还元，却归初始未生之前，哀世人甘入轮回生死，遂救入室弟子老君下世传无为之教、自然之道在世，如彼两曜焕照人间，使世之贵明知有天道，步步可行，使世人眼见天道荡荡分明，是名得一之元，空虚法身之道，通神玄妙之门。《颖阳书》曰：我身本空，我神本通，心既无碍，一切无碍。诚哉至言也！夫天道无为，自然之教即是空身之法，空神之门。若也，门空神通，与道合同，便能大包天地，细入微尘，坐在立亡，出入无间，舒卷自由，无可无不可也。此皆得一之元，淑美凝真，天道妙用所致也。

体性刚柔。

此一句，说得一之元，淑美凝真，道成之后，分身解脱，便是无形妙法，真如法身，能刚能柔。柔即揽之不盈手，刚则贯串金石。《西升经》曰：天下莫柔弱于气，气莫柔弱于道。气之所以柔弱者，贯串万物，物无不包，包裹天地。故曰：道象无形，出有入无，神通变化，卷舒自由。故天地莫柔弱于道象之体性也。

丹霄碧虚，上圣之俦；

其丹霄、碧虚，并是金阙玉清之分野，诸天帝道君所居，有三清官阙，自非上圣高真不可寝宴。丹霄之上碧虚之中，未闻下界上寿肉身仙人造次得游其间耶。且虚空官室，不处鸿毛，岂有下界肉身仙人得游无色之界！有得一之元道成之后，位为三清真人，然后太上下名目，白日宾天得居丹霄碧虚与诸天神仙大道君以为俦倡，不与下界地仙为俦也。本乎天者亲上界天仙，本乎地者亲下界地仙。《易》曰：物各从其类。高下异品，仙阶邈不相接也。其所居亦非地仙可到也。

百岁之后，空余坟丘。

此两句，说守一道成之人，解蜕宾天之时诣彼金阙玉清受书位为天真真官。

原夫天真上仙凡欲解蜕宾天，例不动曜世人闻见，皆潜遁默化，隐景藏形而去，或用药杖代形，以作告终之卫。其将蜕之身即潜登飘车，诣于名山仙府，何彼迎官仪卫，然后受玉策之文署仙府之任。若然者，百岁之后空余坟丘，若发梓看之，例闻留衣蜕而已，或有剑杖代形之具，世之愚人多有识不及远者，或闻此说将信，将疑皆曰：我闻天界神仙例皆白日上升，乘云驾龙，笙歌沸天，引去如此光明，惊骇世人，始可闻之得道非虚，如何称潜遁默化而不能自明，愚所未谕也。

栖真子笑而答之曰：且下界肉仙尚耻形与物接，言不肯与世交，况是天界神仙元形之形者乎。且夫得道多门，品位高下不可备录，唯此守一之元是至高无上之道，道成之后，位极天真大神，位超无色之界，皆位登玉清，唯昔汉朝有太元真人茅君，师西城总真王君受守一之元，道成之后为太上所召，当召之时自咎自责于上帝诸天帝前，耻作潜遁默化，今特愿动曜人间世人闻见，意者，欲将白日上升笙歌仪卫沸天引去，以诱向下二茅，令知仙道遗盛，下视人间卿相若蝼蚁，殊使用信心归于仙道故也。时太元真人二弟，后汉俱卿之任，不信有神仙可学，故以盛观动曜诱之，使二弟知世上如梦，仙道实贵盛，可以长久，然茅君得无自鄙耻量窄也！茅君宾天之时，迎官仪卫感动天地，惊骇鬼神，自有本传，不复备述。

大凡世人跼于常见，识量浅劣，又安能度量神仙邪？只如止坳塘者，岂能料得沧溟浅深也？且上圣天真下观世间荣竞之辈，如观蝼蚁耳，又安足以毁誉哉！然实有愚下之徒，厚诬神理，巧蕴机心，以干名利，但务欺负，曾元端实之言，注声卖虚递相迷误，空有责生之名，都无重道之志，谬稽颡于图箓，竞倾货于金丹，不修仁德，但行希得，其可侥求哉！诚为害生趣罪与道永乖驰走，索其道考之犯女青科律者，亦万万皆是也。既不遇明师，例执偏枯，凡见积生之厚业，步步走归死乡，一朝气竭形枯，宛是促龄秽质，色谢之后理合化形泥土，将死之时，仍诳时贤，自称得道，或云尸解，潜有所谓穷通之理。理实无闻，但发棺验之，骸骨而已，何依蜕剑杖之哉！

守一宝章

玉清无色，天帝之女，守一宝章，事同一源，因而附之章曰：

道无为，

出以明天道。夫天理正道，唯元是为，唯有是反。反，天常也。《道德经》云：至道无为。无为守虚无，守自然，知其白，守其黑。黑者，杳冥。杳冥，空无寂寥，不著一物而凝空心。《南华真经》曰：隳支体，黜聪明，离形去智，同于大通。然后内不分己身，外不分天地，寂然闲淡，听之不闻，其声，视之不见其形，此真契虚无，无为自然天理也。老君《定观经》云：守无为，自然天道。但觉一念起即须灭除。唯灭动心，不灭照心；但凝空心不凝有心。老君《西升经》云：名之为上孝养母身乃长久。夫有以无为母，无以虚为母，虚身死是也。虚以道为母，道以自然为母。自然者，无为之根本，仙真之化元也。

无不为，

天道玄理，契入无为，非总不修为，非任自然而自然死，成仙也。《内景经》曰：神仙之道非自然，是由精诚亦由专。内顾密昞真之真，真人在己莫问邻。结精育胎化生神，留胎止精可长生。此为道之有。所言道之无者，身外之物，珍宝之徒，色声滋味，万物章章，害我生命，盗我衰残，元论贫贱富贵，不觉形神为外物所害，害生之物皆曰失道，其所以如此者，我所不为也？《西升经》曰：世人皆以色声滋味为上乐，不知色声滋味祸之大朴也。是以圣人知之不欲，以归于无欲。故《阴符经》云：万物与人之服，御人以衰老。老君告尹喜曰：世所以轻命早终者，非天地杀，非鬼神害，人自令之然也。以其有以其形动，以其生生之太厚也。夫无生者，贤于养生，是无不为也。《南华经》云：达生之情，不务生之所无以为，达命之情者，不务知之，所无奈何。夫为道养生之人，必先以物，物有余而生不养有之矣，世有明道之人，行不及言，言不贵行者，万万皆是也。

可心证，非智知。

天道元形，杳杳冥冥，可以心冥默证，非世智所能穷尽。若以世智言传口授者，道之粗也。夫玄解证道之心，如乐人弹弦吹管相似，至于微妙之音，指下而生。此微妙之音，即不能言传口授。授之弟子，但抑音声悲而已，言莫能尽也。

何谓知？何谓证？

此两句是覆问之词。

知遣智，

此言既明分天道以后，见荡荡分明，即隳支体，黜聪明，离形去智，冥于天道，是之谓含光藏晖，灭迹匿端，内既得之必固守之，使冥其心而无心，冥其身而无身。曰证道之人也。

证虚应，

凡守一之元，身中空虚，即天道入身。《西升经》云：人能虚空无为，非欲于道道自归之，是名归道之人。虚无应效如响应声，如影随形也。若然者，又资虚却其身，空却其心。《西升经》曰：身之虚而万物至，心之尤而和气归。当证之时，心不著物而凝其思，是之谓内抱和淡，心冥元神也。

应无从，

天道应效，无所从来。证之者，不知所然而然，自然矣。夫虚无之为应也，元神虚，觉虚即与天道之气通。心与道通者，得之矣。老君设无为之教，教人修道即是空其心也。空其心者，可谓心与道冥矣。夫为道空心虚身耳，心虚即天道降于心中，天道降即元神灵，元神灵即通于天道。若然者，一切元碍，元所不通也。内自知之，非可说而明矣。

心乃通，通于一，万事毕。

老君告文始先生曰：子能知一万事毕矣。而况元神通于一者耶元神通于一者，是守一之元，积功炼形，形与虚无自然无形道气合为一体，即万事毕矣。若通于一之身，遍满虚空，能包容千亿，世界悉在大身之中，变为小身，细如微尘，小身之中，又能容纳千亿世界，神通至此，始云万事毕矣，可谓道人也。

一为根，

一者，天地之根，神仙之源，万物之母。天得之清，地得之宁，万物得之而生，人得之而灵。灵即元神通于天道矣。一者，本是大道，神仙根也。

事为门。

得一之元者，守太上心印也。太上心印者，事也。事者，是守一之门耳。世人纵能明一之根，若不得入守一之门，即元无门可入。不入其门，亦不明五千文字。《西升经》一云：一天地清静，皆守一也。是亦由门而入。故曰：事无事，味无味。若然者，事归于一矣，存于守一身中者矣。

事归一，一常存。

此两句，言皆生于一，归于一。一者，生死之根，生化之源。唯有太上心印，独为守一之门，得一之元。一入人身，人身常存。存即存矣，要得积功，方可神仙度世也。

存莫有，假言守。

夫守太上心印之事，假言守神耳，非有心于守神也。夫守太上者，不欲有心，又不欲无心，但常凝然，以全正气，寂然不动，感而遂通。感通元神，元神即冥于天道矣。故《内景经》云：虚无寂寂空中素，使形如是勿令污。行息翱翔入天路。

守虚无，自长久。

此云天道，只在守虚守无而已。虽云假言守虚，守无之道，先虚其身，身使如晴空之状。勿令食气所污，是不言不食，不窥不视，可谓守虚极也。又须空无其心，守一人心。喻如人眼根相似，但有微尘入眼，眼即不安。小事入心，心则动乱。要而言之，空无其心，其心如澄一盏浊泥，汁澄之，不可得清，若也浊时不禁一挠，守一人心难清其神，易浊其神，气正如澄，盆水也，若常能虚，为身无为，心道常归于身中矣。夫天气常存人腹中者，自然神仙矣。神仙长存，可与天同寿矣。

（底本出处《正统道藏》洞玄部众术类。）

第四编

存神

存思身神

太清中黄真经

释 题

　　《中黄经》亦曰《胎藏论》。《胎藏论》者，九仙君黄真人所集也。真人常观察元炁，浩然凝结成质。育之以五脏，法五行以相应；明之以七窍，象七曜以昭晰。其识潜萌，其神布行。安魂带魄，神足而生。形神相托，神形相成。口受外味以忘识，身受内役以丧精。神离形以散坏，形离神以去生。殊不知皮肉相应，筋骨乃成。肝合筋以外爪，心合脉以外色，脾合肉其外唇，肺合皮其外毛，肾合骨其外发。咸伤筋，苦伤骨，甘伤肉，辛伤气，酸伤血。故圣人曰：先除欲以养精，后禁食以存命。是知食胎炁、饮灵元，不死之道，返童还年。此盖圣人之所重也。且夫一士专志，下学而上达；一夫有心，睹天道之不远。学而无至谓之愚，不学不知谓之蒙。然三虫未去，子践荆榛之田；当三虫已亡，自达华胥之国。显彰云路，备述胎仙。知圣行之根源，辩仙官之尊位。至于霞衣羽服，玉馆天厨，盖为志士显，聊泄天戒，非人妄告，殃尔明征。密此圣门，必登云路。慎无传于浅学，誓莫示于斯文！慢而折神，轻言损寿。若非志士，无得显言。总一十八章，列成一卷，号曰《胎藏中黄经》，皆以篇目相衔，文句相继。义精于成道，言尽于养生，行显意直，事具文切。食炁之理备载，归天之道悉成。援笔录章，列篇于后。

内养形神章 第一

内养形神除嗜欲，

内养形神除嗜欲者，乃无相之真形也。太上言：真道养神，伪道养形。将灵谷元神入于天谷之中，密固根源，养之耳。《大洞》所言，人有三十九关，斯天谷穴乃是第一关也。太上曰：若守我在于死炁之关，令七祖枯骨皆有生界。故言内养形神除嗜欲也。《洞元经》云：修养之道，先去于嗜欲，内合于五神；次当绝粒，心不动摇，六腑如烛。常修此道，形神自定。

专修静定身如玉。

神与物交，心似太虚，安镇本根，自然静定。夫人心起万端，随物所动。常令静居，不欲与众混同，内绝所思，外绝所欲。惟依此道，元炁自足。

但服元炁除五谷，

世人常以五谷为肌肤，不知五谷败身之有余。令取春三月，净理一室，设机案，建以厚暖床席。案上常焚名香。夜半一炁初生之时，乃静心神，当叩齿三十六通，以两手握固，仰卧瞑目。候常喘息出时，合口鼓满，依法咽之。入腹当觉作声，以饱为度，饥则更咽。但当坦然服之，无所畏惧。炁入之后如觉口干，则服三两啜胡麻汤，此物能养炁润腹。其汤法：取上好巨胜三大升，去皮，九蒸九曝。又取上好茯苓三两。细研为末。先下巨胜末，煎三两沸，次下茯苓末，又煎数沸，即入少许酥蜜。遇渴时，饮一两盏佳，不惟止渴，兼能止思食之念。或服四时枸杞汤，时饮一两盏，亦善其咽炁，自然得通畅。但觉腹中安和，咽炁自当流滑。即一切汤水自然不要吃，渐通妙理。但能服炁攻盘于腹，肠粪自尽，如入汤水直至脐下。初服炁者，如觉小便黄赤，勿怪也。心胸躁闷，亦无为惧。但心定不移，自达妙理。若不绝汤水，虽腹肠中滓尽，终不得洞晓是非。若要绝水谷，只在自看任持，亦不量时限远近，亦有一月，或五十日，亦有一百日。但绝其汤水者，三丹田自然相次停满。三十日，下丹田满。六十日，中丹田满。九十日，上丹田满。

下丹田㤅足，脏腑不饥。中丹田满者，㤅满体无虚羸。上丹田满者，凝结容色殊光，肌肤充盛，三焦平实，永无所思，神凝体清，方晓是非。下丹田满者，神㤅不泄。中丹田满者，行步超越。上丹田满者，容色殊丽。既得三部充实，自然身安道泰，乃可栖心圣境，袭息胎仙。此为专㤅之妙门，求仙之上道也。若或食或断，即令人志败。好食诸味，难遣谷㤅。此者袭㤅之所疾，求仙之大病也。经云：咸美辛酸五脏病，津味入牙昏心镜。致令六腑神气衰，百骸九窍不灵圣。人能坚守，禁绝诸味嗜欲者，九十日三丹田凝实；百日内观五脏；三百日鬼怪不藏形，阴神不敢欺；千日名书帝录，形入太微矣。

必获寥天得真箓，

凡飞炼上升，为下天仙官。若存想无为㤅神，修三一之道者，得上天仙官。若真子服胎息成者，得寥天升真箓，千乘万骑迎子，当获中天真尊之位。

百日专精食㤅足。

谓三丹田㤅足也。凡食㤅吞霞，言是休粮，盖非旦夕之功。先以德行护身，次以除阴贼嗔怒。此学道之志也。阴贼未除，三虫不去，或行非教之事，不复成矣。故《太微玄章》云：除嗜欲，去贪嗔，安五脏，神足矣。

食气玄微章第二

食气玄微总五事，

夫言玄微者，乃无为玄妙之理。

五事者，但学绝粒则魂魄变改，三尸动摇者也。

大关之要莫能知。

夫人内行未成，不知诸魔相违，谓言道法无效，盖不达真理也。若是先具内行仁德，只服津液，尚有安和，况于服气之哉！

一者初服力尚微，

凡初服气为有滓滞，至一七、二七日以来，滓秽退出，渐觉体内虚羸，百节无力，勿以为讶。缘元炁未达腹胃中，所以觉虚弱。但咽炁，使渐通流，日胜一日，但当坚志守一，候下丹田满足，顿无饥渴。假令未达，皮肤容色黄瘦，亦勿以为畏，后当悦泽矣。如不专志兼食，行则用力，无效也，亦爱数败。则此为不具内行之人则如此也。若但有爱缘牵心，自使败。

但常坚志守一候，

一候者，乃下丹田炁住，渐至满足则是也。既下丹田炁足，永无饥渴，若畏力微瘦黄者，不能修也。若谷水绝，则日久自然悦泽自下来也。

要子将心运守之。

《太玄经》曰：凡休粮诸门甚多，学道至近须九年，以下无成者也。唯有服炁，坚守百日，禁诸汤水，子心不动，三尸自除，永无败矣。只为学者浮心未定，居二疑之端，使心神动摇，三尸齐起，百思既至，心迹难归，虽服炁易为退败，犹预必不灵圣者也。

二者谷存子何别，炁则难停而易泄。

夫体服炁欲速达五脏，可除汤水药物，禁断四十九日，使小肠滓尽，谷炁自绝，咽炁自得通流。亦有不成者，多为学人心容变易，或食或止，故自败矣。若少食诸味，则难遣谷炁。若要用炁，使内藏分明，当服此元炁。五十日百物不食，闭目内想脾脏中炁从心起，散于四肢。仰卧咒曰：

中央戊己，内藏元炁。黄色力坚，运之可理。丹阳莫辞，朱云共议。得达四肢，黄云大起。每至五更鸡初鸣时，常候莫令参差，如此二十七日，内见脾脏中炁郁郁如黄云透于四肢，后当使此炁灭烛吹火，百步外使之如大风起，可以兴黄云闭彼形，人无见者。若不依五更初及不坚守，或少一日无效矣。此者中黄闭炁之法也。

或则体弱而心虚，或则藏虚而力劣。

用炁未达四肢，当有虚弱之证。但坚守志，勿以为恐矣。故《大洞经》云：守之如初，成道有余者矣。

三者上虫居脑宫，

《洞神玄诀》云：上虫居上丹田，脑心中是也。其色白而青，名曰彭琚，使人好味，嗜欲痴滞。学道之人宜禁制之，假令未绝五谷，常行此心，持念一年之外，上尸自终，亦有成矣。人不知玄奥，空绝五谷，若不除食欲之心者，焉得三尸虫灭矣！

万端齐来摇子心。常思饮膳味无穷，想起心生益病容。

夫学道者，若不得内行扶持身心，却反为三尸虫所惑乱也。

四者中虫住心宫，

《洞神玄诀》云：中虫名彭质，其色白而黄，居中丹田，使人贪财贿，好喜怒，浊乱真炁，令三尸变易，七魄流荡。故《洞玄经》云：无喜无怒，三虫大惧；不贪不欲，和炁常足。坐见元阳，万神来集者也。

遣子魂梦神飞扬。或香或美定无方，或进或退难守常。精神恍惚似猖狂，令子坐败想糇粮。子若知之道自昌，

怡然不易，其道自常矣。

五者下虫居腹胃，

下尸其色白而黑，名曰彭矫，居下丹田，使人爱衣裳，耽酒色。学道之人当心识内安，坚持制之，尸鬼无能为也，及无败矣。

令子淡泊常无味。

常守淡泊，三尸自灭。三尸既亡者，永无思虑矣。

静则心孤多感思，挠则心烦怒多起。

夫初服炁未通，被三尸虫搅乱，或则多喜怒，或则多悲思，或耽嗜欲滋味者也。

使人邪乱失精理，子能守之三虫弃，

《太上升玄经》云：若服炁，绝食坚心经一月，一虫自去，二虫无托。人能但服炁，坚心守之，三十日上虫死，六十日中虫死，九十日下虫死，百日心不移，则自然身体康健，精神清矣，永无退败。若或食或断，令人志败，徒劳而无效，当守持之。

得见五芽九真炁。

五芽者，乃五行之正炁，生于五脏之中。九真者，为九天之道也。此五炁成，还应九天，所以五脏之炁名九天也。元炁成当自然得明五行

之炁，驱使无不通者也。

五芽成恶章第三

五芽咸恶辛酸味，

若五味不绝，五脏灵炁不生，终不断思欲之想，亦可止思欲之念及绝水谷外味之物，则何虑不生五炁，五炁既生，则五情易畅，五脏既满，元炁自凝。元炁既凝，五神自见，五神既见，备晓人间好恶，是何世俗之虑能牵者乎？

为有三虫镇随子，尸鬼坐待汝身死，何得安然不惊畏？

三尸之鬼，常欲人早终，在人身中求人罪状，每至庚申日上白司命，若无惊惧，不早修炼形神，绝制五味，使人年败炁衰，形神枯悴，空有松筠之志，无复成矣。一朝命绝，悔将何及者乎？

劝子将心舍凡事，

服炁大要者，须静持心神，止拾烦务，使三尸自灭，神炁而行，自然通达，五神获安，妙理也。

超然自得烟霞志。

能清静神炁，则志自潜明，超然洞悟，有烟霞之景在乎目前。

烟霞挣志章第四

烟霞今志通神奥，

若得水谷炁除，自然诸脉洞晓，五脏灵光化生，纵舍自在，深奥故不可测也。灵光者，乃神炁也。

令子坐知生死道。

若能制绝诸味，百日之后无不知矣。自得众灵潜伏，生死之路备睹，机览天外阴司之道，恒知者也。

蒸筋暴骨达诸关，握固潜通百窍间。

谨按《胎息至理经》云：凡服炁，五十日假令未绝水谷，每遇日色清明，时景朗耀，于正午之时当入静室厚施软褥床席，散发低枕，握固于两胁之傍，叩齿七通，端心瞑目，似觉微闷，则须用力闭炁，握固，使渐渐筋脉舒开，灵炁潜通骨肉之间，津汗润泽于皮肤之内。但当数数运用，自得颜色悦怿，炁力兼倍，发如沐漆，髭若青丝。如不解闭炁炼形，运用元炁，通流润泽于皮肤之上，终不得自在。若界行通于毛发之间，自然鬓发跳踯。若不得此法，虽绝粒长生，亦同瓦砾草木，无精光者也。

百窍关连章第五

百窍关连总有神，

百窍通于百穴，百穴通于百脉。眼上有二穴，通于肝脉。肝脉通于心，故心悲而泪。腭上二穴，通于鼻脉，通于心脉，故心悲则鼻酸。鼻脉复通于脑脉，故脑热而鼻干。《洞神明藏经》云：百脉通流，百窍相生，百关相锁，百节相连。故一穴闭则百病生，一脉塞而百经乱。故服炁无疾，诸脉自通。道人不死，乃胃腹中无物停留也。鉴察吉凶，百神归集于体；寒热不近，元炁调伏于身。众毒不干，五脏灵神固护。猛兽不搏，土地常自卫持，隐显自在，骨肉合于玄牝。去留无滞，无所不通，自然达于真道，何虑不契通于圣智哉！

由子驱除归我身。

百关九窍，皆有神宅也。脏腑无邪炁，所生则万神归集。邪炁即谷炁是也。若正炁流行，所有疮痕点魔客炁，自然消灭者也。

恬然得达自明真，

故得洞鉴昭然，足辨邪正之类。

自明真道永长存。

致形神于不死之门，升子身于九天之上。

长存之道章第六

长存之道因专志，

精专用意，则可通于圣理。

返荷三魂知不死。

炁通之后当自荷形，神明不死之路者也。

何物为冤七七里，

服炁滓尽后绝水谷，最功者在四十九日，渐当百脉洞达，返照如烛，俗心顿拾，五脏恬然。若不坚持，前功并弃，再理何可？终不成道而矣！

坚然慎守酸咸味。

食诸味者，难遣谷炁。

咸美辛酸章第七

咸美辛酸五脏病，津味入牙昏心境。

但是五味入牙，皆通于两眼之穴，散霭于百脉之内，使谷炁坚实，脏腑停留。若求速达者，尤宜卓然断绝也。

致令六腑神炁衰，百骸九窍不灵圣。

为神炁不凝丹田之中，灵光不照于脏腑之内也。

子能慎守十旬中，诸脉洞然若明镜。

使功满十旬终者，神炁自当凝实，灵光焕耀如烛，无不洞达者也。

六腑明神不隐藏，与子语言说心境。

五脏神自见也。

滞子神功去路难，大都谷实偏为病。

若谷炁不除，终不见幽玄至理也。若能绝谷水者，自达玄境也。

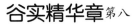

谷实精华章第八

谷实精华与灵隔，缠罗六腑昏诸脉。

谷实精华化为涎膜，缠罗五脏六腑、关节筋脉，故不可得知。但是服炁之人经五十、六十日后，见肠胃中滓尽，将谓更无别物，不知谷炁精华，殊未出也。所以有思食虑散之意，反变情切，心悬不可堪忍，亦为尸鬼所动之祸也。自后但有物出如脓如血，或若坏肠脂，或若鸡鸭粪，此乃谷炁欲出有此状也。后更三、二十日，又有异物出如涎如膜，此则谷实精华之状也。若先曾兼食服炁，或断或绝，或修暂上，经历岁余，一旦顿绝，还效便成，若无诸状候亦不怪也。但无谷炁则炁通达百脉，洞明返照如烛。《大洞经》云：初服炁之人，亦觉肠中秽尽，只见所食汤水，旋于肠中胃腹内更无别物，不知谷炁自出也。若谷炁绝尽，则更无所思想、念形神恬然、脏腑安泰、自无思虑、寂寞瘦弱等疾也。若遇有寂寞羸弱不可惧而退生及不进之忧，必审而思之，无得退也。若能顿绝汤水三十日以来，稍生丝毫疑虑不一之心，退志不能坚守者，永无成矣。有似穿井及泥，见水而不取也，苦哉！痛哉！大苦哉！大痛哉！

元炁不返何所依？子心未达焉能测？

谷炁不除于脏腑之间，元炁不降于丹田之内。故道者昧然不知神功在近者也，慎之。

可惜玄宫十二楼，那知返作三虫宅。

若不修炼形神，身中宫室皆为三虫之窟宅也。

三虫宅居章第九

三虫宅居三部里，

此三虫常在三丹田中也。

子能运用何忧死?

但依圣人之言，用心修持，何虑殃累之息所及也！

慓然郁郁常居此，

元炁常引内炁，既周流于身中，则上下通和，却复三丹田之内也。

自辩元和九仙炁。

谷实之炁既尽，则元和之炁自然辩识者也。

九仙真炁章第十

九仙真炁常自灵，三虫已死复安宁。

《大洞玄经》云：三尸既亡，神炁自昌，百日之内，可以驱神及照五脏，元炁使之如神圣者也。若居世游隐，法具在胎息章中说也。

由子运动呼吸生，

神炁若足，呼吸运动兴云起雾，自然得隐化无滞无碍也。

居在丹田内荧荧，

服炁成者，丹田炁自平实，可上升下游三丹田中，凝纳若鸡子，炳焕如烛光，照数里无不耀赫，为丹田神炁之妙，此也。

筋骨康强体和平。

《三光经》云：炼髓如霜，易骨如钢，服之千日，力倍于常，复能日行千里，奔马不及，如神者矣。

灵识恬然自畅情，思逸神高心彩明。

食炁既实者，心神常自畅悦，情高思逸，弃贱人间者也。

却闻五味炁膻腥，

视五味见滓秽，视五香闻膻腥，寻苗见根道功成者，故有是闻。自然如此，为天炁达于自身者也，俱有此见也哉。

肌肤坚白筋骨清。

胎息章中，自有炼骨法具载也。

地府除籍天录名，坐察阴司役神明，内合胎仙道自成。

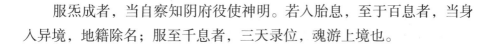

服炁成者，当自察知阴府役使神明。若入胎息，至于百息者，当身入异境，地籍除名；服至千息者，三天录位，魂游上境也。

胎息真仙章第十一

胎息真仙食炁得，却闭真炁成胎息。

《服炁经》云：一百日五脏灵踈，方可入胎息。《准九天神经》云：先须密室无风，厚软毡席，枕高四指，方与身平，用一志人同心道侣，捐舍凡心，握固，仰卧，情无所得，物无所牵，灵炁渐闭，心识怡然，初闭经十息，至十五息、二十息、百息，只觉身从一处如在房中只要心不动移。凡一日一夜十二时，都共一万三千五百息，故《太微升玄经》云：炁绝曰死，炁闭曰仙。魄留守身，魂游天上。若闭无至百息，魂神当见其魄者，缘是阴神。魂者阳神，且阴神常欲人死，不欲人生，其神七人衣黑衣，戴黑冠，秉黑玺。《洞神经》云：为之玄母。此神是阴尸之主，若见此神，子当谨心存念咒曰：

玄母玄母，吾尸之主，长骨养筋，莫离尸去吾，与魂父同进天去。

次当见魂父，有三人各长一尺五寸，衣朱衣，戴朱冠，持朱玺，当引上元宫见诸脑神，百余人出子身，当见三丹田中元炁如白云，光照洞达，子当谨呼三魂名，一曰爽灵，二曰胎光，三曰幽精。

得此三魂阳神领脑官诸神万万千千引子元神游于上天，当出之时，但觉身从炁房中出，当见种种鬼神形容之状，或伟大者数丈，或微小者如燕雀，或披发若乱蓬，或开眼如张电，缘为上界之道，皆是鬼神之过路。子但当安心定志，勿生怪畏，自达安境，如一切无所见者，最为上也。但黑白分明，是善相也。所以须要得良友相伴相助，缘元炁上与魂神相应，切虑定息之时别有所见，心则不安，元炁当自口鼻中出，则故子身不得去也。但一夕之中，令傍人或自记喘息，数至千息，子当与三元神同游上界也，其道当成。其道既成之后，不得彻有泄漏，神理最为上妙。大忌！大忌大慎之大慎之！不可有漏泄于人也。但不顾于物，不生异心，鬼神及魔自伏其德。

羽服彩霞何所得？皆从五脏生云翼。

练形上升，自化成五色羽衣。《中天羽经》云：轻轻状蝉翼，璨璨光何极，蝉为饮露食炁而故生羽翼，人服元炁而天衣下凝于体则可知也。

五脏真炁章第十二

五脏真炁芝苗英，

《太华受识经》云：元炁舍化，布成六根，吉凶受用，应行相从。内炁为识，胎炁为神，子能胎息，还婴返魂也。五脏之始，先布于水内，有六腑外应六根。

肝主东方其色青。

《太明五纬经》云：肝主于木，生于水，克之于土，来自东方，其色青苍，受之于阳，潜伏此炁，千息生光，但常用炁，未至胎息，当存想青炁出之于左胁，但六时思之不辍，自子时常隔一时思之，至五十日当见此炁如青云，用此炁可理一切之人，热疾、时行痈肿、疥癣及瘦，但观前人疾状，量其浅深，想此炁攻之，无不愈瘥，如观前人患肝经之病、面色枯悴，则稍难理之，不可治也。

子但闭固经千息，青色周流色自然。

《胎息经》云：千息色青内自凝结者也

心主南方其色赤，服之千息赤色出。

《太明五纬经》云：心主于火，生之于木，克之于金，来自南方，其色赤，受之于朱阳，为夏天也。潜伏千息，当出心堂，常服炁未至胎息者，常以每至午时想赤炁自心，存如鸡子许，渐渐运赤炁从顶而出。出者自散存之，咒曰：

南方丙丁，赤龙居停，阴神避位，阳官下迎，思之即至，用之即灵。自此三咒之，常行此炁，动诚存想，五十日不阙，当有赤炁如火光自见，用此炁可理诸人一切冷病，使炁攻之，即瘥愈而矣。如患人面色带青者，乃阴炁不可治也。凡存咒想神炁法者，并忌他人知之。

肺主西方其色白，服之千息其色极。

《太明五纬经》云：肺主于金，生之于土，克之于木。来自西方，其色白，澄净微芒，潜伏千息，光明洋洋。常服每至丑时，存想肺间有炁状如白珠，其光渐大，上注于眉间，存之。咒曰：

西方庚辛，太微玄真，内应六腑，化为肺神，游于丹田，固护我命，用之神仙，急急如律令。存念一遍，如此四十九日，肺中有炁如白云自出。此炁可照地下一切宝物，及察人之善恶，示表如里。如不存想此法，服炁三年，方见五脏内事，此缘不具真行，使用不辩相克相生，如寒用心气，缘是火炁如热用肾炁，缘是水炁不达，此用炁则亦无效也。《九炁经中》亦不言炁法，寥廓尚秘，况是人间者也。

脾主中央其色黄，服之知千息其色昌。《太明五纬经》云：脾主于土，生之于火，克之于水。来自中方，其色黄，闭服千息，但当一日一想，不限时节，亦无咒法。其脾脏存之四十九日，自见。此炁脾中而出，已后可将身隐入墙壁，无所碍也。

肾主北方其色黑，服之千息其色得。

《太明五纬经》云：肾主于水，生之于金，克之于火。来自北方，其色黑，伏之下元，主持命房，内有真白，守之不忘。此五脏神炁，但至五更初各存想炁色都于顶上，不必一一别存想。兼不用咒法亦得，只是校迟百日后，其色已成，立可用验也。

驱役万灵自有则，

服炁心志兼持内行，内外相扶，元炁充满五脏及丹田之中，至周年之后，应是世间鬼怪、精魅及土地神祇并不敢藏形，所在之处，地界神祇自来拜迎，常随卫道者，阴司六籍善恶之事俱得知委然，亦不可便将驱使，缘未具三天真箓，虑有损折。若入胎息，得升身诀者，但要游人间，当依此经尸解法，自然游世，即无遮得而已，不尔未可忘道也。若不务此衍者，但务化人而已，自他俱利者也。

乘服彩霞归太极。

《胎息伏阴经》云：内息无名，内行相成。若不持戒，行未入胎息，岂得合神？若人未入胎息，如要游人间者，可行尸解之仇，《太微灵隐书》曰：凡人未入胎息及已入胎息者，要游人间，俱可行尸解之术，随物所化，故有托衣金所化者，常以庚辛日，取庚时，于净室中，所卧床头须设机案，焚名香一炉，下著柱者，龙杖及履鞋等物，尽安置于头边，身不解衣衾，及以衾盖之，首西而卧自念身作死人，当暗念此咒七遍，咒曰：太一玄冥，受生自灵，七思七召，三魂随迎，代余之身，掩余之形，形随物化，应化而成，急急如律令！咒毕。此法存念一食之间，但当依寻常睡卧。如修之日存念之起，辄不得与外人语言，忌之。若与人言者，其法不成。如此常行，四十九日渐渐法成。既成之复，或要作则不问行住坐卧，暗念此咒，七遍，随手捉物，自身便去，众人只见所执者之物，化为己身，身将已死矣。后却见物还归本形，此法即可以下界避难助身，不可为非道之事。大须慎护其法，大须隐默，若卧在床上，但以被覆其身。隐化者暗念咒一遍，便却去，他人只见所卧衾被是彼形死尸，却不见衣衾。法成大忌财色，留心神明诛折也。

太极真宫章第十三

太极真宫住碧空，绛阙崇台万万重，玉楼相倚列危峰，

上界宫馆生于窈冥，皆五色之炁而结成。下界土地，皆是水炁横凝而扶住，故不得自在，不得坚长，不得平正。上界以八珍为土地，七宝为用器，至于宫殿，七珍合成。有自然不运之力。无人兴动用之功。上界以七珍精炁为日月，下界以阴阳纯炁为日月。下界言一年三百六十日，是上界一日十二时也。《太微玄经》云：不食土地精，生居太一城。此为形神俱得去也。

瑶殿琼光彩翠浓，红云紫炁常雍容，玉壁金楹内玲珑。

《玄宫玉堂经》云：白玉为壁，黄金为柱，青珊为梁，红玉为状，为七珍翠彩，焕烂光彻，内外无碍，千阁万楼互相影对，大仙真人犹居此之外者也。

凤舞鸾歌游咏中，

上界有天凤之舞，鸾霄之歌，皆是曲名者也。

玉馔金浆任意从。

《九宴玄厨经》云：一日十进九霄之膳，七献八琼之浆，一日十进七献酒也。

九炁真仙位列崇。

服胎息成者，得列九真上仙矣。

九炁真仙章第十四

九炁真仙衣锦衣，绡谷云裳蝉带垂，

真君衣琼文锦蝉翼之衣者也。

天冠摇响韵参差，

冠摇众佩，响亮五音之出，为自然也。

九文花履锦星奇，

九文锦为履，其花零乱，如众星攒璧者也。

却佩霓裳朝太仪。

霓裳，仙官朝服也。初得仙皆朝太仪真君，九天之主也。

十方彩女执旌麾，百灵引驾玉童随，前有龙幡后虎旗。

前朱雀，后玄武，左青龙，右白虎，皆是百灵之数也。

羽服飘飖八炁吹，

八炁，乃八方之正界也。先治道路而矣。

更上寥天入太微。

太微九天都在第五天金星轮朱华官，辖日月五星神宿行运之时，亦管下界生死之籍，奏闻太微。凡此官史曹署约四十万，局众大数也。

太微玄宫章_{第十五}

太微直上寥天界，动静风调鸣竽籁。

太微上界所有风摇，皆如笙黄之韵。极乐之所，自然如此。

殿阁穹崇何杳隗，

杳隗，谓虚峻极也。殿阁重数，甚多横壮尤丽而矣。

寿永衣轻人体大。九天各各皆相倍，

九天羽服仪仗各相次、加倍羽衣转轻人。体转大彩翠鲜华，日月转迈长远也。

是谓因心得自在。

因心运身，得出三界也。

静理修真为圣人，九行空门列真载。

夫九行者，道人之窟宅也。动息住持，不离其内。一者为以慈悯为衣，二者以止舍为食，三者以正心为乘，四者以专志为财，五者以谦下为床，六者以顺义为器，七者以勤慧为窟，八者以修空为宅，九者以阴施为业。修道之子不持此九行，去道至疏远矣。

九行空门章_{第十六}

九行空门至真路，大道不与人争怒，动息能持勿暂停，阴神返照神常助。

持心不息，其道易成。

诸行无心是实心，因心运得归天去。

无心之心，因心运心。道虽无心，还因心有。

除垢无心是谓真，

众事曰垢，无事曰除。除心止念，万行归余也。

自随胎息入天门。

胎息以善行为要机，以无念为至路者也。

玄元正理内藏身，无曲潜形体合真。

《洞玄经》云：心无曲，万神足。

三部清虚无炁固，六腑翻成百万神。

三元静则六腑调，真炁归则万神应。二理相合，五脏六腑诸神，共有百万之余，自然显现相和应也。

六腑万神章 第十七

六腑万神恒有常，

五脏六腑，百关九节，有神百万，若日常清净修之，即当自见矣。

大肠之中主肺堂。

腑为首，三焦之主也。

元和净理谷实尽，

但以元炁攻运，何虑谷炁之不去！

中有灵神自隐藏。

脏腑既净，万神自藏。故《太明经》云：大肠主肺也。鼻柱中央为肠，重十二两，长一丈二尺，广八寸，在脐左边，曲叠积一十二盘，贮水谷一斗二升，主一十二时，内有神各具本色衣冠一十二人。若除水谷炁尽，元炁自足，其神当见，各于本时递相护卫修道之子者也。

肾腑当明内宫女，外应耳宅为门户。

《内神经》云：精主肾。肾为后宫，内宫列女主。肾，耳之官，承炁于耳也。左肾为壬，右肾为癸，循环两耳门中，有神五百人。内有元神守之，都管兼主志智，几人好嗔怒则伤肾，肾伤则失志，失志则丧道之本也。元神亦散，修行之人大忌嗔怒。道成则内神常见于人，卫道者也。

膀胱两腑合津门，气海循环为要路。

膀胱是两腑，为津门。肾合于膀胱，乃受津之腑，上应于舌根也。津液往来，常润泽肌体，舌岸以应两膀胱，炁少则不润。服炁之人常欲少语以养津液，故语多则口干，干则难用炁也。中有神三百六十人，以应一年之数。炁成当见其神，常抱无贪之行，故道者不贪志合神理。《大洞升玄经》云：行合神见，道成归天。此神人行胎息，即自出常以护卫人近道也。

子当得见内神彰，终身不泄神常助。

终始不泄，天神助子。

勿泄天机章第十八

勿泄天机子存志，凡是天章无轻示。

凡遇天经，子莫轻泄，当志慎之。

三十三篇世绝知，况复中黄秘中秘。

《道有胎光经》三十三篇，禁绝不许妄传，况兹中黄灵句秘之特重，慎之，慎之者矣！

先礼三真玉仙使，然后精心睹文字。

《教令科》云：欲开示三真等经，先须择甲子日，净室焚香，心存南华真人，念九天真圣、三天真君同开作证，首东作礼四拜，方许开示。然后云：某为求道，辄开九天大圣真文，传示一遍，故得百灵同助，身归太无，名入天户，不得示于三人，切忌！容易泄漏，若不依经教妄开示者，及如睹常文，必有殃责，非浅获过不轻矣。

违教身罹非横殃，子孙受祸当须忌。

余殃明罚，世世子孙受祸。大忌！大忌！

（底本出处《正统道藏》洞神部方法类。）

混元八景真经

第一卷

混元真人曰: 夫天地以前, 混沌之初, 万汇未萌, 空而无洞, 只是虚无。虚无之中有景气, 景气极而生杳冥, 杳冥极方有润湿, 润湿之极, 始结成雾露, 雾露之极, 方变水, 水流雾下, 其水满。流水者, 阴气, 阴极始生阳气。阳气渐上, 炎热方结为火。火从水生, 水火相交, 即渐相覆。二物交泰, 各生积气, 积气所生, 阴阳相炼, 其数满足, 始结为混沌。

混沌既就, 方为一气, 一气所萌, 方为天地之母。混沌者, 从虚气而生也, 方立阴阳, 产五行, 立四象。混元气极, 混沌始分, 便生元始。

元始既生, 便分积清之气为天, 积浊之气为地。

天地既立, 乃轻清上为天, 重浊下为地。其轻清虽然属阳, 却内生阴气, 阴气下降为地; 其重浊虽然属阴, 却内生阳气, 阳气上腾为天。始天降地腾, 水火相交, 阴阳相战。交气极足, 方结就太丹, 太阳是也。其阳被天地运转, 至有金气, 金气属阴, 运转气足, 始生太阴, 月是也。自后日月交泰, 阴阳相炼, 其数满足, 渐生星辰。

自上古至今, 不离天降地腾, 阴阳相交, 日月相合, 真气生产万物。万物之中, 惟人最灵最贵。所以一生二, 二生三, 三生万物, 其人并万物, 须禀阴阳五行运转数足, 方可成就。

学道者, 若不知下手于根源来处, 怎得道成? 人若依元本修行, 一依天地阴阳、五行水火交泰运转修养, 内外相应, 真气满足, 何愁不至神至圣, 至神仙也。

神仙之道，亦有三等，每等又分三等，三三始九，故有九等神仙。且上三等神仙者，要行观天之道，则一依天地初生之行度，气候满足，方可命长也。其功为是难，谓此道须得不犯破三奇者，可依天地行度，内外相应，大功了毕，得成上等真人之位也。如少年曾犯破三奇者，却采夺离龙元宫阳精，补之如旧，却修观天大功之道满足，方为中等真人之位。如更不用采夺，只将见在精气神候满足，方为下三等地仙矣！

以上三品九等神仙之外，且有自然金丹。金丹者，是天地所生，其金丹满世皆有，但世人不晓上天秘隐之术。学道者万万人俱难遇此，乃是内金液大还丹也。更有丹药之中，最为上丹也。夫内金丹是金液还丹也，不出古文诸丹中，最为第一，遇此然后从无入有，不用人修。若所遇，则采之服食，便可得真人之位也。

内金丹者，先采日魂月魄，合阴阳养用而成。凡内金丹者，自有五行四象相克，抽添否泰，七十二候，二十四气，四时八节，天地运动相炼，方得成就内金液还丹也。其丹亦如烂樱桃，在离龙金堂内成之，三千六百时，天符数足，方可成熟。采取有日有时，此丹上天隐秘，最为难遇。自轩辕之后，得道神仙，皆服此丹，得离嚣尘，名为真仙也。后若有知命学道之人，遇至人指诀，得成此丹，更加修功炼德造善，一切虚事勿行，功行满足，得遇此丹。若不除旧乖，立有祸生，前功尽毁。遇此丹者，上有三清上圣及诸洞神仙，立便知闻，须是万般舍弃，去除三毒。先以洁净肠胃，采得将来，用净室一间，四面烧香，不住拜求志告，发誓上清，并无外意，方可服之，点化凡躯。服一粒，万病消除，服二粒，散入遍体；服三粒，行如奔马；服四粒，发白变黑；服五粒，老者还童；服六粒，颜貌如婴儿；服七粒，意去便到，百神来迎；服至八粒，身有红光，足下云生；服至九粒，羽化为上等真人，万般无碍。

如金液还丹者，内外有两般，外还丹者，是日魂月魄为首，东方木精为根，西方金精为本，两般生就黄芽。若立炉鼎，择地筑坛，采得真气入鼎中，从无入有，气候无差，五日一候，三候一气，一月两气，十二月二十四气，四时八节水火中气，晦朔弦望，阴阳交泰，依天地造化之功，夺气候满足，开坛取药服之长生也。此是外丹之验也。只如修身之法，丹成为妙。诸诸丹药中，万万人修之也，不见成就者，盖其为法功大难于修养，所以千万人中未有一人了毕也。

唯有内丹者天地自然成就，只是采日时用机，采得将来依法服之便为长生之人也。如要还此丹者，至诚烧香，上告三清，频祝老君，启南辰北斗，日月星辰，重发大愿，万事俱舍一心志求不得退心。须望遭遇此丹只在目前，至人不远道心不退，积善圆满必遇至人指诀天机也，后方入混沌之源。其经显露至七分令人省会大半，神仙事迹先用三机，初机、命机、天机。次用三乘者，上乘、中乘、下乘。都行九品，九品者，金丹三品，大药之品，大功三品。大数十二教，十二教者，金丹有三，大药有三，大功有三，超乘有三，实缘在下。

此者从虚无入至混沌，生天地日月，星辰人物等，世界风云气候及物，皆从混沌而生也。混者溷也，沌者昏也，混沌之形状如鸡子，上圆下方。初分之际，散清气为天，浊气为地，分生人居其中，杳杳冥冥，其中有气，若明窗隙中尘也。其尘言有又无形质，言无又眼观有景，将此有无，分立二仪，二仪交合，产出阴阳，阴阳相乘而立三才，三才分四象，四象列五行，五行生万物。故三才者，天地人也，同一气而生故。

问曰：人与天地既同禀一气而生，何谓天不崩地不陷，而人有死生，其谓何也？

答曰：天者阳气也，轻清之气，轻清之外，更无轻清，独处于轻清之位，故曰天也；地者阴气也，重浊之气，重浊之外，更无重浊，独处于重浊之位，故曰地也。人者冲和也，非浊非清，非重非轻，如人修轻清之行，即生归于天，如作重浊之因，即死归于地。故云阳即是生，阴即是死。天不崩者，元是轻清之气，从轻清而有质，其气纯阳气候所为，只是顺阳运阴，故天之长久也。如却还行逆气，务为重浊，气尽而自然崩也。天元从轻清而有质，岂能返行于重浊乎？故知天不崩也。地不陷者，元是积重浊之气，从重浊而立，体其气纯，阴气候所为，只顺阴而运阳，故地之长久也。如却返行顺气，务于轻清，气尽而自然陷也。地元从重浊而有形，岂能返行于轻清乎？故知地不陷也。人有生死者，盖失其元和之气，不务根源，将自本元纯阳真性，只为世利，贪役心机，使神气疲败，精魂渐散，既使气减精赢，气尽而自然死也。人处于世，只为声色利名，而用机贪求，但是有作，为有形质之物，尽属于阴也，人之所行，只务于阴，故数尽至死，而归于地。所以有死，即有生，人之既死，四大各归来处，五行真气各归本方。且人元是五行阴阳真气所化生而成，死则归于四大，其真气不能坏，故散而各归于本位。本位者，人之五脏也，若遇阴阳气合，复变化成人，故知死者生之根，生者死之苗，有生即有死，若无生即无死。人能将本元真气，顺合天道而修行，莫差常度，则当德合天地，不瘝其理，即无生死。既无生死。即是神仙也。如达天机，生死自免。

问曰：人欲求长生不死，效天地之机不死，可得否？

答曰：然阳消阴补，物极元补，若达根源长生有路。若不依根本而修，则千俟万俟矣！且人生天地之间，不能效天地之长久者，何谓也？盖谓修行不正，而有错路，致有生死。若见不死之道，何处更有死生也。既乃不生，即免于死，既无生无死，即同天地之长久也。

问曰：何谓路正错？

答曰：但世人处事，皆失本元之气，犯破三奇，乱役神思，乖于制御，世人本是神仙之体，反变为凡庶，既为凡庶，无缘得长生久视，直至亡形，此大错也。若本元无漏，神气无亏，三奇昼夜分明，神魂安然，无著于世，与天地同德，日月齐明，此谓正也。

问曰：如学人曾犯破元神，不拘深浅，若遇至人指教，了达天机，依法而修，死可去否？

答曰：犯者破也，为犯，破元神，元神既破，其神亡也，元神既亡，则气不能足，自然不合天地之行动也，纵使强为亦不可行也。

曰：如有至人，先曾有犯而后悟者，如何？

曰：但先修身，然后养命，此真理也。夫修身者，为曾犯破元神，则气精不全，却候修得真气具足，神气俱全，方可养命，而致神仙也。为精气神不足，便将真理而行之，此强为之，其道难成矣！盖为内外气不能相合，是理不正也。

问曰：何谓得内外气相合，与天地不瘝？

答曰：天地者，禀一气而成，且人亦是禀一气而生，人与天地皆同一气而生，是何内外气不相合？盖人未悟之时，犯破元神，使内气不足，故不能合于外气但将破漏神精，速宜修摄，令如旧，败失之气，养令都全，然后依本法而修，自然内气合于外气。

问曰：人身破坏，如何修摄？

答曰：然上文举阳消阴补；物极元补，只如在世万物，皆不离于金木水火土而成形质，假令因木而成器者，物致于毁坏，但将木而修，必得全于依旧，若金水火土而修之，此乃异类，不可为也。假令因土而立者，物致于毁坏，但将土而修之，必复得全于元，用金木水火而修，皆各气而不同，故不可行也。万物皆效之，故曰物极元补。只为人有毁坏，但究根源而补气，无不足矣！人但修令神气精足，方可养命而致神仙也。如神气精不足，而用真理，亦难成矣，不见根源，妄为修作，皆是异类，不可行也。根者本也，本者基也，乃是人立身命之基，为之根本也，故曰本立而道生。又本者元也，元者一也，元一之气，故曰本元。是父一点真精，传神受气，气随神而行，承母一点真气，二气相乘，方成于道，故曰一阴一阳之谓道。道生一，一生二，二生三，三生万物，以立乾坤，无不备也。元一者，是生人之根本也；根本者，是真阴真阳也。人从此而得生，既知人从阴阳而得生，至于毁败，失了三奇，但却依阴阳之根源夹处，而修所失者，神气精自然而足。何谓？推穷所败之身，元从阴阳而得，至于毁坏，今却用阴阳气补失了者，神气精自令依旧，人能令精气神全于身，内气自合于外气，若得内外气合，即便寿同天地。更能知于养命，修炼不久，便登神仙。

问曰：虽知毁坏之身，从阴阳二气而得，却令取阴阳之气用修于身，其理即明，其法如何？

答曰：然大凡修道，必先修身，身若修全，后养命而致神仙。修身之法者，是为微妙之机，夺神仙之妙用微机，暗取阴阳真气补摄毁败之躯，令却全于根本，根本与天地合同，不瘥分毫，既令修得本元神气自足。神气既足，依本法而修，故得长生神仙者也。本法者，天机也，天机本法，并依阴阳运动，执其气候而行，运动乾坤，抽添铅汞，出入往来，贯串与内外相应，莫令差错。功修一载，以具灵通，功修二载，以具超凡；功修三载，厥号神仙。修身之道，法阴阳气候五行规则，并在下卷。

第二卷

劝后学得理者，先须修身，然后养命，必致神仙也。如人身不修，元气不足，便得真理而行，亦不能达也。谓内气不足，与外气不贯串相合，故其为道，难得达也。

问曰：上文阳消阴补，其元一之气，一者是父之一点真精，传神受气，乘母之一点真气，二气相乘，乃成于形。只如二气相乘，即是凝珠一颗，精从何处造化，气从甚处变，通夺天地造化而成人？

答曰：然父者木也，精者火也，二象元是一气，木即为主，火即为用。母者金也，气者水也，金即为主，水即为用。父与母，精与气，此四者元是四象，遇土即相生，不遇土则相克。母之元宫者，真土也，四象至此宫，自然相顺共聚为宝也，各具本性而生性意智慧。金者性也，木者意也，水者智也，火者慧也，金将本性外立西方，内生肺脏；木将本意，外立东方，内生肝脏；水将本智，外立北方，内生肾脏；火将本慧，外立南方，内生心脏；土无位无正形，随王四季，象立中宫，内生脾脏。肾主骨，肝主筋，脾主肉，心主血，肺主皮毛；肝主目，脾主唇，肺主鼻，肾主耳，心主舌，胆为肝府，小肠为心府，大肠为肺府，膀胱为肾府，胃口为脾府。此五位各具本位，气用立于本方，具前神，故得身体全备，是五行生万物之理也。

人之血肉骨髓，皮毛，筋齿，皆自性意智慧而生，何谓也？此盖为从无入有，以立阴阳，阴阳分四象，四象入中央，具五行，自然夺天地造化，万物从而生焉！人能达此，反取阴阳真气，补摄毁败之躯，受五行造化气足，自然达于圣位。但是人身元从无入有，无功而成功，非是容易而得之，今却依根本而修，自凡入圣，盖从有作，实非难也。已上所论，却依法作用，即三十日气备，三百日造化成，便得体象俱备。身既得就，神气精用为主也。神者，土气也；气者，金水之气也；精者，火木之气也；此乃混元八景真经卷二谓之三奇神气精。

然随母之荣卫经络，周身引行，至中宫鬲元宫，于母变乳下，十日内生膜一重，其膜上生金液白膏，三十日内其膏满溢，奔凑而出，流入元宫，灌溉所聚者，神气精也；四十日内又生膜一重，至六十日第二重，膏满足，奔凑而出，流入元宫。第三重膜闭，留为积，至七十日，膜生三重；九日膏满，第三重膏满奔凑而出，流入元宫。第四重膜闭，留为积。自后每三十日生一重，闭一重，三百日内，生膜九重，闭尽九重。然后三百日夺天地造化，血肉筋骨皮毛并就，故膜不生身，既得成而降生于世。然后取积乳九重，用为食，一年食乳三重，三年食乳九重尽，方得神全气备也。

既得体备气全，方取百味五辛之物，而用为食，自口而入，过十二重楼，肺乃受之，传于肾，肾传于肝，肝传于心，心传于脾，脾者土也，能生万物，能杀万物。杀者，杀五辛百味之滓，化归大小便是也。生者，生百味五辛之津，归于元宫，却是父之一点真精所住之处，故曰元宫；在脐下三寸，方圆四寸，名曰大海；之中有神龟，左鼻能收，右鼻能出，中取脾脏所生百味，五辛之津，转行周天数足，却于右鼻中出。自坎宫上朝于舌下二窍中，出左为玉液，右号华池，起于舌，聚嚼至浓，候满口，复咽至十二重楼，肺复受之。盖经元宫神龟，行周天数足，更不行于诸脏，惟传于心，心有三毛七孔，别有一穴，号曰聚涎穴。其穴有三窍，其涎自中窍所传，灌溉一身，洗涤五脏。左窍行荣，右窍行卫，一名荣卫，二名龙虎，三名人中血脉。此血脉度人皮毛下，行周天数足，方化为血。血中血化为肉，肉中肉化为筋，筋中筋化为骨，骨中骨化为髓，髓运即成精。前自十二重楼，后自太和玉枕已上九宫中出者，皆精也，自已下三百六十骨节间，皆是髓。只如阴阳运动，必先动其神，然后动其气，后方动其精，精降则阴阳相合，是生身之根本也。人能达此机，依法而修，的是修真之要也。

问曰：上文举人身初受父母一点真气，三十日气备，又言三百日造化，方得体象俱全，而降生于世，承金液白膏之力，方活于身。今已细思，三十日气备，依根本造化之功，如何作用？三百日造化之法，如何施摄？次后三年，金液白膏，又从何而得？

答曰：然昔天地未分，受大道真气而入于中元，先分阴阳，次立三才，乃分四象，次具五行，配六律，生七气，变八卦，成九宫，森罗万象，用日月，分昼夜，百刻十二时中，用刻漏为准。已上事，三十日气备，三百日体象俱全，此自道也。从秒至分，从分至刻，从刻定时，从时立日，从日定候，从候定节，从节定气，气上立年。已上大定，用刻漏为准也。人初受父母真气于交感穴，一同天地造化，三十日气备，暗夺天地三百日造化，方得体象俱全，白膏金液，是三百日积聚之物。若达此机，依法而修行，可作神仙也。所有三十日结气之功，三百日造化之法，并在下卷，该载玄机。今既略备，依法仔[1]细论之，为人曾犯破三奇，元神不能具足，故于中卷内，先论修身养命，补气全神，是天地微机生人妙旨，故将此法备于下卷。如后之学者，但先修身，然后养命，功若不阙，无不准的。如得者，慎勿轻泄天机，若容易轻泄，立招殃祸，永沉下鬼，切在珍重宝惜，非人勿泄。戒之！慎之！

第三卷

混元真人曰：自为问答，所喻事理，言说不尽，若统其说，恐学人难晓，是故并论根元，问难令人省会，天机秘隐，大功大药，金丹细分之法，著在五卷之内。

问曰：上文举阳消阴补，物极元补，令人细寻根本，依本来处修之。又见世间万物，有情无情，以及于人，自无形而生有形，无质而至有质，形质既具，暗取天地五行之气，用质于身，故得体备气全，却被阴阳五行返逆其气，不合于天道而行动，渐令衰朽，以至凋残，何谓也？

答曰：知世中万物，不可谓长，而无长可接，不可谓短，而无短可

---

[1] 原文为"子"。

截。故知长短高下，各有所宜，既至于宜，谓之定，定而久不修，谓之极，极而久不修，必致于毁。既至于毁时，但修于根源，依元本而修，必得合于天地。况世中万物，虽有形质，不具于灵通，故不能致于斯也。万物之中，惟人最贵最灵，至于毁败，任自亡形，尚不能寻究根源，用修于身，何况异类乎？今留此书于世，令后人知有长生之路，不死之门，若能依法而修，无不至神仙者也。

问曰：前卷内云，为人曾犯破元气，不能合于天地运动，令人先修其身，然后养命，须自究本源，知本元依法而作用，无不准的其理，何谓？

答曰：然修身者，须见天道真气，运动机宜。夫天道真气者，有聚有散，有往有来，人之真气亦然也。只如人身初得，暗合天地机宜，且人之真气亦然，有聚有散有往有来，聚则元宫为宝，散即周身为气。若欲修身，但投天地气候相合而用，自然准验。若不见天地机宜，虽得根源而修，多不能遂，盖为真气聚散，往来不定，其细分并在后卷。凡欲修身，先须除病，无病即身安，身安即神宁，身患即神乱。只为人身有患者，自然神不宁，自身与神尚不能宁，何由更取外气，合于内气？安能准的也。但先令身无病患，然后依法而修，自然准验也。夫人之疾病，皆因五脏不和，荣卫难通，致使患生。但先修身，令自身气顺，气顺则神明。然后调和五脏，次治荣卫，使气往来，莫亏常则，无令有滞气，顺则五脏相生，气逆则五脏相克，气顺则有病自除，气逆则无病生。病五脏气顺，荣卫周行，往来无滞；五脏气逆，百脉俱滞，荣卫难通，故知神乱，则周身神气皆乱，何由更能取外神气乎？今备将降气除病之理，具载于后。

法曰：但看时候，刻漏不瘥，即便起功。先导引四肢经络，次舒展手足，令百节开通，然后动撼浑身，使气往来无滞。若学人曾遇明师者，知戌亥子三时，是施功之时也。故宜安置，安置既定，阴气自王，阴气既王，人即寝寐，人既寝卧于床枕，气脉滞于百节，故先引气，令往来无滞，方用其功，神当自明矣！

夫神明者，阴阳不测之谓神，日月晴朗之谓明，举意动机之谓神，应用不瘥之谓明。只谓人处于世，不论大小，所求之事，无有不遂者，此盖用神明矣。如求之不遂者，盖用神之不明也。如求之不遂者，是用神不神，故不明也。神不明者，是人机不微妙也。若人用机微妙，万神皆明，万事皆成，意无不遂也。既得意遂，谓之神明。若用神明，先用其神，端然正坐，绝虑忘思，候神与气俱定，乃鼻纳口呵。鼻纳者，收清气也，口呵者，出浊气也。人食百味五辛，皆有刑克，腐人五脏，使人患生，清被浊而浑之，清自难，见故呵淘浊之气。淘浊毕，令心气只于鼻出入，鼻中出入者，轻清之气也，轻清之气者，阳也，口中出入者，重浊之气也，重浊之气者，阴也。鼻为天门，口为地户，口通五脏，五脏所出者，只是秽浊之气；鼻通六腑，六腑所出者，只是轻清之气。清浊两路，各别而行，故只令鼻中气自往来，恐浊气浑于清气，所有鼻中取气，只须是缓缓绵绵，不令耳闻，乃为要妙。使轻清之气，经营五脏，荣卫周身，冲开四肢，百节变滞，通行使无阻塞。若夫从天门自在出，入即不能通游百关肢节，故须绵绵出入。

但初淘浊毕，闭了地户，留了天门，令神与气相守，只抱元阳，是守一之道也。候百脉骨节通畅，关节俱开，往来流利，然后取百味五辛已成之津，炼为神水，添入元宫为宝，是抽添之理也。取者，取元宫经脾脏所生百味，饮食五辛之津，引元阳真气，令神气随荣卫而运行，自夹脊变关，通于脑前，至顶门而往返，降真气下入口，便漱咽，归十二重楼，入肺，乃传于肾，肾传于肝，肝传于心，心传于脾，脾之所受，更无杀之。物俱生，入于元宫，养于神龟，所受其神龟，然则有白丹砂，上朝于舌，下五行生杀三度。五行生杀，化为神水，遂以三五，经修炼成宝，更不复传诸脏，惟传于心。心有三毛七窍，别有一穴，号曰聚涎穴。有三窍，其涎自中窍所传，复入于藏之左右窍，所传度入皮肤，下化为荣卫，行周天数足，化为血，血化为肉，肉化为筋，筋化为骨，骨化为髓，髓运成精，炼入元宫为宝。此为真一，是水中金也。此金三度经五行生杀，号曰三五一也，炼成一气，故号为一。又三者木也，木应为春，万物自春而发生，木者阳也，天也；五者土也，万物无不由土而生。土者阴也，地也，木精真气就于土，土将木精炼为至宝，是三五一也。夫三五一者，乃天地之机微，生身之妙旨，若达此机。可以超凡入圣，上达仙都也。

问曰：应推穷人身所立，盖自虚无体象，从何处得？

答曰：盖因龙虎相合，铅汞交并，非小小之事，大道天地万物之缘成，相投气合于中元，得成体象。若论龙虎根元，六合之内，无有离此而出也。若达此真的根元，神仙如观掌内。且龙生汞，虎生铅，真铅真汞，若得相伏，道合自然。但将铅汞法而修，无不准也。所有龙虎铅汞，释为下文。

问曰：愿闻修真之妙理。

答曰：然上文举令人究根元，依本元而修。且人是父母真气所化，木是人之父也，土是人之母也，父母真气返变成人，便是三五一也，此是真的立身之根元也。人但使五脏相顺，荣卫流行通畅，无诸疾病，后乃修身，无不准也。

问曰：且人父母真气所化，暗夺天地造化成人，何不依本根元而修？却取阴阳真气，夺天地造化，用修于身，无不至神仙者也。又究根元始，于体象，俱备身形，三百日气足，降世为人，厥号婴儿，东西未离，南北不分，修何法而立于体？得何气而养于身？

答曰：且婴儿者，无思无虑，无著无贪，饥寒之外，更无一事，故得神定气宁，渐加殊圣，以立于身。只此法也，得气者，得母积乳之气也，是人本出于阴阳二气，二气者，四象也。一气生二象，二象生四象，交加于中宫，故备五行，五行共聚，夺天地造化成人，三十日内，立就乾坤世界，于母双乳下生金液之津，取用为食，余者留于积乳，三百日积乳九重，此降世而要食用此积乳之气，自然增长。学人若达三百日天地造化之大功者，但依本法而修，自然达于神仙，超凡入圣。若要修身者，但依本法，先令气顺，无诸疾病，便乃修身。修身者，岂忘元基哉！所有修身结气之功，一切细微妙用机法，并是玄奥之机，述在后卷。

问曰：上文举凡夫欲养命，先须修身，去除疾病，令人将津液炼为神水，返炼神水为宝，宝者药也，元宫有药，有病自除，遂便依法而修其津液。津液又不能为神水，神水又不能为至宝，惟当法不正，惟当错用功。

答曰：法无不正，功亦不错，盖五脏真气，未能相顺，故致如斯。但先将五脏真气，制令相顺，五脏真气顺，则将津液三返，炼为神水，神水返炼为药。若五脏气逆于荣卫，亦不能顺行，更何况炼气为宝乎！

问曰：五脏如何得气顺，愿闻法要。

答曰：内即五脏，外即五行，但究五行元立之机，依法元立而用修五脏，自然相顺也。五行者，金木水火土也。木者，位居甲乙，纯行阳道，生自丙寅，卦主震，其象青龙也。谓自水而得气，故象青龙也。气数九九，气足即生火，其治丙丁，火数二，卦主为离，其象朱雀，离中阴也。阴者为受青龙之气也。此二象，只是一气，木是主，火为用也。金者，位处西方庚辛，纯行阴道，生自壬申，卦主为兑，其象白虎也。为从土而得气，故象是虎也。气数七，七气足，合得水，其治壬癸，气数五，卦主为坎，其象玄武，坎中阳也。阳者，为受白虎之精也。此二象，只是一气，金即为主，水即为用也。金木水火，若成四象，遇土而相生，不遇土而相克。土者，处于中央戊己，是帝之位。土数五，具五德，王于四季，解制四象，其气能生杀万物，故云土者，是五行之首也。五行者，盖从阴阳所出，人之五脏，岂离于父母所生？当本受于父母精血，二气交感，被土制之，方乃成形。父精者，真木火也，母血者，真金水也。母之元宫者，真土也，金木水火被土制之，不能散失，各具本性，生性意智慧而具四象，配入中央，乃立五行。五行即五脏，方可生万物。万物者，即是人之筋骨皮毛，以及万神，故得俱备成人。人若能返取阴阳真气，合造化修摄于身，何虑不作神仙也？已上并略言之，此是五脏所得之位也。但却依此根本而修，必得五脏相顺，有病自除，既能无病，方可修身。身既得金，然后养命，无不致神仙也。

问曰：五行根源所立，并知仔细，如何是修五脏之法？

答曰：夫修五脏真气者，须见五行之的，稍不精研，徒劳施工，无由得遂也。五行之实的者，于九窍内验之，事无不准也。何以知之？缘五脏外通九窍，肝通于两目，心通于舌，脾通于口，肺通于鼻，肾通于耳，下通于二阴，共为九窍，九窍既有滞，则知五脏不顺也。五脏和平，而气无滞，则九窍俱通利，既无壅滞，即便无病，既无疾病，即便无死，既是不死，即便长生，此是于九窍中验也。又验五脏中有无疾病，气候的验，各具本色而见，是为验也。假令肝青心赤，肺白肾黑，脾黄，使五脏气候炼得本色，现于面部，是为的验也。且如肝脏之气肝应东方甲乙木，其色青，但依肝家独法作用，莫令诸脏气相杂，行持毕，取而验之，只见青色，更无诸色所现。是为肝脏气顺也。余四脏皆依此例。如五脏各现作用毕，各验本藏气候，如不作本位之色，是为不顺也。如应本色而现，是为已顺也。如是五脏的验气候，饥寒自如，功至此，饥寒尚不能著，何更有外邪中风，及一切恶，而能为病乎？既是无病，死亦无门，人既不死，即是长生。此是五脏的验法，如后学人，能将五脏气顺用得见的验，则为地仙也。

第四卷

三　机

初机之法共五篇阴阳等三元四象，五行生数成数，气数气候，分三等，及合内外逆顺。

命机之法，共八篇，论太阴太阳真气，逐日下时，聚散去住，贯串分内外应用，丹药功运，次第造化。

天机之法共五篇，论合文立坛，象分刻漏，定日月交合去住，弦望晦朔，四季变易。五日一候，四十五日一节，九十日一时，内外相会行持，通计一十八篇。初机法三乘之道，即有三乘九品，出身并各不同。上有上道三品，行抱一守中，莫非龙汞虎铅之金丹也。中有中道三品，行神水华池，莫非虎铅龙汞之大药也。下有下道三品，行运精采气，莫非乾汞坤铅之大功也。已上九品立身之肇基，皆自铅汞而成。铅汞者，天地万物之宗祖也。又汞者，本出于木，是木之精。又铅者，自白金而有，是金之气，木即是龙，金即是虎。古仙歌曰：若识金精，得之长生，金精是铅，汞会成丹。铅汞相投，神仙可求，铅汞相凝，道无不成。若遇真铅，可以身延。又云：下士若达真铅汞，历尽春秋万万年。故非铅汞，不能立之。铅汞者，是真阴真阳也，方是真道。

乾汞坤铅下乘三品出身大功章

乾汞者，父之精，坤铅者，母之气。二气暗合，阴阳交会机宜，夺造化成人。又父者，木也；精者，火也；母者，金也；气者，水也。金木水火，谓之四象，土制之，共聚为宝。其数满二十四气，随荣卫运转周身，日用九十六度，其数又满三百八十四，阴阳气足，准此三十日气圆，三百日形体俱备，降世为人。人能返用生身二气，施摄于身，夺天地造化，受阴阳气数满足，变凡入圣，故曰乾汞坤铅之大功。大功者，盖人因乾汞坤铅之二气，合而成形，今却投造化修炼乾汞坤铅，气满，谓之神符。神符气备，谓之白雪，白雪气备，反变乾汞坤铅，入于至道，故曰大功。人若自生身无破犯元神，神与气全，达大功之机，修炼功圆，是为下乘上品，住世号曰神仙。若中年已破犯，可半得大功之机，修炼功圆，是为喝下乘中品，住世号曰地仙。若老年之极，其神气破犯三分之二，而得大功初机，修炼功圆，是为下乘下品，得满于常寿，脱壳得为地仙。此是下乘三品之位也。

虎铅龙汞中乘三品大药气章

虎铅者，白虎之真气也；白虎者，金也，金者，阴也，阴者真阴也。又铅者，白虎中真气所聚之物，故曰虎铅。龙汞者，青龙之真精也；青龙者，木也，木者，阳也，阳者，真阳也。又汞者，青龙中精真气所成之物，故曰龙汞也。龙汞与虎铅相合，得土恩育，三百日造化为黄芽，黄芽气既备变凡为圣，故曰大药。且如龙与汞，龙属木，汞属火，火之气数满三，木之气数满九，三与九共十二也。虎与铅者，虎属金，铅属水，金之气数满七，水之气数满五，五与七共十二，四象之气共二十四，以应一月之用。又龙位居卯，而虎位居酉，卯酉之位，金七气，木九气，合数得十六，应一斤之用。卯即是木，木即是阳也，酉即是金，金即是阴也。阴中有三阳神，神气精；阳中有三阴神，神气精。三阳三阴，共得六神，外象即六爻配金木二气，为八节八卦也。每卦又复出八卦，共八八六十四数卦。次复准此，相生相合，而生三百八十四，爻主身之神。既生已上，神足是身，自有主，故曰虎铅龙汞之大药。且大药者，是太阴真气，为万物之母，世中万类，皆不离母气而生，故暗夺天地造化，交合之机宜。又取太阴真气合太阳真气，交合得中央真土恩育，气备谓之黄芽，黄芽气备，谓之大药。若自身元无触犯，神与气全，得大药之机者，修炼功圆，是中乘上品，号曰中乘上仙。若中年已下犯之，可半得大药之机，修炼功圆，是中乘中品，号曰中乘神仙。若老之极甚，而犯三分之二，而后得大药之机，修炼功圆，是中乘下品，号曰长寿地仙。此是中乘三品之位也。

龙铅虎汞上乘三品金丹章

龙铅者，龙本无铅，自虎而有，盖取白虎真铅，归青龙元宫，投阴阳，交合时，火候运用，气足化为玄珠。此珠虽是四象之气，独体未能变化，复入白虎元宫恩育，故曰龙铅也。虎汞者，虎本无汞，自龙而生，先取白虎真铅，伏住青龙真汞。其龙汞既受虎铅制伏，以备阴阳之气，后复入白虎元宫，故曰虎汞也。又二十四气，此二气合四象，备二十四神光，玄珠已备二十四气，复入白虎元宫，又备二十四气，乃两度受四象灌溉，五行造化，气备，号曰金丹。人得之便为天仙，此是神仙之上道也，故曰龙铅虎汞之金丹。且始金丹是太阳之真气，受真铅结伏，气备成玄珠，复入白虎元宫。盖因金得气而生，故谓之金丹，号曰水中金。三百日造化既足，大小如樱桃，色如鲜血，红紫射人，有光艳。盖从金而产，故谓之金丹。若得此丹，上曰上乘天仙，中曰中乘神仙，下曰下乘大仙。若将三等铅汞齐施，修炼功圆超三乘，位达于上境，谓之真君。上为上清上位真君，中为上清中位真君，下为上清下位真君。下士若达三乘铅，历尽春秋万万年。已上三乘，分出九品，超乘又分三位，共十二数，故有十二分，入于乾汞坤铅理也。

阴阳三元四象五行生成气候气数法则相合持气章

夫行持者，与内外气候相合，作用不瘥，无不达也。阴数一百九十二，阳数一百九十二，共得三百八十四。三元者，天地人，各位三十六，共得一百八，并四象，金七水五，木九火三，共得二十四，兼中宫土气数五，以五五呼四象入中宫，共得一百二十。则候者，天地日月交合，行用气候，周身气一匝，却从元宫上朝于舌，下津生满口，为一候也。此盖缘先从脾脏生杀百味五辛之物，杀者，杀秽浊之滓，而入大小二事；生者，生百味五辛之津，入于元宫，神龟所受，于左鼻中收百味五辛之津，转行周天数；足于右鼻中出自坎宫，上朝舌下二窍，中生津液满口，号曰一候。如强漱取者，宫气多不全，不入元宫，此为不足之气，故须知气候。但依法行持，阴阳三元，四象五行数足，无不达也。但候满口津液，咽归十二重楼，肺先受之，肺为万物之母，万物皆因母气而生，故始传于肺。肺者，西方之正气，生数四，五行乘之得九，气，数七，但候行七转于肾。肾者，北方之正气，生数一，乘之得六气，数五，但行五转，转于肝。肝者，东方之正气，生数三，乘之得八气，数九，但行九转，传于心。心者，火也，南方之正气，生数二，乘之得七气，数三，但行三转，传于脾。此是子母相传，自然之道。且如四象满二十四气，数五，五呼四象，俱入中宫，得五行之气，号曰一周天。凡行四象之气，须是依行气之法，但将六门俱闭，候极不任，便方用力咽之，每咽分三咽，送气直至元宫，令神龟左鼻纳之。却候气匀，返想神龟右鼻出，散分周身，上朝于舌下，及夹脊双关，通于脑。返，再咽闭气候，力极不任，复咽之，准前送至元宫，令神龟左鼻中纳，一名运气，二名行火，三名通行荣卫。凡欲行气，先须行火，假令行之，肺先行火一度，故得肺气通入百关肢节，无不至处。肺行七转，又行火一度，要通肾脏之气。肾行五转，又行火一度，要通肝脏之气。肝行九转，又行火一度，要通心脏之气。心行三转，准法行火五度，四象俱受中宫大乘之炁，方得备四象五行，生成气数周足，故曰周天。

四象俱备阴阳气足入造化气章

且如四象得备二十四气，但依时候，如法行持一十六周天，共得三百八十四，备阴阳气数满足，内外自合。根本立身造化之理，皆天地未分，禀阴阳而生之所自，亦自阴阳而有，今既得备阴阳气满足，何虑身无主掌。身既有主掌，自然久视。且阴阳立三才，分四象；四象列五行，五行生六律，六律分七政，七政变八卦，八卦变八八六十四卦，每卦分六爻神，合三百八十四爻神，亦补阴阳气足，外即生三百八十四爻神，内即生三百八十四主身。精光神递互相生、外备森罗万象，一万二千形影神，一万二千出入神，一万二千真气神；内备三万六千神，此是天地造化自然之道。若至身神气无差，不曾破犯，捉天地造化，作用无差，内外自然相合。若曾犯破及老残，不可行之，为当年少曾以歌欢恣欲而使元神枯败，气赢精弱，内气与外气不能相合。若得此玄机者，但令专心静念，全神合时候行持，虽不致神仙，亦能住世，满于常寿。既满，气不能进，自尽而死矣！为脱壳之地仙。此盖修摄之时无元，修身养命之机只有聚性全神之法。且如人当初受二气成人身，其气于身各有程限，程限既尽，遂不能进，故致于死。又身是气之舍，气是身之主，主去室空，室空身坏，主无存处，故凡修行，先须修身补气，候身与气全然，后可养命，无不达也。若不见修身，补气之法，只得养命之机，将见在神气聚身，苟不能进，则气尽而死，但只性识不散，脱壳而为地仙。如复有老而悟者，但先修身补气，然后养命，自然超达。

老用少气补摄章

老阴夺少阳，阴命自然昌；老阳夺少阴，阳龄死不侵。人若悟此法者，可以救老得少，返老还童。老既致少，更有何异道？但依根本而修之，自然返老归少。根本者，真气也，真气若得存留，变化为神仙；真气若少复返，为人根宗，只一气为种，感阴阳造化，复变为根，种故无穷尽。人若本元真气无破犯，捉天地造化，行持可为神仙也。若有毁败，将见在神气行持，可超常寿，为地仙也。若能将真气施设于身，依白月交合作用，受造化气足，自然通灵。若毁之极甚者，取黑铅镴一十六两，已下取铅毕，将镴为炉。铅镴者，西方正气白金是也。其镴炉上等，用五斤，以下用四十五斤，中用九十斤，上用五斤。每日一用，应五日一候，若四十五斤，四十五日一用，应四十五一节。若九十斤，九十日一用，应九十日，一季之节候。且如五日一用，缘恩养五日气候为药；四十五日复用者，四十五日气候，并为药也。九十日一用者，九十日气候，并总为药。每用从冬至日接一阳生，起首须是逐日换炉，又须要好者，不犯九丑十恶，体润性柔者，方可为炉。炉有八门九窍，其气上下通行，其要有三路，三路气出上中下三门，三门中气不犯，五日自然盈溢，四十五日盈溢至甚，九十日气至极，盖自然也。上中二门取食用，下一门行气运用，为夺鼎炉之气，返取修身，故须择身无病，气盛体润，性柔气和者，堪用也。和柔性快者，上好也。修之三年，超凡为地仙也。且人虽曾犯破，已又不可犯之俱尽，犯之既尽，人即自死。人既未死，盖有见在神气为主，但将见在神气，修令坚固，候满常寿，脱壳为地仙。若又能补益而修者，定证神仙也。入虎铅龙汞理矣！

真五行定命气章

夫人立命，须认五行，解定金锁，养就玄珠，存神于元宫，伏气于肾内，回精上朝于太和，此入圣之门也。五行者，真五行也，非东西南北中、金木水火土五行也。此五行者，盖是配象，有名无形，五行真象，名具形体，又非人之五脏。人之五脏，亦是真五行结就也。惟土无正形，生成造化，皆因土也。外生天地，内备人身。真金者，人之母也；真木者，人之父也；真水者，金之气也；真火者，木之精也；真土者，母之元宫也。四象生炁，聚入元宫得土制之，造化成人。人身四象气聚，五行造化，无一物不成形质。既要修行，但只依根本造化，神仙自然而出，故须认得五行，定却金锁。金锁者，谓得真铅，伏住真汞，共聚为宝。金铅结伏其汞，故曰玄珠。金锁二气结伏，造化为珠，存神为元，宫谓四象真气生就万神，致于元宫也。存养伏气于肾内者，谓玄珠备二十四气，复生三百八十四气，将此气伏于肾内，谓之伏气。回精上朝者，令身内神气，随荣卫运转，往来造化为回精之道，又曰金精。

二气相合法兼结气功章

夫二气者，虎铅龙汞也，虎铅者，聚即元宫为宝，散即周身为气，气来即聚，气聚即合，气散即运，故不得有差失。结气者，二气相见，其气方结，假令朔后一日癸时，太阴气来，依时取铅，真气降，铅亦降，取归青龙元宫，岂独一气而得备乎！故得二气，方能备也。又虎铅者，是白金之真气，取白金一十四两已下，十三两已上，于静室内香水浴过，用药昏却本性，候时至而取之如常，不令外气所犯。如犯外气者，不入元宫，随滓而出。如依时取得真铅，便令二气相合结之，若是癸时取得，丑时便合。如取得，复令金木相会克，受金之所克，其情必动，情既动则真气降，真气降，欲则泄，制令勿泄，则二气自然相合也，次后日时准此。又结气者，为真铅结住真汞，谓四象五行备也，是人立身之根本也。且人身之立，三十日气备，三百日造化方得成形。此立身之处，本位元住白虎元宫，坤家所住。坤者，真土也，四象真气，得土为主，故不能毁坏，尚自毁损不一，可况令反取二气，致青龙元宫。此住处，其气无类，故别有三十日恩养法，三百日造化机，若达此机，得天地造化，何虑此身不作神仙也！三十日恩养者，二气相合，结气之后，不得更有作用，及诸思虑，专遣同道二人，则候时刻，内外相合，得四象气足，入至中宫，满阴阳正数极，致三十日，自然凝结。如行气候不满，及数不足，气难得备，故须专志恩养三十日，以后三百日，亦足天地造化，合内外行动，无不达也。

五行各现本色与内外相应章

凡行五脏气者，看逐季月日，与内外相应合行持。且如肝脏属木王春，三月内选甲乙日时，端坐正身，绝虑忘思，密闭地户，大启天门，出入绵绵，不令奔逸。一心使荣卫运转肝藏气，自夹脊双关，上通致脑，自顶门而下，降入口中，咽漱归十二重楼，先传于肺，肺传于肾，肾传于肝，肝传于心，心传于脾，脾传入于元宫，神龟所受。神龟行周天数足，自奔而流上，归舌下二窍，中出其色青，是肝家一脏真气顺也。余四脏仿此。且如肝脏气，初行之时，于春三月内甲乙日时，起首，此已上并是肝家行王，则无诸脏气杂，只独以本气荣卫，周身径路，五脏周天数足生得者气用资于身。其中至精，纳于元宫，亦是五行生杀，其气在本位，不复出。至春三月，再选甲乙日时，乃复施行之于元宫，积者肝脏真气复出，再经五脏，荣卫周身，故致本凑而出现者，别无异色，只是纯青之气，余四脏仿此。若得五脏各具本色而现，是为的验也。

定金锁章

金锁法者，取白虎首经，谓之真铅，二七十四，二八十六，并三五十五，乃为上也。取时须洁净，莫令外气所犯，如犯外气，不入元宫，随滓而出。又金者，西方之真气，真气者，真铅也，铅者，白虎之真气窟宅。又锁者，锁闭也，闭青龙真气，不令散失，使无漏泄也。青龙真气者，真汞也，真汞者，是青龙至精之窟宅也。龙虎至精，是四象真气所化，故无形质。且铅汞者，各具本体，土能制之，其气得铅汞，方立体象，共为二气，二气相逢自然成宝也，故用机密暗取白虎真铅归青龙元宫。所有铅者，本是白虎元宫所住之物，却归青龙元宫，惟不受所犯，故住青龙元宫。元宫既有真铅，铅能制汞，汞既逢铅，自然相恋，更不散失而为曰金锁也。入龙铅虎汞理矣！

第五卷

生玄珠章

玄珠法者，取白金一十四两，至一斤已下，须是不经炼者可用。如得，复令金木相会，心须不乱，无求别意，又用阴阳数为之纲纪，九九之数足，则是。如木觉欲败，使金制，不令动，然后闭目，偃脊，缩腹翕气，十指如钩，上撮元气，更不得动摇，神思良久，候定，乃再为之。再准前法，制令青龙真气不泄，归于元宫，准此，依时行十六度，结为玄珠。又玄珠者，是四象真气，共聚而成。夫四象者，自金木而有矣！木即是青龙，龙即是阳，金即是虎，虎即是阴，阴中有真精是铅，阳中有真精是汞，铅能住汞，汞又恋铅，铅汞相投，自然相感，玄珠无不就也。故先用密机取真铅，返归青龙元宫住，故汞亦自然留住也。又铅汞者，是龙虎至精之窟宅，龙虎气若得铅汞，自然共聚，为之感结，号为玄珠。为何知？缘先结伏真铅在青龙元宫，后复令金木相会，木受金克，性情必动，一动则气降，降则欲泄，制之不令出泄，又不能返本位，而不能飞腾，复为根祖，故却入宫与汞相合，结为玄珠，成就于脐下，大热，如火烧锅釜也。

玄珠结金丹章

再令金木相会，须是细意审详，候金虎情极动，而意动不可禁制，十分急奔于木，然后放玄珠过入交感宫。其宫属土方，具五行，三十日气圆，方得体象俱足，乃夺天地三百日造化，上下俱全，可得成就，号曰金丹。十月满足，自左乳腾下而生，大小如樱桃，体如鲜血，红紫有光彩射人，此金丹也。当时白虎受得玄珠于交感穴，此与常时气不同，大忌忧喜寒热，恐怒饥饱，争竞，如有此犯，必致毁坏也。然须日常安付，不令毁动，专候丹气圆。临欲落时，用争器收之，香水浴过，结就气备净心上坛捧丹，从地户而上，达坛三匝，面北而立，仰谢太上老君，太上道君，太上元始天尊，吞之永镇元宫。故曰存神住气，回精上朝于脑，令上下气通，丹气往来，自然造化，暗换筋骨皮毛，入于圣道。缘金丹者，能变换法界乾坤，超凡入圣，使通上下气，关节俱开。金丹气往来，暗换凡躯变为仙体，人得食者，三年之内凡体变尽，厥号真人，飞升自在，上朝元始天尊，的不谬焉！故用三万六千精光神，一万二千形影神，一万二千真气神，一万二千出入神，随从侍卫，纵横自在。此盖是阴阳二气所出，二气主于四象，四象立五行，五行生万物，万物者万神也。

金液白膏成立大道章

金液白膏者，是四象真气所化者也。四象者，龙虎相合，铅汞结伏，配入中宫，而具五行。又龙虎者，真阴真阳，阳中有三阴，神气精；阴中有三阳，神气精，即坎艮震巽离兑。阴中有三，阳中有三，共为六，配龙虎为八。每一八又生八，八八六十四卦，内生六十四神，每卦有六神爻合三百八十四爻。身内生三百八十四神，每一阴神一阳神相合，复生三百八十四神，故生周身三万六千神，此盖即阴阳所生四象，四象生五行，五行生万物。只如人身初受二气于母腹中，三十日气备，于双乳下生膜，上出金液之津，是为金液白膏也。既得此膏灌溉，自然夺天地造化，方得成人身。既欲修身，岂离金液白膏乎！且如人初受二气于母元宫，便去双乳，下生金液白膏，今返受二气于自己元宫，金液白膏从何处出？然金液白膏是阴阳五行真气造化，但将阴阳五行之气聚，其白膏自然生也。如阴阳气聚得五行真气，从丹田中生，自坎宫上朝舌下二窍，中出将金液白膏，炼阴阳三元五行数足，凝结为白膏也。其膏便随荣卫运转，经络周身，至元宫灌溉所聚者，神气精也。此神气精乘此白膏元气，流转通灵，暗夺天地造化，换于筋骨皮毛，三年变尽凡体，立出一个神仙，的不谬矣。且如金丹大药采气，及一切气，皆不离于金液白膏变化者也。且后来学人，未识天地根本，而且将此见在神气精修金丹，依法施为，能知其法，功若不缺，亦能超于常寿，变改衰颜，何况更从根本而修，则成神仙，如观掌矣！

日月交合时日去住法章

夫人修摄者，须明日月行动，何谓也？缘天地以日月为用，人以荣卫为用。学人但依内日月为外日月，转动不癏，即便寿同天地。且天地交以律吕五行之气，日月交合，以产万物，而生成。日月交而气不交，反为身田之害；日月行而气不行，令人渐渐衰老疾病。但将荣卫效日月之行动，主掌于身内，无由得成衰老，自然久视长生。只如天长地久者，盖日月星三奇主张。夫日月星者，是天地至精，号曰三奇，昼若无日，夜若无月，星何处更存乎天地也？人之三奇者，神气精也，人若神去精竭气绝，何处更存乎人也？神者，荣卫之气，荣即是日，卫即是月，如外日月会，内便使气合、如外日月行，内便使气行，自然寿同天地，不更衰老。如更能炼丹药，无不至天地者也。又日月行动者，三十日各有一法，太阳一日十二时，只应九时，三时不应，三十日共得三百六十时，内应二百七十时，九十时不应。且太阴三十日只明二十四日；前后共六日不现，缘太阴生于申，其气逆行，至戌亥子三宫，是纯阴之所在太阴之密室。三十日内，前三日后三日，太阴行至本宫，不出本宫，戌亥子三宫是也。至本宫而住，故不明也。太阳生于寅，顺行至戌亥子三宫，于太阴位，次遇二气相交，故不应。从二十七日至初三日，共六日之内，为日月交姤时，故太阴不明，太阳不应，至本宫而住，故不明也。学人如得气备者，使内与外相合，但当日月交时，荣卫亦交，日月行时，荣卫亦行，是内外相合也。前三日后三日，太阴辰时方与太阳别，太阴元宫至本宫。前四日至八日，后二十三日至二十七日，太阳丑时与太阴别。太阴前三日初出于庚上，后二十七日渐没，前八日至二十三日，太阳癸时与太阴别，太阴气圆，故盛明于世。日月气候共运，天地气候不癏分秒，故得天长地久。学人但依此法，令荣卫合日月，运动于身，气候不瘥，即便寿同天地日月也。此三十日内日月荣卫所治之法也。

三元立命日月气交合太阴真气降逐日下时作用章

每行此功，于朔后一日至三日，癸时起功至戌时住；四日至八日，丑时起功，戌时住；九日至二十三日，艮时起功，至戌时住；二十四日至二十七日，丑时起功，至戌时住；二十八日至三十日，癸时起功，至戌时住。此为太阴与太阳，一日十二时中，戌亥子相合，人之荣卫亦然也。故遇此三时，须是住功，令荣卫交合，已上行运转功，须是气候足，方可再行。先从肺脏行之，逐藏并须通肺气入中宫，三十五口满，七转，传肾，肾入中宫，三十五口传肝，肝入中宫，二十五口满传入心，心入中宫，十五口满，传入脾脏，得一百二十口正数，谓之一周天。便闭气候，力极不任，咽送至元宫，一日行火，二日通气，三要助于荣卫。行满一十六周天，为一功，一日十二时，九时行功，三时住功，满一十六转，得阴阳气备。至三十日内，其气凝实，三百日造化自全，但依此功，自然准的。夫太阴真气者，白虎真铅也，是万物之母，遇太阳真气降亦降，太阴真气伏亦伏，即降为杳冥杳冥之内，太阴真气所住也。太阴气降，有时有日，若日时不合而用者，万万中无一得道也。盖缘太阴真气伏降，何须苦意强求，但令依其气降，日时大事，无不成也。每朔前二十八日至朔后初三日，此六日是太阴交合日，故太阳真气降，来往六日，各逐日下功有时。朔后一日与三十日，癸时真气来至，丑时聚，艮时散。初二日与二十九日，子时真气来，癸时聚，丑时散。初三日与二十八日，壬时来，子时聚，癸时散。凡取真铅，须候气来即取，气聚则合，气散则运，若差毫厘，即功无益。只如人运丹与见在神气，并须气来即取，气聚即合，气散即运，来而不取气滞，聚而不合气谢，散而不运，气堪此暗败之形体也。若不见此机，空有万种行持，皆取死之辈也。

起功定立坛象气章

夫立坛理者，正天地之气候也，候作天地之初机者，日月五星也。日月者，太阴太阳也，五星者，五行也，若日月五星运转，天地气候不瘥，则四时自然成规矩也。人之枢机者，荣卫五脏也，若得荣卫五脏合度，即四时无不应候。日月五行分行七气，荣卫五脏亦行七气也，则循环三百六十日，合得一周天之数。立五日一候，四十五日一节，九十日一气。五日一候者，为六十甲子神行事，每一日分十二辰，故立十二时者，得六十时，六甲神气周遍数足，乃从五甲子神复用，故曰五日一候，三百六十日共得七十二候。人若得气候不瘥，亦然也。四十五日一节者，谓一日有十二时，六时阴，六时阳，配昼夜为节，即为八卦，此八卦是一日之用神也，人亦有十二位元神，名六阴神、六阳神，配合荣卫为八卦，亦是一日之用神也。四十五日；合得三百六十时正数，故谓之一节，三百六十时共六得八节。九十日为一气者，谓四十五日得三百六十神之气，用九十日，共得七百二十，故谓之一气。三百六十日共有四气，人亦然也。若能用荣卫五脏运转，周身往来无滞，合天地运动于身，自然分五日一候，四十五日为节，九十日为一气，与天之气不瘥分秒，无不达也。盖为不知天地之气候行动，运转身田真气，曾犯破元神，神气不足，故与外气不能相合。人若无犯破者，神与气全，只投此机，用依日月气候交合，定刻漏不瘥，无不达也。若人曾犯破元神者，捉得根本来处而修，卸补令气备神全精足，依法而修，无不达也。

定十二时分刻漏四象真气聚散章

夫天地运转者，以刻漏为准，起功定位，分刻漏之纲者，一日分定百刻。百刻者，于十二时上，分配子午卯酉四位，各分九刻，寅申巳亥辰戌丑未八位，各分八刻，四九三十六，八八六十四，共计一百刻，定昼夜气候。从子为一阳起首，是阳气生之始也，午后为一阴，是阴气长之初也。至卯为盛阳之至也，子者位应北方壬癸水，卦主坎，其象玄武，水神也。午者，位合南方丙丁火，卦主离，其象朱雀，火神也。卯者，位应东方甲乙木，卦主震，其象青龙，木神也。酉者，位应西方庚辛金，卦主兑，其象白虎，金神也。此四象者，生成世界，长立乾坤，为天地之主，谓之四象，故于本位，各占九刻。寅申巳亥辰戌丑未，各管八刻，此八者，谓八卦，为四象之辅佐，随四气而行休王。凡行三元正气，须推刻为凭，若一刻有差，则真气不能凝给。且如朔后三十日，是天地气合，以日月运转生成于万物之中，合得天地气候，各逐本性，随顺阴阳变化。只如人身初受四象真气凝结充实，夺天地造化成人，若不暗合阴阳交感机宜，如何得四象凝结聚成若内外机宜相合，自然从无入有，造化成人，是知人身难得。今将有质之躯，夺天地阴阳造化，气候性情，往来升降，聚散合刻漏，造化修炼，此理甚易。且如朔后一日与三十日，癸时太阴真气降来，便将内气与外气相斗。若不见定刻漏之法则，癸时从何而准定？且癸在子后丑前，各以心中为准，此见必有差也。子管九刻，丑管八刻，但于子后四刻半，即属癸时，太阴真气降来，接气降便取癸后四刻，属丑管，真气聚也，便合丑后四刻，属艮管，其气散也，接散而便运转，次后百刻，准此作用，故天地造化，以刻漏为准则此也。

夺三十日积闰大功章

谓三年之内，有积闰三十日，夺积闰为三十日大功，此法出于三年之外，若到此者，神仙不远。且为小径之捷利，所言三十日大功者，谓三年内有一闰盖天地造化，气满内有积盛之气，三年内可积三十日，号曰余闰气。倍法修功，便将三十日天地气，俱备三百日造化，万象俱全，只如人初受气于母腹中，亦三十日，形体俱备，三百日造化，形象俱圆，然后降世为人。又三年乳哺，可得成形。若解将此三十日余气，依法而修持，三十日便得真性凝聚，立具灵通，故曰大功。若此功就，可以坐在立亡，飞灵走圣，入户穿窗，随意立至。故法曰：须得同道三人，缺一不可为。缘下功至十五日已后，则真性、欲离于壳也，故须得一人只在于身畔，逐时呼唤，时中定刻漏，逐刻准哺，若或失刻，应是不回也。何谓？本元真性离凡躯壳，然后复醒，当时二气聚日，造化之事，从无入有，以成身形，然后降世，欲效玄机，身法修炼，要作神仙，及降世后，被荣卫气障迷，更不记修身造化机法。真性既离凡躯，而后复性，身受浊染，恐不回来。故须一人逐时呼唤，真性既闻人呼唤，知身下功，却又回来。至二十日已后，逐日真性自现，本形离体，忽有忽无，至二十六日，体象未形，谓之太易，易者合也，方合有无。至二十七日，元气始萌，谓之太初，初者萌也，初觉有体，至二十八日，形气方端的，谓之太始。方端的者，真性始具形端。至二十九日，形体变有质，谓之太素，真形已具于形质，素白而现。至三十日，真性形质已具，谓之太极。形质极备，真性脱质成形，往来无障。到此虽知未达于神仙，实小圣之利便也。如修此法，须依刻漏为准，所有刻漏法，细分在前。凡下功处，须是四顾宽容平广，立坛三层，所有坛理，亦分在前。坛象及定刻图，又目于后，去层坛外定，十二位分，各于本位上依本数定一周，计一百刻，专令一人在坛心坐，逐刻报应，假令春三月甲子日后夜半子时起功，缘亥管八刻，子管九刻，前三刻又犯荣卫交，正子时又失刻，须是亥后三刻半属子管，子后四刻半又属丑管，丑后四刻又属寅管。须是呼唤哺食，取白膏为用，白膏者，取头首生儿者也。乳汁每升，管白沙蜜二斤，射香半两，朱砂一两，乳香半两，龙脑半两，已上共细研为散，入甍瓷子中，取白米争淘浴用面拌匀，入饭中药瓷子内蒸熟为度。从下功日，每日十二时，每时食一匙，至五日后，逐日加半匙，至十日后加两匙，至十五日加至两匙半，至二十日加至三匙，已后不加。二十六日已后，真性离身，现本形，能谈论。到此时，大功显验也。

（底本出处《正统道藏》洞神部本文类。）

黄庭内景五脏六腑补泻图

序

太白山见素子胡愔述

夫天主阳，食人以五气；地主阴，食人以五味。气味相感，结为五脏。五脏之气，散为四肢十六部、三百六十关节，引为筋脉、津液、血髓，蕴成六腑、三焦、十二经，通为九窍。故五脏者，为人形之主。一脏损则病生，五脏损则神灭。故五脏者，神明魂魄志精之所居也，每脏各有所主。是以心主神，肺主魄，肝主魂，脾主意，肾主志。发于外则上应五星，下应五岳，皆模范天地，禀象日月，触类而取，不可胜言。若能存神修养，克己励志，其道成矣。然后五脏坚强，则内受腥腐诸毒不能侵，外遭疾病诸气不能损，聪明纯粹，却老延年，志高神仙，形无困疲，日月精光来附我身，四时六气来合我体，入变化之道，通神明之理，把握阴阳，呼吸精神，造物者翻为我所制。至此之时，不假金丹玉液，琅玕大还，自然神化冲虚，气合太和，而升云汉。五脏之气结五云而入天中，左召阳神六甲，右呼阴神六丁，千变万化，驭飞轮而适意。是以不悟者劳苦外求，实非知生之道。是故太上曰：精是吾神，气是吾道，藏精养气，保守坚贞，阴阳交会，以立其形是也。惜夙性不敏，幼慕玄门，炼志无为，栖心澹泊，览黄庭之妙理，穷碧简之遗文，焦心研精，屡更岁月，伏见旧图奥密，津路幽深，词理既玄，赜之者鲜。指以色象或略记神名，诸氏纂修异端斯起，遂使后学之辈罕得其门，差之毫厘，谬逾千里。今敢搜罗管见，罄竭謏闻按据诸经，别为图式。先明脏腑，次说修行，并引病源，吐纳除疾，旁罗药理、导引屈伸、察色寻证、月禁食忌，庶使后来学者，披图而六情可见，开经而万品昭然。时大中二年戊辰岁述。

孙思邈论曰夫人禀天地而生，故内有五脏六腑、精气、骨髓、筋脉，外有四肢九窍、皮毛爪齿、喉咽唇舌、肛门胂囊，以此总而成躯。故将息得理，则百体安和，役用非宜，则为五劳七伤六极。有方可救，虽病无他，无法可凭，奄然来往。所以此图之中，皆备述五脏六腑、血脉根源，循环连注与九窍应会处所并穷于此。其能留心，考而行之，则内外百病无所逃矣。夫发宜多栉，齿宜数叩，液宜常咽，气宜清炼，手宜在面。此五者，所谓子欲不死修昆仑矣。由是炼丹以固之，却粒以轻之，去其土符，书其金格，朝天吸日，驭气图冲虚，此术士之用也。《元始太玄经》云：喜怒伤性，哀乐伤神。性损则害生，神伤则侵命。故养性以全气。保神以安心，气全则体平，心安则神逸，此全生之妙诀也。

肺脏图

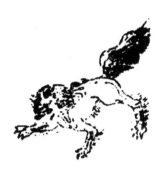

治肺用呬，呬为泻，吸为补。肺，金商也，五脏之华盖，本一居上对胸，有六叶，色如缟映红。凡丈夫至八十，肺气衰，魄离散也。重三斤三两。西方白色入通于肺，开窍于鼻，在形为皮毛，肺脉出于少商。肺者，诸脏之长气之本也，是以诸气属之。久卧伤气。天气圆于肺，盖呼吸之精源，为传送之官治，又为魄门上玉堂。肺者，相传之官也，治栉出焉，于液为涕。涕者，肺之津液，肾邪入肺则多涕。肺生于右，肺为喘咳，六腑大肠为肺之腑，大肠与肺合为传泻行导之腑。五官鼻为肺之官，肺气通则鼻知香臭。肺病则鼻不知香臭。肺合于皮，其荣毛也。皮聚而毛落者，肺先死也。为西方兑金也，金受气于寅，生于巳，王于酉，病于亥，死于午，墓于丑，为秋日，为庚辛辰，为申酉，为金，声商，色白，味辛，其臭腥，心邪入肺则恶腥也。其性义，其情怒，肺之外应西岳，上通太白之精，合于大肠，上主于鼻。故人之肺风者，即鼻塞也。人之容色枯者，肺干也。人之鼻痒者，肺有虫也。人之多怖者，魄离于肺也。人之体鬣黯者，肺气微也。人之多气者，肺盛也。人之不耐寒者，肺劳也。人之好食辛味者，肺不足也。人之肠鸣者，肺气壅也。人之颜色鲜白者，肺无恶也。肺邪自入，则好哭。夫肺主商也，肺之有疾当用咽。咽者，肺之气也。其气义，能抽肺之疾，所以人之有怨气填塞胸臆者，则长咽而泄之，盖自然之理也。向若不咽，必致伤败，赖咽而获全乎。故肺疾当用咽泻之，夫人之无苦而咽者，不祥也。

修养法

常以秋三月朔望旭旦，西面平坐，鸣天鼓七，饮玉泉三，然后瞑目正心思，吸兑宫白气入口，七吞之，闭气七十息。盖所以调补神气安，息灵魄之所致也。

相肺脏病法

肺病热，右颊赤。肺病色白[1]而毛槁，喘咳逆，胸背及四肢烦疼，或梦见美人乍来亲近。肺虚则少气，不能报息。肺燥喉干。肺风则多汗

---

[1] 原文为"曰"。

畏风，时欲咳如气喘，日一则善，暮则甚。肺病气上逆，急食苦以泄之。又曰：肺病欲收，食酸以收之，用辛补之，苦泻之。禁食寒，肺恶寒也。肺有病，鼻塞不通，不闻香臭，或有瘜肉，或生疮，皮肤瘙痒，恶疮疥癣，上气咳嗽，涕唾脓血，宜服排风散方：

人参七分　防风八分　羌活八分　沙参五分　天雄八分　薯蓣十分
丹参七分　苦参八分　秦艽八分　山茱萸八分　玄参七分

上捣筛为末，空腹以防风汤下三钱一匕。

治肺六气法

吐纳用呬法，以鼻微长引气，以口呬之，勿令耳闻。皆先须调气，令和，然后呬之，肺有病用大呬三十遍，细呬三十遍，去肺家劳，热上气咳嗽，皮肤疮痒，四肢劳烦，鼻寒胸背疼痛，依法呬，疾瘥止过度则损。

月禁食忌法

七月勿食茱萸，食之血痢。八月、九月，勿多食生姜，并肝心肺之病宜食黍桃，禁苦味。

肺脏导引法 七月八月九月行之

可正坐，以两手据地，缩身曲脊，向上三举，去肺家风邪积劳。可反拳槌背上，左右各三五度，此去胸臆间风毒，闭气为之。毕，良久闭目，三咽液，三叩齿而止。

心脏图

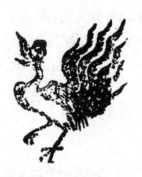

　　治心用呵，呵为泻，吸为补。心火宫也，居肺下肝上，对鸠尾下一寸，色如缟映绛，形如莲花未开。丈夫至六十，心气衰弱，言多错忘。心重十二两，南方赤色入通于心，开窍于耳，在形为脉，心脉出于中冲。心者，生之本，神之处也。且心为诸脏之主，主明运用生，是以心藏神亦君主之官也。亦曰灵台心之为噫。雷气通于心，于液为汗，肾邪入心则多汗。六腑小肠为心之腑，小肠与心合为受盛之腑，五官舌为心之官，心气通则舌知五味，心病则舌焦，卷而短，不知五味也。心合于脉，其荣色也，心之合也，血脉虚少而不能荣于脏腑者，心先死也。为南方，为夏日，为丙丁辰，为巳午，为火，声征，色赤，味苦，其臭焦，其性礼，其情乐，心之外应南岳，上通荧惑之精。心合于小肠，主其血脉，上主于舌。故人之心风者，即舌缩不能语也人之血壅者，心惊也。舌不知味者，心虚也。多忘者，心神离也。重语者，心乱也。多悲者，心伤也。好食苦味者，心不足也。面青黑者，心冰也。容色赤好者，心无他恶也。肺邪人心，则多言。夫心主征，心之有疾，当用呵。呵者，心之气，其气礼，呵能静其心，和其神，所以人之昏乱者多呵，盖天然之气也，故心病当用呵泻之也。

修养法

常以四月、五月弦朔清旦，面南端坐，叩金梁九，漱玉泉三，静思，以呼吸离宫赤气，入口三吞之，闭气三十息，以补呵之损。

相心脏病法

心热者，色赤而脉溢。心病者，颜先赤，口生疮腐烂，心胸、肩胁、两肋、背两鼻臂皆痛，或夜梦赤衣人持赤刀仗火来怖之，人心虚则胸腹腰相引而痛。

又云，心病欲濡，急食咸以濡之，用苦以补之，甘以泻之，禁湿衣热食，心恶热及水。心病证当脐上有动气，按之牢若，痛苦烦，心病手足心热碗。心有病，口干舌强，咽喉口痛，咽食不得，口内生疮，忘前失后，梦见炉冶之类，宜服五参丸：

秦艽七分　人参七分　丹参七分　玄参十分　干姜十分　沙参五分
酸枣仁八分　苦参粉八分

上捣筛，密和丸如梧桐子，空腹人参汤下二十丸，日再服。

六气法

治心脏用呵法，以鼻渐长引气，以口呵之，皆调气如上，勿令自耳闻之，然后呵之。心有病，用大呵三遍，细呵十遍，去心家劳热、一切烦闷，疾瘥止，过度损。

月食禁忌法

四月，勿食大蒜，令人发易白及堕。五月，勿食韭，损心气，及有毒，并勿食心肾。心痛宜食大小麦杏、薤，禁咸食。

心脏导引法四月五月行之

可正坐，两手作拳，用力左右五筑各五六度，又可正坐，以一手向上，拓空如拓重石，又以两手急相叉，以脚踏手中，各五六度，然去心胸间风邪诸疾，闭气为之，毕，良久闭目，三咽液，三叩齿而止。

肝脏图

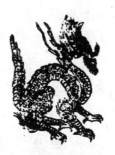

治肝用嘘，嘘为泻，吸为补。肝，木宫也，居左下少近心，左三叶，右四叶，色如缟映绀。凡丈夫至六十，肝气衰，肝叶薄，胆渐灭，目不明也。重四斤四两，东方青色入通于肝，开窍于目，在形为筋，肝脉出于木，肝色青翠，大小相重之象也肝者，罢极之本，魂之处也，于液为泪，泪者，肝之液也，肾邪入肝，故多泪。六腑胆为肝之腑，胆与肝合也。五官眼者，肝之官。肝气通则分五色，肝实则目赤黄也。肝合于脉，其荣爪也，肝之合也，筋缓脉而不能自持者，肝先死也。为东方，为春日，为甲乙辰，为寅卯，为木，声角，色青，味酸，其臭臊。心邪入肝，则恶臊。肝之外应东岳，上通岁星之精。春三月，存岁星在肝中，亦作青气存之。肝合胆上主于目，又主筋。故人之肝虚者，筋急也。皮枯者，肝热也。肌肉斑黯者，肝风也。人之色青者，肝盛也。人好食酸味者，肝不足也。人之发枯，肝伤也。人之手足多汗者，肝无疾也。肺邪入肝则多笑。夫肝主筋，肝之有疾当用嘘。嘘者，肝之气，其气仁能除毁痛，皆自然之理也。

修养法

以春三月朔旦，东面平坐，叩齿三通，闭气九息，吸震宫青气，入口九吞之，以补嘘之损，享青龙之祀。

相肝脏病法

肝热者，左颊赤。肝病者，目夺而胁下痛引小腹，令人喜怒。肝虚则恐如人将捕之，实则怒；虚则寒，寒则阴气壮，梦见山树园林。肝气逆则头痛，耳聋，颊肿。

又曰肝病欲散，急食辛以散之，用酸补之，辛泻之。禁当风，肝恶风也。肝病脐左有动气，按之牢若，痛支满，淋溲，大小便难，好转筋，肝有病，昏昏饶睡，眼膜视物不明，飞蝇上下，努肉漫睛，或生晕映，冷泪下，两角赤痒，宜服升麻散：

升麻八分　黄芩八分　茺蔚子八分　栀子十分　决明子十分　车前子十分　干姜十分　苦瓠五分　龙胆五分

上捣筛为末，食上暖浆水下方寸七，日再服。

六气法

治肝脏用嘘法，以鼻渐长引气，以口嘘之。肝病用大嘘三十遍，细嘘十遍，自然去肝家虚热，亦除四肢壮热。眼暗，一切烦热等数嘘之，绵绵相次，不绝为妙，疾瘥止，过度则损。

月食禁忌法

正月，不食生葱，熟者不食益佳。二月、三月，不食梦子、小蒜及百草心，勿食肝肺。肝病宜食麻子、豆、李子、禁辛。

肝脏导引法 正月二月三月行之

可正坐，以两手相重按臂上，徐徐缓捩身左右，各三五度。

又可正坐，两手相叉，翻覆向胸，三五度，此能去肝家积聚、风邪毒气。

脾脏图

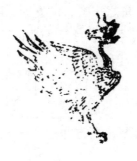

治脾用呼，呼为泻，吸为补。脾土宫也，掩大仓上，在脐上三寸，色缟映黄。凡丈夫至七十，脾气虚而皮肤枯瘦也。重二斤二两，中央黄色入通于脾，开窍于口，在形为颊，脾脉出于隐白。脾为五脏之枢也。脾者，肉之本意之处也，谷气通于脾。于液为涎，肾邪入脾则多涎。六腑胃为脾之府，胃与脾合为五谷之腑。五官口为脾之官，脾气通则口知五味，脾病则口干，不能食，不知五味也。脾合于肉，其荣历也，夫肌肉消瘦者，脾先死也。为中央，为季夏日，为戊己辰，为辰未戊丑，为土，声宫，色黄，味甘，其臭香，心邪入脾则恶香也。脾之外应中岳，上通镇星之精，季夏并四季各十八日存镇星在脾中，亦作黄气存之。脾连于胃，上主于口，消谷府也，如磨转之，化其生而入于熟者也。食不消，脾不转也，食坚物者，脾磨不化也，则为食患。故诸脏不调则伤脾，脾脏不调则伤质，质神俱伤，则伤人之速也。故人不欲食坚物者，全身之道也。人之不欲食者，脾中有不化之食。人之多惑者，脾不安。人之多食者，脾实也。人之食不下者，脾虚也。人之无颜色者，脾伤也。人之好食甘味者，脾不足也。人之肌肉鲜白滑者，脾无疾也。肺邪入脾则多歌。夫脾土宫，故脾之有疾当用呼。呼者，脾之气，其气信，能抽脾之疾，故人中热者，则呼以驱其弊也。

修养法

常以季夏之月朔旦，并四季之末十八日之旭旦，正坐中宫，禁气五息，鸣天鼓十二通，吸坤宫之黄气，入口十二吞之，以补呼之损。

相脾脏病法

脾热者，鼻色赤，黄而肉臑。脾病，体上游风癗癗之，遍体闷疼，身重，喜饥，肉痿，足不能行，喜声，脚下痛。脾虚则腹肚胀鸣，成塘痢，食多不化。脾风之状，多汗恶风，身体怠惰，四肢不收，微黄，不嗜饮食，诊在鼻，其色黄。脾恶湿，食苦以燥之。

又曰脾病欲缓，急食甘即补之，苦即泻之。禁湿，脾恶湿也。脾病当脐有动气，按之牢若，痛苦逆气，小肠急痛，泄下，足重胫寒。脾有病，两胁胀满，饮食不消，时时呕逆，不能下食，背膊沉重，气满冲心，四肢虚肿，宜服诃梨勒丸：

干地黄十分　牡丹皮十分　薯蓣八分　泽泻八分　茯苓八分　芎藭八分　山茱萸九分　华拨四分　干姜五分　诃梨勒皮七分

上捣筛，蜜和丸如梧桐子，空腹地黄汤下二十丸。

六气法

治脾脏，吐纳用呼法，以鼻渐长引气，以口呼之，脾病，用大呼三十遍，细呼十遍，能去脾家一切冷气壮热。霍乱、宿食不消、偏风麻痹、脾内结块，数数呼之，相次勿绝疾退即止，过度则损。

月食林众忌法

六月勿食茱萸，令人患赤白痢。四季勿食脾肝、羊血。脾病宜食粳米、枣、葵，禁酸味。

脾脏导引法 六月并四季行之

可大伸一脚，以两手向后反掣，各三五度。亦可跪坐，以两手拒地，回顾用力，虎视，各三五度，能去脾脏积聚、风邪毒气。

肾脏图

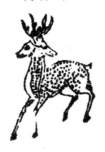

　　治肾用吹，吹为泻，吸为补。肾，水宫也。左肾右命门，前对脐博著腰脊，色如缟映紫。凡丈夫至六十，肾气衰，发随齿槁；七十，形体皆极；九十肾气焦枯，经脉空虚。人之有肾，如树之有根。重一斤二两，北方黑色入通于肾，开窍于二阴，在形为骨，故久立即伤骨损肾。肾脉出于涌泉。肾者封脏之本，精之处也。肾经于上焦，荣于中焦，卫于下焦。肾为之呻，亦为欠，两凡一于肾。于液为唾，肾邪自入则多唾。六腑膀胱为肾之府，膀胱与肾合为津液之腑。五官耳者肾之官。故肾气通则耳闻五音，肾病则耳聋骨痿。肾合于骨，其荣髭也，肾之合也。骨痿而不能起床者，肾先死也。为北方，为冬日，为壬癸辰，为亥子，为水，声羽，色黑，味咸，其臭腐，心邪入肾则恶腐也。肾之外应北岳，上通辰星之精，冬三月存辰星在肾中，亦作黑气存之。肾合于骨，上主于齿，齿之痛者，肾伤也。又主于耳，耳不闻声者，肾亏也。人之骨疼者，肾虚也。人之齿多龃者，肾虚也。人之齿随者，肾风也。人之耳痛者，肾气壅也。人之多欠者，肾邪也。人之腰不伸者，肾乏也。人之色黑者，肾衰也。人之容色紫光者，肾无苦也。人骨鸣者，肾赢也。肺邪入肾则多呻。夫肾主羽，故肾之有疾当用吹。吹者，肾之气，其气智，能抽肾之疾。故人有积气冲臆者，则强吹也。肾气沈滞，重吹则渐通也。

修养法

常以冬三月，面北向平坐，鸣金梁七，饮玉泉三，北吸玄宫之黑气，入口五吞之，以补吹之损。

相肾脏病法

肾热者，颐赤。肾病者，色黑而齿槁，腹大体重，喘咳，汗出恶风，肾虚则腰中痛。肾风之状，颈多汗，恶风，食欲下膈塞不通，腹喜满，失衣则腹胀，食寒则泄，诊在形黑瘦而腹大。

肾若燥，急食辛以润之。又曰肾病欲坚，急食咸以坚之，用苦以泻之，咸以补之。禁无犯热食温衣，肾恶燥也。肾病脐下有动气，按之牢若，痛苦腹满，食不消，体重，骨节疼，嗜卧。肾有病，腰胯膀胱冷痛，脚疼或痹，小便余沥，疝瘕所缠，宜服肾气丸：

干地黄十分　薯蓣十分　牡丹皮七分　泽泻八分　山茱萸九分　茯苓六分　桂心六分　附子四分

上捣筛，蜜丸如梧桐子大，空腹酒下三十丸，日再服。

六气法

治肾脏，吐纳用吹法，以鼻渐长引气，以口吹之。肾病，用大吹三十褊，细吹十遍，能除肾家一切冷。腰疼膝冷，腰脚沉重久立不得，阳道衰弱，耳中虫鸣及口中有疮，是肾家诸疾，诸烦热悉皆去之，数数吹之，相次勿绝，疾瘥则止，过度则损。

月食禁忌法

十月，勿食椒，令人口干，成赤白痢。十一月、十二月，勿食鳞甲之物、并食肾脾。肾病宜食大豆黄卷，藿。禁甘物。

肾脏导引法冬三月行之

可正坐，以两手耸拓石，引胁三五度，亦可手著膝挽肘，左右同。掫身三五度，亦可以足前后踏，左右各数十度，能去腰肾膀胱间风邪积聚。

上，已上五脏数，加胆名六腑，亦受水气，与坎同道，不可同例叙之，故别胆腑图相次之。

胆腑图

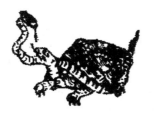

治胆用嘻，嘻为泻，吸为补。胆博著肝，色如缟映青，重三两三铢。胆合乎膀胱，上主于毛发。故人之发枯者，胆竭也。人之爪干者，胆亏也。人之发燥毛焦者，胆有风也。人好食苦味者，胆不足也。人之颜色青光白者，胆无疾也。

修养法

常以冬三月，端居争思，北吸玄宫之黑气，入口三吞之，以补嘻之损，用益胆之津。

相胆腑病法

胆之有病，大息口苦，呕宿汁，心中恐人将捕之。胆若实则精神不守，卧起无定，若虚则伤寒，寒则恐畏，头眩。虚损则爪发枯燥，目中泪出，膀胱连腰小腹俱痛。胆与肝合道，有病与肝脏方。

胆腑导引法

可正坐，合两脚掌，昂头，以两手挽脚腕，起摇动，为之三五度。亦可大坐，以两手拓地，举身，努腰脊三五度，能去胆家风毒邪气。

治胆腑吐纳用嘻法

以鼻渐长引气，以口嘻之，去胆家病，并除阴脏一切冷。阴汗盗汗，面无颜色，小肠胀满，脐下冷痛，口干舌涩数嘻之，疾乃愈。

上五脏六腑图，取其要者略之，故文不足寻者数之。

肺呬心呵肝嘘脾呼肾吹胆嘻

上此六字，六腑之气，非神名，人用宜知之，但为除疾，非胎息也。

【释音】臑奴到切，折脊胁也。咳音孩笑也。瘕音加，病也。龃才与切。

（底本出处《正统道藏》洞玄部灵图类。）

上清黄庭五脏六腑真人玉轴经

太上大道元极元始天尊谓黄帝曰：子求治人之要而不知治身之术者哉，营他而不营己，修外而不修内，岂不哀哉。

黄帝稽首，再拜长跪而对曰：幸哉幸哉！敢以不肖之躯伏待玄旨，愿垂哀救，翘仰圣音。天尊曰：人之生也，建八尺之质，合万有之躯，外有四肢九窍，内有五脏六腑，各有神主，精察金火，气谐水木。五脏者，五神之府，含生之器。神欲安，气欲宽，导养之妙。火则躁而礼，金则勇而义。躁与勇阴，义与礼阳，阴阳之数也。长阴则杀，长阳则生，生杀之数也。故抑躁行礼义则生，长勇罢礼义则死。外行礼义，内安脾胆，导养之秘也。以忠孝为先，不识其源，伤生之道；然知其本，灵秘之术。若能安其神，炼其形，摄生得气，归正背伪，出其恍惚，入其玄妙，辨补泻之理，诞延育之方，可升仙矣。子宜龟镜焉，道在其中也。黄帝敬授灵诀，专精行之，未逾一纪而神猷先鉴，行肾气，使心精，步逾玄，含灵契，履入水不溺，入火不焚，气运于内，神应于外，岂非至真哉。黄帝行是秘法，补六腑，陶炼五精，吐故纳新，真气即彻，后托铸鼎骊山升仙去矣。

五脏六腑图文

肺脏图

治肺当用呬，呬为泻，吸为补。

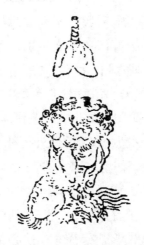

　　夫肺者，兑之气，金之精，其色白，其象如悬磬，其神如白兽。肺生魄，化为玉童，长七寸，持杖往来于肺脏。其神多怒者，盖发于肺脏也。欲安其魄而存其形者，则当收思敛欲，含仁育义，不怒其怒，不声其声，息其生则合乎太和。肺合于大肠，上主于鼻。故人之肺有风则鼻塞也。色枯者，肺干也。人鼻庠者，肺有虫也。人之多怖者，魄离于肺也。人之体白点者，肺微也。人之多声者，肺强也。人之不耐寒者，肺劳也。人好食辛者，肺不足也。人颜色鲜白者，肺无恶也。人大肠鸣者，肺气壅也。夫肺主商，肺有疾当用呬。呬，肺之气也。其气义则廖疾，久以安神。人有怨怒填塞胸臆者，则呬而泄之，盖自然之理也。向若不呬，必致伤败，获呬而获生乎，故病用呬矣。夫人无苦用呬者，不祥也。夫肺处七宫惊门，主信，使人方正平直，习武先忠，则魂安形全也。且肺者，秋之用事。秋三月，天地气明，肃杀万物，雀卧鸡起，用安至精，公施抑怒改息，两相形长，秋之道也，逆之则伤肺。常以七月、八月、九月望旭旦，西面平坐，鸣天鼓七，饮玉浆三，然后瞑目，吸兑宫白气，入口吞之，以补咽之损，以正白用，以致玉童钱，则神安思强，气全体平，百邪不能殃之，兵刃不能害之，延年益寿，名飞仙耳。盖所谓补泻神气、安息灵魂之所致哉。

心脏图

治心当用呵，呵为泻，吸为补。

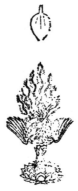

夫心者，离之气，火之精，其色赤，其象如莲华，其神如朱鸟。心生神化为玉女，身长八寸，持玉英出入于心府也。其神躁而无准，人之暴急者，盖发于心脏也。欲安其神而全其形者，则全忠履孝，辅义安仁，止其风，静其急，息其炽，澄其神，而全其形，则合中和也。心合乎小肠，主其血脉，上主于舌。人之血壅者，心惊也。舌不知味者，心亏也。上智者心有七孔，中智五孔，下智三孔，明达者心有二孔，寻常者有一孔，愚痴者无孔也。多忘者，心神离也。好食苦者，心不足也。多悲者，心伤也。重应者，心乱也。面青黑者，心冰也。容色赤者，心无他恶也。夫心主征，心有疾当用呵。呵者，心气也。理其气体，呵能静其心而和其神，所以人之心乱者则多呵，盖天全之候也，人皆为而不知哉。向若不呵，当致愤怒者也。故心疾用呵，除邪气也。夫心处九宫惊门，主礼，使人乐善好施，恭孝以修仁，则心和而形全也。且夫心者，夏之用事也。天地气交，万物华结，亥寝丑起，无厌于养，英成实长，夏之德也，逆之则伤心。常以四月、五月、六月弦朔清旦，南面端坐，叩金梁九，漱玄泉三，静思想吸离宫之赤气，入口三吞之，以补呵之损植其灵，开心穴，饵火离，濯玉女，神平体，众殃不害，金火不能伤，治神之灵也。

肝脏图

治肝当用嘘，嘘为泻，吸为补。

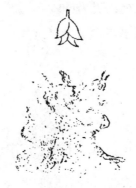

夫肝者，震之气，木之精，其色青，其象如悬瓠。肝生魂，其神如龙，化为二玉女、玉童，一青衣，一黄衣，各长一寸，一负龙，一持玉浆，出入于肝脏也。其神好仁，人之行惠者，盖发于肝也。欲安其魂而延其龄者，则当泽被菅棘，恩覃庶类，而后全其生，则合乎太清者也。肝合于胆，上主于目，肝盛则目赤，又主于筋，肝亏则筋急。皮枯者，肝热也。肌肉黑黯者，肝风也。好食醋味者，肝不足也。色青者，肝盛也。手足汗者，肝无他恶也。毛发枯者，肝伤也。夫肝主角，故肝有疾者，当用嘘。嘘者，肝之气也。其气仁也，故除毁痛。人之有伤痛者，则嘘之以止痛，皆自然之验也，不以为灵哉？此之至理也，通玄之道。且肝之主春，春之用事。春三月，天地气生万物，花叶繁茂，人及刍萌，顺阳之道也，逆之伤肝也。伤之则毛骨不荣也。常以正月、二月、三月寅时，东向平坐，叩齿三通，闭气七息，吸震宫之青气，三吞之，以补嘘之损，以享青之祝，以致二童之馔。木精乘王，则肝欢寡忧，精之妙也。

脾脏图

治脾当用呼，呼为泻，吸为补。

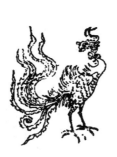

　　夫脾者，坤之气，土之精，其色黄，其状如覆盆。脾主意，其神如凤，化为玉女，长六寸，循环于脾脏也。其神多疾妒，人之疾妒盖起于脾脏也。土无正形，故妒之无准也，妇人则妒剧者，乘阴气也。欲安其神，则当去欲寡色，少思屏虑，长其土德而后全其生也，则合乎太阴。脾连胃，上主于口，消谷之府也，如磨之转，化生而入熟也。食不消者，脾不转也，食坚硬之物，磨之不化也。人不欲食讫便卧，其脾则侧不转，食坚物生食不化，则为宿食之患也。故藏不调则伤脾，脾脏不调则伤质，质神俱损则伤人之速。故人之不欲食生硬坚涩之物，全人之道也。人不欲食，为脾中有不化食也。多惑者，脾识不安也。多食者，脾虚也。食不下者，脾塞也。无颜色者，脾伤也。好食甘者，脾不足也。颜色鲜滑者，脾无他恶也。夫脾主于中宫，土也，故脾之有疾，当用呼。呼者，能引脾疾，故人之中热，则呼之以驱热温之弊也。向若不呼，则热气壅于内，阴息于外，致愤闷之患，形何而安哉？

　　夫脾者位寄于二宫，主义也，使人宽舒广大，屈己济人，以利不争者也。且脾之无定，寄王四季，随六气助成万物，脾育肠胃，义之道也。不以自专为德，不以物竞为功，长坤之理，逆之则伤脾。常以四季月末十八日旭旦，正坐中宫，禁气五息，鸣天鼓七，吸土宫之黄气，入口五吞之，补呼之损，饮玉醴以致神之和，以补于脾，以佐神气，则入山不畏虎狼，登险不惧颠蹶者，行气之精也。

肾脏图

治肾当用吹，吹为泻，吸为补。

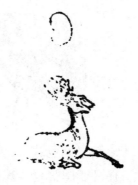

夫肾者，阴之精，坎之气，其色黑，其象如圆石，其神如白鹿，两头，化为玉童，长一尺，出入于肾脏。其神和也，人之柔顺者盖发于肾脏也。欲安其神，则当仁德平广，膏润万物，长其精，顺其志，而后全其生形则合乎太清者也。肾合于骨，上主于齿。齿痛者肾伤也。又主于耳，夫人骨痛者，肾虚也。耳不闻者，肾亏也。齿多楚者，肾虚也。齿黑龄者，肾风也。耳痛者，肾气壅也。腰不伸者，肾冰也。色黄者，肾衰也。容色紫光者，肾无他恶也。骨鸣者，肾羸也。夫肾主羽，人之有疾当用吹。吹者，肾之气，能抽肾之疾。故人之积气冲臆者，则强吹也。肾气沉滞，吹彻则通。且肾者，冬之用事。冬三月，乾坤气闭，万物伏藏，戌寝寅起，与玄阴并，外阴内阳，以养骨齿，以治其神，逆之则伤肾。常以十月、十一月、十二月，面北平坐，鸣金梁七，饮玉泉三，吸玄宫之黑气，入口久吞之，以补吹之损，以符呦鹿之词，以致玉童之馔，益肾气，神和体安，则群妖莫害，则致长生之道矣。

胆藏图

以前名五脏加胆名六腑，胆亦受水气与坎同道。

胆有疾当用嘻，嘻为泻，吸为补。图形已附在肝脏。

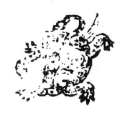

夫胆者，金之精，水之气，其色青，其象如悬瓠，其神如龟蛇，化为玉童，长一尺，戟其手奔驰于胆藏。其神勇，人之勇庾者盖发于胆藏也。欲安其神，当息忿寝争，与仁辅义，其后全生也。胆合于膀胱，上主于毛发。毛发枯者，胆损也。发燥者，胆有风也。无惧者，胆洪大也。颜貌青光者，胆无他恶也。爪甲干者，胆亏也。毛焦者，胆热也。无事泪出者，胆劳也。好酸者，胆不足也。

夫胆寄于坎宫，使人观智慕善，屏邪去佞绝奸，治方直也。且胆者，生于金，金生于武，故多勇，且抑之大吉。

夫胆乘阴之气，秉金之精，故主于杀。杀则悲，故人之悲者，金生于水，目中堕泪。夫心主火，胆主水，火主辛，水主苦，所以人有弊者，即言辛苦，故为水火二气相背，则火得水而煎，阴阳交争，水胜于火，故目泪出泪类也，苦而出，故名曰泪。夫悲啼号泣，其称声苦者，为泪出于胆，而以苦为词也。胆水也，而主于阴；目明也，而主于阳。阴从阳，故从目出。常以孟月端居，正思北吸玄宫之黑气，入口九吞之，以补嘻之损，以食龟蛇之味，饮玉童之浆，然后神治体和，颠不能犯，邪莫之向，胆气所致也。

夫庸愚之人，不信玄妙，谤讪真理，深可悲哉，自取伤毁。傥有一夫而稍有胆气而亦遇妖怪非常之灵，则怒目切齿神强胆正者，必伏冥神也，岂非神气所用哉！何不信之？凡叩齿为写抽。一云闭气漱泉为补益六腑之精，此亦为写也，非冥呼吸独称写耳。

黄帝跪受，不胜涕泪，叩头顿首，启太上大道天始天尊曰：敬奉玄妙之旨，岂期肉人遭遇先会，起穷骨于亿载，刻肌粉骨，无酬圣造，藏之胸中矣，天地长久不敢忘也。

天尊曰：子有仙骨，授此玄要欲答吾恩勿妄传无识也。黄帝敬受尊旨，不敢违授。

岐伯曰：夫人之受天地之气生，气之来也谓之精，精之媾也谓之灵，灵之变也谓之神，神之化也谓之魂，随魂往来谓之识，并精出入谓之魄，管生精魄谓之心，心有所从谓之情，情有所属谓之意，意有所指谓之志，志有所虑谓之思，思而远慕谓之虑，虑而用事谓之智。智者，此诸见者，盖精神、魂魄、意志、思虑、情智、见识之所用也。

抱朴子曰：一人之貌含天地之象。其在身矣，则胸胁为宫室，四肢为郊境，头圆象天，足方象地，左目为日，右目为月，发为星辰，齿为金玉，大肠为江河，小肠为川渎，两乳脐膝为五岳，肝胆脾肺心为五行，故修道者常理之。若不修缉，必致毁败，荣卫不通，血气不流，齿发不坚，五脏不调，则倾实化随及故至人修其毁，治其无疾。

黄帝曰：一人之五脏各有神府，各修道治，炼气存神，去邪归吾，正道可见也。

《元始天尊太玄真经》曰：喜怒损性，哀乐伤神，性损害生，神伤侵命，气全体平，神安形逸，此全生诀也。

（底本出处《正统道藏》正一部。）

上清黄庭养神经

道言：昔于蕊珠宫中，听闻《黄庭》妙义，《大道琴心灵篇》。内固变化之道，人之受生，分灵道气，含和阴阳。逐恋声色，为滋味所惑，为奢淫所诱，亡失正念，虚度壮年焉。知动静出处当依教修习，履历妙行，以辅养其神，则身安静，万灾不干，邪魔不挠。存思念道，远离恶道。将来出入，当呼今日日神姓名字某某，送我去来。如是呼之，乃行其道。值日神与人同行，神道众恶不干，能却百鬼，千年万岁不逢恶毒。又奏表上谒贵人，皆书符持怀中，三呼值日之神，与我同行。疾病家、死生家，置符于怀中，遇阴日右畔，阳日左边。若入山林避难者，三叩齿，呼值日神，并呼甲申神，山中鬼魅狼虎之类，尽皆逆走。若辟除恶神鬼者，书六甲六乙符持行，并呼甲寅神，鬼皆散走。若入军阵辟兵，即书六丙六丁符，并呼其神姓名，仍呼甲午神名，兵刃不伤。若欲辟火者，书六壬六癸符，并呼其神，又呼甲子神姓名字，云与我同行，即不被烧燕。若欲避水难者，书六戊六己符，并呼甲戌神，即免水溺。若官司口舌，书六庚六辛符，并呼其神姓名，又呼甲辰神官符，口舌相向，悉皆和解。已上所言，书符带之，秘之勿传。假令甲子神姓王字文卿，王是姓，文卿是字。至癸亥，佗皆放此。从神计八百七人，每日有一神当值[1]。人能每日清旦三叩齿，诵值日之神名，云某君为值日，与我俱行，使我所在咸亨利贞，又能每日三叩齿，诵本命神，所求如意。又每日所须食之物，宜与本命神吃，尤加福寿。更能于本命日与本命神作大福利，吉庆尤甚。某乙左青龙孟章甲寅，右白虎监兵甲申，头上朱雀灵光甲午，足下玄武执明甲子。月为贵人入中央。

---

[1] 原文为"当直"，均改为"当值"。

上此一首，常密念之令熟，勿令出声，不要他人知。若有官司，或有殃害之气，军阵险难之处，及入他国未习水土，或遇疫病，晨日数数存念之心。或入孝家，临尸见丧，亦入其门一步诵一遍，叩齿三下，当诵三遍，此我法也。来日平觉，便念四海神名：

东海神名阿明，西海神名咒良，南海神名巨乘，北海神名愚强。

四海大神辟百鬼，荡凶灾，急急如律令。

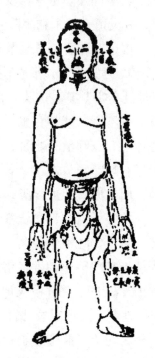

《黄庭内景秘要六甲缘身经》曰：

若人卒得疾病及痈肿，恶气、非尸百毒、恶梦之属，使闭气暗诵：甲午至戊戌止，留气在上斗。上斗中者，在两乳间也。闭气暗诵甲午至戊戌十遍，然后吐气。又闭气暗诵甲子至戊辰十遍然后留气在下斗。下斗中者，脐中也。亦暗诵十遍，然后吐气，以治万病，悉能立愈。

若人身四肢卒有病苦之处，亦呼所痛处神名，满三即瘥，更不过呼三。以朱书值符于痛处，并吞之。又呼值日神名，言某护我，与我同行。但以此法疗病，病无不愈者。

天师曰：吾行此符及自服者，先须清洁，直心无曲，即符有验。若欺诳诡谬，欲以吾法货觅他人资财而求名利，如此之流，令受凶殃，亦令前人病不得除愈，寔犹斯也。莫以吾法行求世财，莫授与谄佞之人。吾道有圣，切莫妄传，闭在缄藏，结舌莫泄。传得其人，令道清明；传非其人，令道不清。传得其人，受其福传；非其人的受殃。可传当传，不可传，切止，可传不传，名曰遏宝，不堪与传而传，名曰泄宝。遏宝、泄宝，令人不终。

老君曰：秘之，勿妄传。凡须斋戒洁净，先造一屋，设坐之所便，就斋六十日，当服符，宿沐浴，与枣十枚作神汤饮之，勿食，平坐静思，神鸡鸣时取井华水一杯，清旦，面东，先叩齿，咒曰：某好乐道法，谨服神符，愿感神灵，甲子王文卿从官十八人。咒讫，再拜，以水吞符，当审定值日之神，勿令差错。可以癸亥，日服甲子符，甲子日服乙丑符，亦兼呼值日神，寅日以去，各服值日符尽，当值神，或闻值神声，不得惊怖，即见值神，便祭用酒枣香果。若服符尽，六十而即见者，便当祭之。若与神得语，不复烦祭。大祭法，用正月七日，所用如上所说，但加青缯一丈五寸耳。祭讫，以青为上衣，欲祭斋法，唯忌犯色及食臭恶之物，其余同福颐戏一身尔。初见神祭法，铺席一领，位坐西向，用盏六十只，著席上为六行，枣六枚酌酒向东咒曰：谨请六甲之君，今奉甘枣美酒，愿飨膳食。须见神坐乃拜，初祭要当枣著，授人及救病祭如上法。讫咒曰：水火金木土，皆还其方。

老君曰：心中有神三名：一灵朱君，二灵明君，三灵黄君。常思念，逐日三称名，行坐相随，拥护可度厄年。

平旦先灌漱讫诵此咒：

泥丸玄华，保精长存。左为隐日，右为月根，六合精炼，百神受恩。

每欲食时先咒曰：

百谷入胃，与神合气，填补血液，尸邪亡坠，飞登金阙，长生天地，役使六丁，灵童奉卫，急急如律令。

上叩齿诵七遍，咽液三遍，密念之。凡人本命日，以随年钱米布施贫下，增福益年。凡人一切秽污，忌向北方。凡人五月十六日，大忌阴阳交会。凡人小大便，忌向三光之大恶祸之。

黄庭经六甲神符治病，拘魂制魄，内秘天文。

甲子旬，玉女名月光，上紫衣下黄衣。甲子旬，神将天蓬，吏阴阿君，天一子也。今日与天蓬六甲同心，敢有当者，灭蓬不禁。

甲戌旬，玉女名登姑，上绛下紫衣。甲戌旬，神将天内，吏张不临，天一子也。今日与天内六己同心，敢有当者，灭内不禁。

甲申旬，玉女名开明，上白下红衣。甲申旬，神将天冲，吏程子恩，天一子也。今日与天冲六庚同心，敢有当者，灭冲不禁。

甲午旬，玉女名汉英，上紫下白衣。甲午旬，神将天辅，吏杜徐君，天一子也。今日与天辅六辛同心，敢有当者，减辅不禁。

甲辰旬，玉女名婴台，上黄下青衣。甲辰旬，神将天禽、吏公孙大君，天一子也。今日与天禽六丁同心，敢有当者，灭禽不禁。

甲寅旬，玉女名登赴，上绛下红衣。甲寅旬，神将天心，吏徐君望，天一子也。今日与天心六戊同心，敢有当者，灭心不禁。

神符六甲旬，玉女六人，六丁玉女六人，旬吏六人，符吏六人。已上，玉女旬吏二十四人。

甲子旬，玉女从神一百三十九人。

甲戌旬，玉女从神一百三十五人。

甲申旬，玉女从神一百三十一人。

甲午旬，玉女从神一百三十一人。

甲辰旬，玉女从神一百三十五人。

甲寅旬，玉女从神一百三十五人。

六甲兽士十二人。

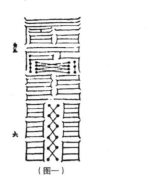

（图一）

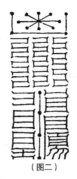

（图二）

六甲旬，将玉女旬吏符神，合九百六十六人。（图一）

子兽士，鼠头人身，持镶黑衣。（图二）

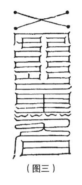

（图三）

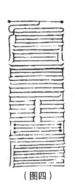

（图四）

丑兽士，牛头人身，持釟黄衣。（图三）

寅兽士，虎头人身，持戟青衣。（图四）

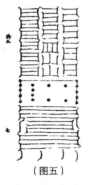

（图五）

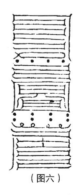

（图六）

卯兽士，兔头人身，持戟青衣。（图五）

辰兽士，龙头人身，持戟黄衣。（图六）

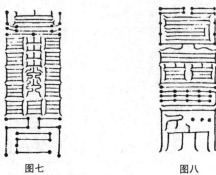

图七　　　　　　　　图八

巳兽士，蛇头人身，持戟赤衣。（图七）

午兽士，马头人身，持戟赤衣。（图八）

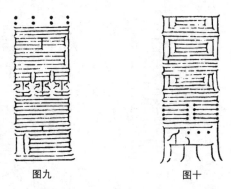

图九　　　　　　　　图十

未兽士，羊头人身，执戟黄衣。（图九）

申兽士，猴头人身，执戟白衣。（图十）

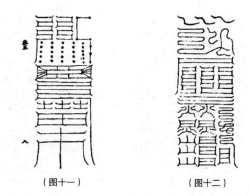

（图十一）　　　　　（图十二）

酉兽士，鹦头人身，持弩白衣。（图十一）

戌兽士，狗头人身，持弩黄衣。（图十二）

亥兽士，猪头人身，持镶黑衣。

已上符并用朱书。

六甲三金五龙六石室，九百六十卷，以此卷为诀。知者度世，立致行厨，万邪不干，神无敢当，所以行攻破房庙，收鬼，治邪，救疗百病。服六甲神符，役使万灵，不得危人自安，念行仁义，消灾度厄，必获仙道，与天相毕。

不入污秽为上。若临丧产之家，服解秽符解之。

（底本出处《正统道藏》正一部。）

黄庭遁甲缘身经

老子《黄庭遁甲缘身经》，若有疾病肿痛恶梦，各征众怪，皆读之。闭气从甲午始至戊戌，留气上斗中，便闭气，密读十遍，阴屈指，放气，讫，复读甲子至戊辰，留气下斗中，密数读十遍，徐放气，百病皆愈，治卒迕恶气飞尸，无不立愈。若人四肢有疾苦，亦宜呼，当愈痛。上闭气数三遍，不瘥，复重为之，满三乃止，取其符题痛上。若服吞之，呼其日神名，某甲护我，某来与我俱，大吉。欲奏记上书见贵人长者，持符自护，呼神名，与我俱，吉。若看病及丧家，持符自随，阳日在左，阴日在右。欲入山林辟虎狼，亦呼之。欲辟鬼神，书六甲符。欲辟兵贼，书六丙符。欲辟火，书六壬符。欲辟水神，渡江河，书六戊符。若欲辟口舌，书六庚符，皆持以随身则吉。

老子曰：凡万兆修身清洁，服六甲缘身符，六十日，病愈；百二十日，神光来；二百四十日，玉女同至，上见大道君，下见心中神，可使传书，可使取水浆，可为夫妇，可为虚无，可以会难，可以语言，入冰不寒，入火不热，可以长生，可以逐邪。贤者知道，愚者谓不然，子能修之，宝之得天佑。饮食先念之，未日不食羊，酉日不食鸡，十二皆取类，不食其日肉，若食其日肉即其日神不来。所以尔者，是神之六甲，神之六乙，日神之女，故使持符神所居，百病除。魂者，人之精。魄者，人之命。气者，人之魂魄。魂魄之本，所从生者呼吸。呼吸者，魂魄成人性命之本所从生也。万物皆魂魄成，或用之在上，故曰玄。玄黄同门，玄之又玄，众妙之门。黄庭缘身上有黄庭者，脐上三寸，名曰洞庭，一名紫房，一名胃愈，一名升中。下有关元者，谓脐下三寸，一名地黄，一名泽府是也。其色正黄，如双博棋并后有幽阙，谓两肾也，一名双阙，上有二人，长三寸，所在为常，在左为承翼，在右为太阴，此东王公、西王母，所含左者戴日，右者戴月，左色青，右色白，是伏羲、女娲也。前有命门者，谓脐里中也。命门者，积气状如珠也。戏欲廉火出入丹田者，谓气至根脐也，一名太初，一名太素，一名太和，一名太阳，一名魂停，一名中黄，一名太悟公是也。太阴所系，一名众妙之门，人所生也。若悲忧不乐，即伤肝，目瞑头白，思心以养之。淫乐伤肾，腰痛体重，大小便脓血，思肝以养之。饮食醉饱，即伤脾，思肺以养之，当令母子相养病即愈。

老子分形谶曰：夫人欲奉无为之道，犹于室慎莫见人，西向舞任哉。日月夜常明，臣某乐道，使某长生，复舞曰：道大无形，可使某具太清。无曰某德能使六丁，言愈万民，三曲止。

老子曰：人不舞，无以实筋骨；人不知言，无以通血脉。通其知劳作使利而能长，不知歌舞不可以长久。

《黄庭义疏》：常省视喉咙状，令人不忘，善恶责之于此。喉咙，从舌本至心，长一尺六寸，下锐上正赤心，其色即白如银环，十二重赤脉。肺色白而且泽，满叶覆心十二片，三叶居后，至真状如白叶，在上直乳。肝在胁下，色如雄鸯，有鬲，其下六叶，胆著其中，色如绿囊，盛血，其系于脊，在乳鬲下。脾在胁下舞上，曲胃真色如黄金，宛宛下三二寸。肾在膂上，膂夹脊居，状如鼻，络以黄白脂，往往见肾玄色，黑如上漆。直见死人而恶形臭，闻恶则损，视状以服之。臭不闻臭，香亦积于此。恶于损者，谓见人被刑创痕痛折伤者。喜怒则肺肝神损，视其状以服之。惊恐肝胆神损，视其状以服之，病喜怒亦责之。言多思虑乃视色则神损，视心状以服之，心意不明亦责之。新合阴阳则肾神损，视肾状以服之，阴事肾，眼不见，耳不聪，亦责之。悲则脾神损，视脾状以服之，悲则责之。常以鸡鸣时视藏色一遍，昼日闲暇视之，以有所服及所伤，常清净则视之。一日间想视藏十遍，治服诸所伤病愈，百遍，终身无病；千遍，延年不老；万遍，长生不死。洞房中有白气如鸡子，光如月，照所在，凡子常应昼夜存之。子审欲为道、神仙不死，当先去三尸虫。心下伏尸，日三百六十息，食气三十通一咽，九十通一休息，日四为之，常以夜半鸡鸣祝曰：

东方青牙，服食青牙，饮以朝华，三咽止。

南方朱丹，服食朱丹，饮以丹池，三咽止。

中央戊己，服食精气，饮以醴泉，三咽止。

西方明石，服食明石，饮以灵汋，三咽止。

北方玄滋，服食玄滋，饮以玉饴，三咽止。

如此三十日，三虫皆死。伏尸走去，正气自安。虫尸定伏，不复还心中，兆自仙矣。拘魂制魄，存两眉间赤气白如鸡子，从兆喉中下至脐中，变令正青。从脐中下至丹田，变令正白。隔腹三缩鼻，引白气从脊上，三道并行，从项关上至洞房而止。眉间却入三寸为洞房。

太极真人服四极云牙神仙上方

真人把五方元晨之晕，九霞之精，所以神光内曜，朱华外陈，体全玉映，与气明行。行之十七年，四极老人，中央元君降下于子，一合乘云驾龙，白日登天。西梁子文奉受太上口诀，千岁五传，不得妄泄。四明科法，依隐书之，制斋五日，乃授立约，歃血盟师，金环五方，纹缯表子，誓信不宣之券。口诀，五双环也。又用青丝五两，云是西梁人法。南岳夫人云阙经系亦可，本经不及故也。常以鸡鸣平旦服，坐任意，叩齿九通，乃阴咒曰：

东方青牙，紫云流霞，三素徘徊，玄霜玉罗，服食晨晕，饮以朝华。

咒毕，以舌舐接上唇之外，取津咽液三十通行之十年，东极老人来至，受子青真，一合俱升。次阴咒曰：

南方朱丹，霞曜太微，九道绛烟，布散景辉，服食灵晨，饮以丹池。

咒毕，以舌舐接下唇之外，取津咽液三十过。行之十年，南极老人来至，受子丹景，一合上升。次阴咒曰：

西方明石，飞霞金液，服食太明，皓素之精，饮以灵沔，神华启灵，使我登云，上升高清。

祝毕，以舌舐接上唇之内，取津咽液三十过。行之十年，西极老人来至，授子素符威神，一合俱升。次阴咒曰：

北方玄滋，庆云启饴，绿霞敷晨，紫盖苍旗，服食月华，饮以琼饴。

咒毕，以舌舐接下唇之内，取津咽液三十。过行之十年，北极老人来至，授子玄录宝明，一合俱升，次阴咒曰：

戊己之元，黄素五云，四霞紫观，八景九辰，二明激晖，七曜灵尊，和精灌气，服食中元，琳华龙胎，饮以醴泉。

咒毕，以舌漱满口中玄膺内外及齿舌之间，上下表里，通而取津液随咽之三十过。行之十年，中央元君上皇玄黄气君来降，授子黄气阳精，藏天隐月，逐景绿章青要虎书，俱与五老一合上升。

玉经上诀，致五老之道，绝谷去尸，面华童颜，寒暑不避，灾害无伤，神气精明，延年益寿，万限之期。当得九琳玉液，八琼飞精，则合于二景，天地同符。五阴咒皆当叩齿九通，可但修得，不必待鸡鸣平旦也。夜半平寂，体清神闲，乃可按修之。守一之家，若闻此道，事速成也。虚淡内充，守元咽液，所谓真一，自求多福者矣。致神以六液五气，液已自备焉，故谓自求多福耳。修此道不可食脯，若饥食刘，以渐遣谷，不得一日顿绝也。所谓损之又损之，以至于无为矣。此虚映之道，自然之法，所谓远取天地之精，近取诸身此之谓也。

魏夫人赞

云牙者，五老之精气，太极之霞烟，故乘晖景之降以充于内，六液匀和，洞澈冥感，万神来降，幽映相求，不唱而应，是以龙吟方泽。故景云落霄，虎啸灵丘。故冲风四振，阳燧落明，而朱火郁起，方诸罕阴，而玄流湛溢，自然而升。不觉所测，况觉者方栖心注玄，精研道根。邪秽豁于胸中，真正存乎三官，采五晨之散晖，服六醴之霞浆，祝九天之奇宝，吐妙虚之秘言，龙曜发曜明光芒焕。味三华于皓齿，取饱液于唇锋。内炼六腑，开聪彻明，呼吸天元，魂魄炼形，朝玄使无，以至于灵。悠悠十年末，乃五神来降，何足多称哉！猥以女弱，备经上业，微音绝响，不可广告，聊叙其妙，以宣同志，苟修德之不逮者，庶不足以咎毁之矣。

诵黄庭经诀

清灵真人曰：凡修《黄庭内经》，应依帝君宝神混化玄真之道。礼咒毕，正坐东向，临目，存神形色长短，呼其名字，还填本宫。不修此法，虽诵万遍，真神不守，终无感效尔，损气疲神，无益于年命也。令抄经相示，常当口味玄虚，习咏灵音，读辄三过，别寝清身，慈真深信，勤精日新，委质就道，是非已泯，履化无恐，奉修多真，恒存五脏神形，不明遍数，既周龙驾，来现太上，岂虚世远即其人也。常旦夕漱洗，入室右足前进，烧香，东向再拜，跪曰谨启。

扶桑大帝君旸谷神王某，请读内景玉经，存五脏生华，神驾龙升。又北向再拜跪曰：谨启太上大道玉晨君，某读内景玉经乞登龙辇，上宴紫清。还向东读经三过竟，存神服色，平坐临目，叩齿三十六通，乃存。

发神苍华，字太元，形长二寸一分。

脑神精根，字泥丸，形长一寸一分。

眼神明上，字英玄，形长三寸。

鼻神玉垄，字灵坚，形长二寸五分。

耳神空闲，字幽田，形长三寸一分。

舌神通命，字正伦，形长三寸六分。

齿神崿峰，字罗千，形长一寸五分。

上面部七神，同衣紫衣绯罗裙，并婴儿之形，存之审正罗列，一面各填其宫。毕便叩齿二十通，咽气十二过，祝曰：

七源散气，结气成神，分别前后，总绕泥丸，上下相扶，七神敷陈，流形遁变，受养华元，导引八灵，上冲洞门，卫躯摄景，上升帝晨。次思：

心神丹元，字守灵，形长九寸，丹锦绯裙。

肺神皓华，字虚成，形长八寸，素衣裳带。

肝神龙烟，字含明，形长六寸二分，青锦帔衣。

肾神玄冥，字育婴，形长三寸六分。

脾神常在，字魂庭，形长七寸三分，黄苍锦衣。

胆神龙耀，字威明，形长三寸六分，九色锦衣绿华裙。

上六腑真神，处五脏之内，六腑之宫，形如婴儿，色如华童。存之审正，罗列形毕，叩齿二十四通，咽气十二过，祝曰：

五脏六腑，真神同归，总御绛宫，上下相随，金房赤子，对处四扉。

（底本出处《正统道藏》洞神部方法类。）

渊源道妙洞真继篇

真元门生李景元集解

或问经络。刘子曰：贵哉人躬，手少阳三焦经络，病证源流掣治。

大矣。道运妙真，自古及今。故善言古者，必有证于今；善言天者，必有验于人。惟天之节气一十有二，人之经络以应；周天度数三百六十有五，人之气穴以应之。言人之九窍五脏十二节，谓手足阴阳各三焉。皆通乎天气时乎。斗柄方回，寅之泰卦，律中太簇，肇当孟春之月。古以子为元，今以寅为首，则天道南行，其象在上为人马宫，在下为燕，其气专在人之三焦。三焦者，决渎之官，水道出焉。属膀胱是孤之府也。言心与肺，同处上焦，上焦如雾；次肝与脾，共处中焦，中焦如沤；又其次肾位，处下焦，下焦如渎。三焦者，水谷之道路，神气之终始也。上焦者，在心下，下膈在胃口上，主内而不出，其治在膻中玉堂下，直两乳间陷者是。中焦者，在胃中脘，不上不下，主腐熟水谷，其治在脐旁，曰天枢。下焦者，在脐下，当膀胱上口，主分别清浊，主出而不内，以传道也。其治在脐下一寸，名曰三焦，其府在气冲。气冲在腹脐下，横骨两端，鼠鼷上，同身寸之一寸。动脉应手，三焦六气变化，但诸脉皆所出。为井金关冲，二穴在手小指次指之端，去爪甲如韭叶。所流为荥木液门，二穴在手小指支指陷中。所注为腧木中渚，二穴在手小指次指本节后间。三焦俞在第十三椎下两傍，三焦之募，在脐下同身之寸二寸，名曰丹田。所过为原阳池，二穴在手表腕上陷中。以诸经络，皆以俞为原，在脐下肾间动气者，人之生命也，诸经之根本尔，故名曰原。所行为经火支沟，二穴在手腕后三寸，两骨之间。每夜乾时，人气所在，手少阳三焦经，竖者为经。及乎亥时，人气亦在三焦络，支而横者为络。甲主左手之少阳，其气在胆，属中焦。寅者，正月主左足之少阳，及乎人气在左，亦在于肝。所入为合土天井，二穴在脉外大骨之后肘上一寸陷中。三焦，手少阳之脉，起于小指次指之端，上出两指之间，循手表出臂外两骨之间，上贯肘循臑外上肩，而交出足少阳之后，入缺盆布膻中，散络心包下膈，循属三焦。三焦病者，腹气满，小腹尤坚，不得小便，窘急溢则水留。上焦者，在心下膈，在胃上口，主内而不出，其治在膻中玉堂下一寸六分，直两乳间陷者是。中焦者，在中脘，不上不下，主腐熟水谷，其治在脐傍，脐下一寸，名曰三焦。下焦者，在脐下，当膀胱上口，主分别清浊，主出而不内，以传道也，其治在脐下一寸，名曰三焦。其府在气冲，几乎丹田，三焦募也，在脐下同身寸之二寸。

上焦虚寒论曰：三焦如雾，其气起于胃上口，并咽已上贯膈，其气虚寒，则令人精神不守。引气于肺，欬嗽语声不出，膈寒之病生焉。

上焦热结论曰：上焦在心下，其气起于胃上口，并咽贯膈有热，则喉舌干燥，口气面赤，胸膈否满之病生焉。

中焦虚寒论曰：中焦如沤者，以其在胃中脘，不上不下，主腐热水谷，本胃脘之阳气。温乃能腐化水谷之精，灌养周身。若寒，客中位，则胃中冷，胃中冷则饮食不化，腹痛飧泄霍乱吐利，治法宜温补之。

中焦热结论曰：中焦者，在胃中脘，不上不下，主腐熟水谷，其气和平，能传糟粕，蒸津液变，精微上注于肺，通于荣卫，如热在中焦则为坚，故其气实则闭塞，不通上下，膈绝热外身重、目黄、目甘，脾瘅之证生焉。下焦虚寒论曰：下焦如渎，其气起于胃下脘别回肠，注于膀胱，主出而不内，以传道也。其气虚寒，则津液不固，大小便利不止，小腹痛，不欲闻人语。如三焦俱虚。上焦虚，则引气于肺；中焦虚，则生寒，腹痛、洞泄、便利、霍乱；下焦虚，则大小便不止，津液气绝寒，则补于肾。然三焦者，水谷之道路，气之所终始也。其处虽异，其原则一，故有俱虚之病，治宜温之。

下焦热结论曰：下焦者，在脐下当膀胱上口，主分别清浊，出而不内，以传道也。又下焦如渎，司决壅，泄其气，实而有热，则津液内燥，传道不利，由是有气逆、便难、胃胀、呕哕之证。

三焦统论曰：三焦有名无形，主持诸气以象三才之用，故呼吸升降，水谷往来，皆待此以通达。是以上焦在心下，主内而不出；中焦在胃脘，主腐熟水谷；下焦在脐下，主分别清浊，出而不内。统而论之，三焦者上合于少阳，出于关冲。关冲者，在手小指次指之端，是手少阳经也，太阳络也。故三焦气盛为有余，则胀气满于皮肤内，轻轻然而不实。或小便清，大便难。大便难者，由五脏不调，阴阳偏有虚实，谓三焦不和，则冷热并结故也。是为三焦之实也。则宜以嘻掣之，掣音导三焦之气，不足则寒气客之，病遗尿，或泄利，或气满，或食不消，是三焦之气虚也。则宜以劳宫二穴，抱一关元而温之，兼闭口屈舌食其胎津可也。劳官二穴火也，在掌中央动脉下，以屈无名指取之。关元者，小肠募也，在脐下同身寸之三寸，足三阴任脉之会也。

天地有大美而不言，四时有明法而不议，万物有成理而不说，故天不言而四时行焉、百物生焉。惟圣人原天地之美，达万物之理。

调理，春温，夏暑，秋忿，冬怒，四时迭运不齐也。方阳用事，万物以熙，人于是时，以祈以因。方阴用事，万物以凝，人于是时，以夷以隞。况夫六化，分治五味，五色所生，五脏所宜，皆消息盈虚系焉。攸在每岁寅卯辰月，仍为春时，春气西行，春气在经脉，故春弦如钩，脉之常也。如不从常，反是者病，春气始于下及左。又言春气始于前，故正月二月春气在肝，肝王于春，及王于甲乙，俞在颈项。肝者，将军之官，谋虑出焉，魂之居也。凡肝为发生之主，肝为少阳，阳长之始，及正月二月三月，人气在左，唯春养阳，宜食其凉，以养于阳。肝其恶风，亦畏于清，清金令也。凡春伤于风，夏为飧泄，故春病在肝与头及俞，亦在其阴矣。兼春病始于前，善养生者，则于春气调神，所为夜卧早起，广步于庭，被发缓形，以使志生，此春气应养生之道也。春以清治肝而反温，凡天之用温，可以远温，故从之则全神，逆之则伤肝。

惟斗之正建仲春之月，卯之大壮，律仲夹钟，天道西南行，其象在上为天蝎官，在下为宋，其气所在，人之大肠。

大肠者，传道之官，变化出焉。变化之方，手阳明大肠经之井金，为商阳二穴，在手大指次指内侧，去爪甲如韭叶，荥木为二间，二穴，在手大指次指本节前内侧陷中，踰木为三间，二穴在手大指次指本节后内廉侧陷中，大肠俞在第十六椎下两傍，原为合谷，二穴在大指岐骨间陷中，一名虎口。经火为阳谿，二穴在腕中上侧两筋间陷中，每昼甲时，人气所在。手阳明大肠经，及乎卯时，人气亦在大肠络。庚主右手之少阴，其气主大肠之疾。卯者为纬，二月主左足之大阳，及乎人气在左，亦在于肝。合土为曲池，二月在肘后辅骨屈肘曲骨之中，大肠抑亦与肺不殊。大肠手阳明之脉，起于大指次指之端，循指上廉，出合谷两骨之间，上入两筋之中，循臂上廉，入肘外廉上臑外，前廉上肩，出髃骨之前廉，上出于柱骨之会上，下入缺盆络肺下，膈属大肠。大肠病者，肠中切痛，而鸣濯濯。冬日重感于寒即泄，当脐下痛，不能久立，与胃候同。经云：因而饱食，筋脉横解，肠澼为痔，盖饮食自倍，肠胃乃伤。大肠疾候，大肠象金主于秋，手阳明其经也。肺之府也，为传道之官，变化糟粕出焉。其气盛则为有余，则病肠内切痛，如锥刀刺无休，息时腰背寒痹挛急，是为大肠气之实，则宜泻之。大肠气不足，则寒气客之，善泄是为大肠之气虚也，则宜补之。诊其右手寸口脉，手阳明经也。脉浮则为阳，阳实者大肠实也。大肠虚冷之病，胸中喘、肠鸣、虚渴、唇干、目急、善惊、滑泄、骨节疼痛、不能久立。寒邪客于其间，则令气虚弱不能自固，而成诸疾。诊其脉，右手气口以前阳虚者是也。大肠实，大肠者，传泻行道之腑也。其气盛实，燥热生焉。传泻不利，肠中痛如锥刀所刺，或生鼠乳，肿胀疼闷，大肠不通，腹胁胀满，腰背重痛，上气喘满，皆大肠气实之证也。病主热渗津液，故便坚不通，但隔塞不便，则其证也。故真人铭食竟行百步，数以手摩肚者，则苛疾不起，人如衰老年及八十，大便不通，津液微少，不宜寒药，动利本草中。用橘皮一斤，杏仁六两。蜜丸谓脱气丸。不惟气下，大肠润能食，不损气，入大肠中，其补泻掣，治与肺脏一揆。

天罡次建季春之月，辰之夬卦，律中姑洗。天道北行，其象在上为天称宫，在下为郑，其气攸在人之小肠。

小肠者，受盛之官，化物出焉。变化之方，手大阳，小肠经之井金，为少泽，二穴在小指之端，去爪甲下一分，荥木前谷，二穴在小指外侧本节前陷中。腧木后溪[1]，二穴在小指外侧本节后陷中。小肠俞在第十八椎下两傍。关元一穴在脐下三寸，小肠之募足太阴少阴厥阴任脉之会，下纪者关元也。原出于腕骨，二穴在手外侧腕前起骨下陷中。经火为阳谷，二穴在手外侧腕中兑骨下陷中。每昼丁时，人气所在，手太阳小肠经及乎，未时人气亦在小肠络，丙主左手之阳明，其气，主小肠之疾。辰者，三月主左足之阳明，及乎人气在左，亦在于脾。合土为少海，二穴在肘内廉节后陷中。是故小肠合心，均为表里。小肠手太阳之脉，起于小指之端，循手外上腕，出踝中，直上循臂骨，下廉出肘内侧，两筋之间，上循臑外后廉，出肩解绕肩髀，交肩上，入缺盆络心循咽下，膈抵胃，属小肠。小肠病者，小肠痛，腰脊控睾，而痛时窘之后，当耳煎热，苦寒甚。若独肩上热甚，及手小指次指之间热，若脉陷者，此其候也。泽音高阴丸，小肠病候，小肠象火，王于夏，手太阳其经也，心之腑也。水液之下行为溲，溲者流于小肠，其气盛为有余，则病小肠，热焦竭干濇，小肠䐜胀，是为小肠之气实也。则宜泻之，小肠不足，则寒气客之。肠病，惊跳不言，乍来乍去，是为小肠之气虚也。则宜补之。

小肠虚论曰：小肠者，受盛之官，心之府也。手太阳，其经也。其气虚，则为不足。故左手寸口，人迎，以前脉阳虚者，小肠虚也。虚则生寒，是故有颅际头角偏痛，耳聋不聪，惊跳小便数之证。治宜补之。

小肠实论曰：小肠者，受盛之官，心之腑也。手太阳，其经也。其气盛，则为有余。故左手寸口人迎，以前脉阳实者，小肠实也。实则生热，是故有身热来去，口疮心烦，身重汗不出，小便不利之证。以其补泻犁治之方，而与心脏不贰。

斗之又其次建孟夏之月，巳之乾卦，律中仲吕。乾道西行，其象在上为双女宫，在下为楚，其气在人之手厥阴心包经络。

井金为中冲，二穴在手中指之端，去爪甲如韭叶。荥木为劳官，二

---

[1]原文为"豀"。

穴在掌中央，屈无名指取之。踰木为太陵，二穴在掌后，两筋间陷中。经火为间使，二穴在掌后三寸两胁间陷中。每于辛时，人气所在，手厥阴心主经。及乎戌时，人气亦在心主络。巳者，四月主右足之阳明，及乎人气在右，亦在于脾。合土曲泽，二穴在肘内廉下陷中，屈肘得之。或为膻中者，臣使之官，喜乐出焉。言膻中者，在胸中两乳间，为气之海，然心主为君，以脉宣教令。擅中主气，以气布阴阳，气和志适，则喜乐由生，其输上，在柱骨之上下，前在于人迎。及言膻中者，心主之宫城也。有言膻中，一穴直两乳间陷中，仰而取之，任脉气之所发也。古仙所谓，将欲身安烹液中堂。

继序攸迁，巳午未月，仍为夏时。夏气在天则北行，故虹蜺云雾，风雨四时，此积气之成乎天者也。山岳河海，金石火木，此积形之成乎地者也。地者所以载生成之形类，虚者所以列应天之精气。形精之动，犹根本之与枝叶。昧者徒见积气昭乎上，积形位乎下，岁运居乎中，曾未达贯三为一之理也。五行之气，上应五星，内彻五脏。

尝闻药宫，云篆华台，洞笺玄谈。水德辰星，木德岁星，火德荧惑，土德镇星，金德太白之星。其于人也，为肾肝心脾肺之藏。是以夏气始于中及前，又言始于后。夏气在孙络，言经脉为里，支而横者为络，络之外者为孙。夏脉洪大，此其常也。如不从常反是者病。故自夏之四月，人气在右与脾，五月六月气同在右及头。自仲夏，善病胸胁。六月为之长夏，气在肌肉。长夏善病洞泄寒。中夏，病在阳及心与藏。夏以胃气为本，长夏亦以胃气为本，俞在胸胁，夏主人气之心，气暑热夏，以冷治心而反热。凡夏养阳，宜食其寒，以养于阳。虽然春夏饮食，寒凉之宜，未若教主旨温，犹稳也。详斯优矣。夏之暑热在心，暑气伤于形，故心恶热而畏寒。寒水令也，时乎用热可以远热。药食同宜，此其道也。是以知者，热无犯热。如人不远热，则热至。热至则身热，吐下霍乱、痛疽疮疡、瞀郁注下、膶瘛肿胀、呕鼽衄头、痛骨节变、肉痛血溢、血泄淋閟之病生矣。有言心神有余，及乎脉气。有余而形气不足者生，凡人外得五有余者。一身热如炭，二颈膺如格，三人迎躁盛，四喘息，五气逆也。此其身不表不里，亦正死必矣。但人夏伤于暑，秋为痎疟。惟圣人则不然，故能传精神，服天气而通神明。夫然则宁。有其病乎，爰有夏气调神之道。所为夜卧早起，无厌于日，使志无怒，使气得泄。此夏气之应养长之道也。逆之则伤心。

斗之正建仲夏之月，午之姤卦，律中蕤宾。午者为经，初六阴生。天道西北行，其象在上为狮子宫，在下为周，人气在心，心通五脏。

心为脏，小肠为腑，其性为暑，暑伤于形，其音征，为离象。火王于夏，绝于冬，死于壬癸。是知人之心意，以应八风所为。风从东方来，名曰婴儿风。其伤人也，外在筋纽，内舍于肝。风从东南来，名曰弱风。其伤人也，外在于肌，内舍于胃。风从南方来，名曰大弱风。其伤人也，外在于脉，内舍于心。风从西南，来名曰谋风。其伤人也，外在于肉，内舍于脾。风从西方来，名曰刚风。其伤人也，外在于皮，内舍于肺。风从西北来，名曰折风。其伤人也，外在于手太阳之脉，内合于小肠。风从北方来，名曰大刚风。其伤人也，外在于骨，内舍于肾。风从东北来，名曰凶风。其伤人也，外在于掖胁，内舍于大肠。故人之心意，以应八风。盖生气通天，未为小端。心藏于神神好恬淡虚无。心为君主之官，亦为阳父，心之外者为阳。盖心者，生之本神之变，故神明出焉。其华在面，其充在血脉。脉者血之府，府聚也。诸血皆属于心。如人久视则伤血，劳于心也。心劳者，忽忽喜忘，大便苦难。或时鸭溏，口内生疮或忧愁思虑则伤心，心伤则苦惊善忘喜怒。心者，阳气也。心为阳中之太阳，阳病者，发于血。心养血，是以五脏所宗者脉。心主脉，其脉行于臂手。心开窍于耳，及前阴后阴。凡精气并于心，则喜。故暴喜伤阳及心与气。心液为汗，心气主于舌，其候在舌。惟心气和，则通于舌。心和，则舌能知五味矣。其臭为焦，故舌柔则存。如涩硬短缩者死。心欲苦味。苦味者，先入于心。多食苦，则皮槁而毛拔。心欲耎，急食咸以耎之。心苦缓，急食酸以收之。心恶热而畏寒。寒，水令也。味过于苦，脾气不濡，胃气乃厚，味之所禁。咸走血，血病，无多食咸。心之所禁，温衣热食。是以圣人之于声色滋味也，利于性则取之，害于性则捐之。但饮食入胃，滋养心脏。故心荣，面色以应日。故心之热者，颜额先赤。有言心热者，色赤而络脉溢。有言：其色多青，则痛；其色多黑，则痹；其色多黄赤，则热；其色多白，则寒；五色皆见，则寒热也。然虽赤黄为热，而青白与黑为沴。岂可不知，惟南方赤气，故气满能声，风雷之为也。在人之心，藏其声，为笑熙哈之为也。但心和则如是。若心不和，其声动变，病为哕噫及其为忧。缘心为君，为父，为五气之主。故气脉声色皆系心焉。凡人之心脏，而变化多方。物生，谓之化；物极，谓之变。手少阴，心之经。井木为少冲，二穴在手小指内廉端，去爪甲如韭叶。荥火少府，二穴在手小指本节后陷中。腧土神门，二穴在掌后兑骨端，如绝者，死不治。心俞在第五椎下两傍。心脏俞者，在于夹脊，相去同身寸之一寸半，乃太阳之会。心之原，出于太陵，注在心包经内。经金灵道，二穴在掌后一寸五分，或曰一寸。每昼丙时，人气所在，手少阴，心之经及乎。午时，人气亦在心之络。丁主右手之阳明，其气亦主心脏之疾。午者为经，五月主右足之太阳，兼人气在右，亦在于头。合水为少海，二穴在肘内廉节后陷中。手少阴，心之脉，起于心中，出属心系。下膈络小肠，心之平脉，洪大为常，沈为贼脉，厥疾生焉。心气暑热，心藏血脉之气，若邪气在心则病，心痛、喜悲、时眩、仆心。其病之在于脉气及乎五脏。故心病者，胸中痛，胁支满，胁下痛，膺背肩胛间痛，两臂内痛，是以心病候者。心象火。王于夏，其脉如钩而洪大，其侯舌，其声言，其臭焦，其味苦，其液汗，其养血，其色赤，而藏神手少阴其经也。与小肠合，小肠为腑而主表，心为脏而主里。心气盛为神，有余则病。胸内痛，胁支满，胁下痛，膺背肩胛两臂间痛，喜笑不休，是心气之实也。实则生热，热则阳气盛，阳气盛则荣卫之气不能通行，心神烦乱，面赤身热，口舌生疮，咽燥头痛，热多则筋驰，骨消肉烁，腘破毛直而败。或言：阳气有余，阴气不足，则热中。善饥，心气不足，则胸气大胁下，与腰背相引而痛，惊悸恍惚，少颜色，舌本强，善忧悲，是为心气之虚也。心之统论：心与小肠合，故手少阴经与手太阳经为表里，其象火，其王夏，其脉洪，在藏为神，在志为喜，在变动为忧，在液为汗。是故心气虚，即悲不已，实则笑不休。心气虚则梦救火，阳物得其时则梦燔灼。心气盛则梦喜笑恐畏厥。气客于心则梦丘山烟火。心衰则健忘。心热则多汗。心热病者，先不乐数日乃热，热争则卒，心痛烦闷，善呕，头面赤，无汗。气逆者，厥也。谓阴阳二气卒有衰绝，逆于常度。若阴气衰绝，于下则为热厥。如阳气衰绝，于下则为寒厥。虚则生寒，寒情绪不乐，或悲不已，心腹暴痛，唾清涎，喜忘，多惊。寒多则筋挛骨痛，及乎凝泣。有言心神不足及乎脉气不足，而形气有余者则死。或言阳气不足，阴气有余，则寒中，肠鸣腹痛。若阴阳俱有余，俱不足，则有寒有热。故诸痛痒疮疡，皆属于心。诸热瞀瘛，皆属于火。诸禁鼓慄，如丧神守，皆属于火。诸逆冲上，皆属于火。诸躁狂越，皆属于火。诸病胕肿疼酸惊骇，皆属于火。诸胀腹大，皆属于热。诸病有声，鼓之如鼓，皆属于热。诸转反戾，水液浑浊，皆属于热。诸呕吐酸暴注下迫，皆属于热，故热胜则肿结。阳者肿四肢，四肢为诸阳之本。凡人之温热者，疮汗之。则疮已热之，则风生。故心风而口赤及乎皮剥。以夏丙丁伤于风者为心风。心风之状，多汗、恶风、焦绝、喜怒，赫赤色。病甚则言不可快，诊在口，其色赤。惟有道者则不热，如心偶虚，宜用药食味酸者，以补之。及乎实者，则用味甘者以泻之。专进犂气之方，呵以治之，但病疹即已，不可过尔。

抑又再建季夏之月，未之遁卦，律中林钟。言人气应音，人阴阳合气应律。天道东行，其象在上为巨蟹宫，在下为秦，其气在人之肺。

肺为脏，大肠为腑，象金，其性清凉，其音商。王于秋，绝于夏，死于丙丁，养于皮毛。肺贵冲虚，主和气之源，为诸脏之长。心之华盖，体之阴母。又为阴中之少阴，阴藏之初，亦为相传之官，治节出焉。故肺者，气之本，魄之处也。专行荣卫，阴阳荣行，脉中血也。卫行脉，外气已故。其华在毛，其充在皮。言人脉气与皮以应，于天为皮，覆百骸，气毓五脏。盖气与皮毛，则易伤风邪。风邪伤于腑脏，而血气虚弱。又因劳役大汗之后，或经大下而亡津液。津液竭绝，肺气壅塞，不能宣通诸脏之气，因生肺痿也。其病欬唾而呕，逆涎沫，小便数是也。但人久卧则伤气，劳于肺矣。肺劳者，短气而面肿，鼻不闻香臭。又曰形寒，寒饮食伤肺，故形寒饮冷则伤肺。肺伤则少气，欬嗽鼻鸣。肺开窍于鼻，其液为涕。口鼻者，气之门户也。如和气通，于鼻肺和，则鼻能知香臭矣。其臭为腥，故侯于鼻。肺欲辛，辛味者先走入肺，但气病者无多食辛。如味过于辛，筋脉沮弛，精神乃央。故多辛，则筋急而爪枯。肺欲收，急食酸以收之。肺欲散，急食辛以散之。肺苦气上逆，急食苦以泄之。肺恶寒，寒阴气也。不独恶寒，抑亦畏热，热火令矣。喜则伤于肺气。精神并于肺，则悲亦伤也。肺禁寒饮食寒衣，及乎因而大饮则气逆，如饮多则肺布叶举，故气逆而上奔也。凡饮与色，切忌当风。尧夫言清欢，少有虚，三日极饮，未尝过五分。王老云饮食侵肺，痰水上冲，气壅不行，面发疮疡。有言肺壅则大肠阈阓。是知肺气惟贵清凉，故色白者肺。肺主音声，声为哭泣，其变动为欬嗽。手太阴肺之经。井金为少商，二穴在手大指内侧端，去爪角如韭叶。荥水为鱼际，二穴在手大指本节后内侧散脉中。腧本为太渊，二穴在掌后陷中，如脉绝者，死不治。有言，肺俞在第三椎下两傍，及乎肩背。肺之原，出于太渊，经火为经渠，二穴在寸脉中。每于艮时人气所在，手太阴肺之经，及乎寅时，人气亦在肺之络。辛主右手之太阴，亦主肺脏之疾。未者，六月主右足之少阳兼人气在右与头。合土尺泽，二穴在肘约文中。肺之脉为天府，在肘后内侧上掖下，同身寸之三寸，动脉应手，肺之气也。肺手太阴之脉，起于中焦，下络大肠，还循胃口，上膈属肺。从肺系横出腋下，循臑内行，少阴心主之。前下肘中循臂内上骨，下廉入寸口，上鱼际，出大指之端。是以肺脉浮短，此其常也。贼脉洪大，厥疾生焉。故肺主气之本源，如气血不和，则百病变化而生。盖气血者，喜温而恶寒，犹雪在水中，凝而不散。肺气清凉，肺行荣卫，阴阳荣血也。卫气已，有言精气并于肺则悲。又言喜怒则伤气，若邪气在肺，则欬动肩背。肺病者，喘欬逆气，肩背痛，汗出尻阴，股膝脾腨胻足皆痛。肺病候，肺象金，肺王于秋，肺脉如毛而浮。肺侯鼻，肺声哭，肺臭腥，肺味辛，肺液涕，肺养皮毛，肺藏气，肺色白。肺神魄，手太阴肺之经，与大肠合。大肠为腑，主表肺，为脏主里。肺气盛则气有余而病，喘嗽上气，肩背痛，汗出尻阴，腹膝踹胫足皆痛，是为肺气之实也。则宜泻之。肺气不足，则少气，不能报息，耳聋溢干，是为肺气之虚也。则宜补之。

肺脏统论：五脏设位，肺独居上。故天气通于肺。肺主皮毛，为五脏之华盖。在五物，为魄，魄则并精而出入者也。在五性为义，义则胜物而断制者也。开窍于鼻，故其液为涕。涕者，继泣而先泗也。在声为哭，故其志为忧。忧者，阴肃而情惨也。其色白者，入二故也。其味辛者，物成故也。以至在天为燥，在地为金，在音为商，在臭为腥，无非时数，气类之所系也。然尝以经脉表里之，手太阴，肺经也。手阳明，大肠之经也。二者之经为脏腑，表里之合。手太阴之经，已注于前。其支者，从腕后直出，次指内廉，出其端阴阳适平，经络和顺，盈虚消息，莫睹偏胜。一失其平，病所由生。过为有余，有余病也。不及为不足，不足亦病也。有余之病，是谓肺实。不足之病，是谓肺虚。肺实之证，喘嗽上气，肩背痛，汗出阴股，膝经皆痛是也。肺实热，则喘逆胸凭仰息。手太阴经，为热气所加，故为肺实之病。甚则口赤张引，饮无度，体背生疮，以至股端胫皆痛。肺热病者，洒淅然厥起毫毛，恶风寒，舌上黄，身热。热争则喘欬，痛走胸膺，背不得大息，头痛不堪，汗出而寒。气逆，则丙丁死，燥胜则干。诸气膹郁，皆属于肺，诸痿喘呕皆属于上。肺热者，右颊先赤，及乎色白而毛拔。肺风而眉白。以秋庚辛中于邪者，为肺风。肺风之状，多汗恶风，色皏然白，时欬短气，昼日则瘥，暮则甚。诊在眉上，其色白。如肺偶实，宜用药，食味辛者以泻之。专进□气之方，颏挢头昂，呬以治之。勿令耳闻。如肺脏虚弱，为风邪所伤，则清冷之气上攻，而鼻流清涕。盖肺开窍于鼻，在液为涕故也。及乎虚者，则用味酸者以补之。凡法之施实者，宜泻虚者，宜补有余则损之。不足则益之。此其大略也。

爰惟斗建孟秋之月，申之否卦，律中夷则。天道北行，其象在上为阴阳宫，在下为晋，其气在人之胆。

胆者，中正之官，决断出焉。故为中精之府。足少阳胆之经，井金为窍阴，二穴在足小指次指之端，去爪甲如韭叶。荥木侠谿二穴在足小指次指岐骨间本节前。腧木临泣，二穴在足小指次指本节后间陷中，去侠谿一寸半。有言胆俞在第十椎下两傍，原胆之原。出于丘虚，二穴在足外踝下，如前。去临泣三寸。经火阳辅，二穴在外踝上四寸，辅骨前，绝骨端，如前三分。每夜壬时，人气所在，足少阳胆之经。及乎子时，人气亦在胆之络。甲主左手之少阳，亦主胆腑之疾。申者，七月主右足之少阴，兼人气在右与肺。合土阳陵泉，二穴在膝下一寸外廉陷中，胆之脉系于肾。胆足少阳之脉，起于目，锐眦上抵头角，下耳后，循头行手少阳之前，至肩上却交出，手少阳之后，入缺盆。胆病者，善太息，口苦呕宿汁，心下澹澹然恐人将捕之，嗌下吤吤焉。数唾，胆其动为呕，胆气勇故为呕。胆病候，胆象木，王于春，足少阳其经也。肝之腑也，谋虑出焉。诸府皆取决断于胆，其气盛为有余，则病腹内。冒冒不安，身躯习习，是为胆气之实也。则宜泻之。胆气不足，其气上溢而口苦，喜大息，呕宿汁，心下澹澹，如人将捕之，嗌中介介数唾，是为胆气之虚也。则宜补之。

论曰：夫胆者，肝之府，为阳足少阳经。不足者，胆虚也。虚则生寒，寒则其病。恐畏不能独卧，口及乎头眩，痿躄足指不能摇，坐不能起，僵仆目视，眈眈然。盖胆虚则精神不守，其气上溢，循其所在而生病也。

论曰：胆实则为有余，有余则生热，热则精神不守。胸中冒闷，心烦咽干，口吐苦汁，昼夜耽睡。及乎腹中气满，饮食不下咽，干心胁痛不能转侧，足外反热，是为阳厥。及头痛，目锐眦痛，缺盆中肿痛，腋下肿，马刀侠缨，皆谓胆气实，足少阳经壅滞故也。如胆腑虚实病证，补泻犫治宜用之方，与肝脏表里同焉。

绍月攸徙于申酉戌，仍为秋时，秋气东行，秋气在阳。

秋王于肺，及王庚辛。庚主右手之少阴，辛主右手之太阴，故秋气始于上，及乎始于右。又言始于前，有言始于后。七月八月，人气在右与肺，九月亦在右与心。秋气在皮肤与毛窍，俞在肩背。秋气者，病在肺，秋伤于湿，上逆而欬发为痿厥。秋气者，善病风虐，秋伤于湿，冬生欬嗽。故秋以温治肺而反清。秋以胃气为本。胃者，五脏之本也。惟秋养阴，宜食其温。时乎用凉，可以远凉。故从者和，逆者病。秋气调神，其脉如毛，此为常也。反是者病。惟圣人有奉天养生之方，所为早卧早起，与鸡俱，兴收敛神气。使秋气平，无外其志，使肺气清。此秋气之应，养收之道也。

抑又次当河魁，正指仲秋之月，酉之观卦，律中南吕。天道东北行，其象在上为金牛宫，在下为赵，其气在人之胃。

胃犹正也。脾胃者，仓廪之官，五味出焉。脾者藏也，胃者府也。脾胃二气相为表里，乃五谷之腑。为水谷之海，主受盛饮食者也。脾气磨而消之，则能食。但脾胃二气俱虚弱，故不能饮食也。盖缘饮食，自倍肠胃乃伤。惟有道者，历天之四时，调人之五脏，皆以胃气为本。如冲阳脉气绝者，死不治。足阳明胃之经，井金为厉兑，二穴在足大指次指之端，去爪甲如韭叶。荥木为内庭，二穴在足大指次指外间陷中。腧木为陷谷，二穴在足大指次指之间本节陷中，去内庭二寸。胃俞在第十二椎下两傍。原出于冲阳，二穴在足附上五寸骨间动脉上去陷谷三寸。经火为解谿，二穴在冲阳后一寸半，腕上陷中。每昼乙时，人气所在，足阳明胃之经。及乎辰时，人气亦在胃之络。戊主右手之太阳，亦主胃府之疾。酉者为纬，八月主右足之太阴，兼人气在右，亦在于肺。合土为三里，二穴在膝下三寸，骱骨外大筋内宛宛中。胃足阳明之脉，起于鼻之交额中，旁纳太阳之脉，下循鼻外上齿中，还中挟口，环唇下交承浆。却循颐后下廉出大迎。循颊车上耳前，过客主人，循发际至额颅。胃病候，胃象土，王于长夏，足阳明其经也。脾之腑也，为水谷之海。诸脏腑皆受水谷之气于胃。气盛为有余，则病腹。䐜胀满，是为胃之气实也。则宜泻之。胃气不足，则饥而不受水谷，飧泄呕逆，是为胃气之虚也。则宜补之。

胃虚冷论曰：足阳明胃之经，与足太阴为表里。其气喜温而恶寒，得温则能变化水谷。若其气不足，寒冷之气乘之。则令胫寒。不得卧，恶风洒，洒目急，腹中常痛，两胁虚胀善鸣，时寒时热，唇口干，面目浮肿，饮食不下，皆胃寒冷故也。

胃实热论曰：胃气盛实，则壅涩不宣，蕴积生热。令人口干烦渴，面目悉黄，谵妄狂越，身热多汗，腹胁坚满，大便秘难，皆其证也。况胃气以食为本，然而五谷果菜，食养尽之，无使过之，伤其正也。于中未及言肉者，为道家之所禁。故尔刘老言，道在老饕，实腹泾溲，气泰而已。盖食以养胃，胃通于肾，肾者胃之关也。故易之颐卦养也。君子以慎言语节饮食，其斯之谓欤。

斗之乃建季秋之月，戌之剥卦，律中无射。天道南行，其象在上为白羊宫，在下为鲁，其气在人之膀胱。

膀胱者，州都之官，津液藏焉。气化则能出矣。乃为仓廪之本营之居也。故肾合膀胱，二者津液之腑。经言：膀胱而藏津液，若得气海之气施化，则溲便注泄。如气海之气不及，则閟隐不通。足太阳膀胱之经，井金为至阴，二穴在足小指外侧，去爪甲如韭叶。荣木为通谷，二穴在足小指外侧，本节前陷中。腧木为束骨，二穴在足小指外侧，本节后陷中。膀胱俞在第十九椎下两傍。膀胱之原，出于京骨，二穴在足小指外侧，大骨下赤白肉际。经火为昆仑，二穴在足外踝后跟，骨上陷中。每昼坤时，人气所在，足太阳膀胱经。及乎申时，人气亦在膀胱络。壬主左手之太阴，亦主膀胱之疾。戌者九月，主右足之厥阴，兼人气在右，及在于心。合土为委中，二穴在腘中约文内，动脉陷中。足太阳，膀胱之脉，起于目内眦，上额交巅。其支者，从巅至耳上角。其直者，从巅入络脑。还出别下项，循肩膊内挟脊，抵腰中循旅络。肾属膀胱，膀胱病者，小腹偏肿而痛，以手按之，即欲小便而不得。肩上热若脉陷，及足小指外廉，与胫踝后皆热，津液涸竭矣。膀胱病候，膀胱象水，王于冬，足太阳其经也。肾之腑也。五谷五味之津液，悉归于膀胱。气化分入血脉，以成骨髓也。而津液之余者，入胞则为小便。其气盛；为有余，则病热。胞㿜小便不通，小腹偏肿痛，是为膀胱气之实也。则宜泻之。膀胱不足则寒，寒气客之，胞滑小便数而多也。面色黑，是为膀胱气之虚也。则宜补之。

膀胱虚冷论曰：膀胱者，津液之府也。气化则能出矣。其气不足则虚，虚则寒气乘之，致津液滑利而不能制约。故其证小便利多，小腹痛甚，则项背腰尻腘腨痛。故膀胱不约为遗溺者，以此为膀胱虚冷，小便频数尔。

膀胱实热论曰：膀胱州都之官，津液藏焉。气化则能出矣。其气有余则实，实则热气留之，故壅阏而不通。其内证，胞闭不得小便，烦满而躁。其外证，体热腰中痛，头眩眩是也。故膀胱不利为癃者，以此其补泻犁治之方，与肾经一制。

爰惟天罡，仍建孟冬之月，亥之坤卦，律中应钟。天道东行，其象在上为双鱼官，在下为魏，其气在人之肝。

肝为脏，胆为腑，象木。其性暄，其气温和，其音角。王于春及甲乙，绝于秋，死于庚辛。肝者，将军之官，谋虑出焉。魂之居也。其华在爪，其充在筋膜，以生血气。但人久行，则伤筋，劳于肝也。肝劳者，面目干黑，口苦，精神不守，恐畏不能独卧，目视不明。又曰大怒气逆，则伤肝，肝伤少血目暗。肝生怒，怒伤肝，故暴怒伤阴，及伤于气。有言肝病者，两胁下痛，引小腹，令人善怒。故恚怒逆气，上而不下则伤肝。肝开窍于目，侯于目，其色青，其液泣，其臭膻，其味酸。酸味先走入肝，肝欲酸，多食酸，则肉胝膓而唇揭。肝苦急，急食甘以缓之。故肝病者禁食辛。言人之脏腑将疾，以其变动，必须见象于容色音声之间。肝热则左颊先赤色，若苍而爪枯，肝风而目青。其目内眦为睛明，二穴乃手足太阳，及足阳明。阴跷阳跷，五脉之会。如厥则目无所见，厥则阳气并于上，阴气并于下。阳并于上，则火独光也。阴并于下则足寒，足寒则胀也。夫一水不胜五火，故目眦盲一水目也，五火谓五脏之厥阳也。但诸筋皆属于目，故肝养筋。言诸筋以膝为腑，故诸筋聚于阴器，而脉终于舌本。或言结于舌，本肝之变动，其声为叫呼啸语，兼欠牵握。足厥阴肝之经，井木为大敦，二穴在足大指端，去爪甲如韭叶。荥火为行间，二穴在足大指门动脉应手，腧土，为太冲，在足大指本节后二寸，或一寸半动脉中。脉绝者死，不治。肝俞在第九椎下两傍，肝之原出于大冲，经金为中风，二穴在足内踝前一寸，仰足而取之。每夜癸时，人气所在足厥阴肝之经。及乎丑时，人气亦在肝之络。乙主左手之太阳，亦主肝脏之疾。亥者，十月主左足之厥阴兼人气，在左亦在于心。合水为曲泉，二穴在膝内辅骨下，大筋上小筋下陷中。肝足厥阴之脉，起于大指丛毛之际，上循足附，上康去内踝一寸，上踝八寸交出太阴之后，上腘内廉，循股阴入毛中，过阴器抵小腹挟胃属肝络。胆肝之平脉乃弦，贼脉乃浮。肝气温，和肝脏筋膜之气。故邪在肝，则两胁痛，寒中恶血，在内行，善制手节脚肿。言肝病惊骇，及在于筋。肝其禁风，肝不独恶风，亦畏于清，清金令也。夫肝主于春，其脉弦而长者，肝平脉也。其脉沈而浮滑者，肝贼脉也。是肝气虚也。虚则生寒，寒则胁下坚硬，视物不明，眼生黑花，脚筋转，面青爪枯，喜悲恐，不得大息。甚则恐恐然，如人将捕之。并肝虚候，实则生热阳盛，致心下坚满，目痛眼眦赤，颈直背强，筋急不得屈伸。甚者忿忿多怒，并肝实候。

肝病候论：肝象木，王于春。其脉弦，其神魂，其候目，其华在爪，其充在筋，其声呼，其臭臊，其味酸，其液泣，其色青，其藏血，足厥阴其经也。与胆合为腑，而主表。肝为脏而主里，肝气盛为血，有余则病。目赤，两胁下痛，引小腹，善怒。气逆则头眩，耳聋不聪，颊肿，是肝气之实也。则宜泻之。肝气不足则病，目不明，两胁拘急，筋挛，不得太息，爪甲枯，面青，善悲，恐如人将捕之。是肝气之虚也。则宜补之。肝热病者，小便先黄，腹痛多卧。身热，热争则狂言及惊，胁满痛，手足躁，不得安卧。手足者，诸阳之本也。气逆则头痛，员员脉引冲头也。逆犹厥也。厥阴木之风化，动性生焉。故风胜则动，风之伤人也。善行而数变，腠理开则洒。然寒闭，则热而闷。以春甲乙伤于风者，为肝风。肝风之状，多汗，恶风，善悲，色微苍，哑干，善怒，时憎女人。诊在目下，其色青。

肝病筋急论曰：肝病筋急者，肝与筋合也。盖足厥阴之经不足，则脉弗营。脉弗营则风邪易侵，搏于筋脉，故令筋急而挛缩也。兼肝脏风毒，气注于臂头项肩髆腰足，筋脉拳急，攻刺疼痛。或四肢虚肿，头目旋运，黑花昏暗，呕逆减食。但凡面肿曰风，风阳气也。故诸风掉眩，皆属于肝，诸暴强直皆属于风。中风者，风气中于人也。风是四时之气，分布八方，主长养万物。从其乡来者，人中少死病。不从乡来者，人中多死病。其为病者，藏于皮肤之间，内不得通，外不得泄。其入经脉行于五脏者，各随脏腑而生病焉。肝中风，但踞坐不得低头，若绕两目连额，色微有青。唇青面黄者，可治。有言隙风扇风，其中人也。微其伤人也。大及乎厉风，风寒客于脉而不去，名曰厉风。或名曰寒热，故诸风皆归于肝风者，百病之始也。如贼风数至，虚邪朝夕避之有时。惟圣人避邪，如避矢石。如肝实者，以酸泻之。用嘘气而犁之虚者，以辛补之。禁当风，斯养生之式也。

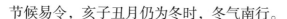

节候易令，亥子丑月仍为冬时，冬气南行。

十月人气在左与心，十一月、十二月气亦在左与肾。冬气始于标，标为首，亦为末。有言始于前，冬气在骨髓中，俞在腰股腰为肾府。冬气在肾病亦在阴，兼在四肢。冬善病痹，厥故阳病发于冬。十一月人气在左与肾，况冬王于肾，及王壬癸。壬主左手之太阴，及王壬癸。癸主右手少阴。冬以胃气为本，故冬养阴，宜食其热。冬以热治肾而反寒，斯时也。有调神之方，所为早外晚起，必待日光，去寒就温勿泄皮肤之汗，此冬气之应藏养之道也。如人不远寒则寒至，寒至则坚否，腹满痛急下利之病生矣。其脉如石，反是者病，故天之用寒，可以远寒。从之则保命，逆之则伤肾。肾其恶燥，亦畏于湿，湿土气也。如冬伤于寒春，必温病。凡人之百病，而病莫大于伤寒。其证，一日巨阳受之，二日阳明受之，三日少阳受之，四日太阴受之，五日少阴受之，六日厥阴受之，七日巨阳病衰，八日阳明病衰，九日少阳病衰，十日太阴病衰，十一日少阴病衰，十二日厥阴病衰，此十二经脉相传之盛衰也。反者三周乃息，所谓三周，于手足各三阴三阳之脉状矣。惟古之至人，春不病温者，以其藏精于肾而已。精者身之本也。经言精血性命，与道为一。故圣人贵精，盖其精甚真。自古及今，言真人者，善能不生不化与道合同。所谓不与化为人焉。能化人，但人摄养尊生，不病温者渊兮，是名妙真。

晷运推移斗，其正建仲冬之月，子之复卦，初九阳生，而见天地之心。仍为冬时，惟斯之际，为坎之北方，中有玄天上帝，变见无穷，专主人间善恶报应，昭然影响，律中黄钟。天道东南，其象在上为宝瓶宫，在下为齐，其气在人之肾。

肾为脏，膀胱为腑，象水，其性凛，其气寒。冽寒则伤形。其音羽，王于冬，绝于季，死于戊己。肾者，作强之官，伎巧出焉。精之处也。其华在发，其充在骨髓。肾有二枚，左为肾藏志，志乐精神内守，右为命藏精。肾者，阴气也。为五脏之根，主身之骨髓及齿。齿者，骨之本，有言骨之余。但人久立则伤骨，劳于肾也。肾劳者，背难以俛仰，小便不利，色赤黄而有余沥，茎内痛，阴湿，囊生疮，小腹满急。又曰强力举重，久坐湿地，伤肾。肾伤，少精，腰背痛厥逆。肾开窍于耳，及前阴后阴。候于耳，其色黑，其液唾，其臭腐，其味咸。咸先走入肾，肾欲咸，咸走血。血病，无多食咸。多食咸则脉凝，泣而色变。味过于咸，肌短心气逆大骨气。劳肾贵养骨，故肾之阴病发于骨。凡人不能久行立，则振掉骨将惫矣。兼因而强力，肾气乃伤，高骨乃坏。盖得强者生，失强者死。肾欲坚，急食苦以坚之。苦以补之，咸以泻之。肾苦燥急，食辛以润之。肾恶燥，亦畏湿，湿土气也。精气并于肾则恐，肾生恐，恐则伤。肾禁犯焠㶼热食温炙衣人。或有病，问其所欲五味，以知病之所起也。肾病见色，外为色。青黑为痛，白为寒。肾热则颐赤，口下为颐。肾热者，色黑而齿枯，有言齿槁。肾风而肌黑，及乎皮黑。肾气通于耳，肾和则耳能闻五声矣。肾病，其声变动，为欠阴焉。为嚏阳也。为呻吟战栗。有言五脏各有精随，用而灌注于肾。肾为都会，关司之所。足少阴肾之经，井木为涌泉，二穴在足心陷中，屈足卷指宛宛中。荥火为然谷，二穴在足踝前大骨下陷中。腧土为太谿，二穴在足内踝后，跟骨上陷中。脉绝者死，不治。又俞在第十四椎下两傍。肾之原出于大谿，经金为复溜，二穴在足内踝上二寸。每昼庚时，人气所在足少阴肾之经。及乎酉时，人气亦在肾之络。癸主左手之少阴，其气亦主肾脏之疾。子者，为经十一月，主左足之太阴，兼人气在左及在于肾。合水为阴谷，二穴在足脉内辅骨后，大筋下小筋上。足少阴之脉，循于胸少阴冬脉也。起于小指之下，邪走足心，出于然骨之下，循内踝之后，别入跟中，以上端内，出腘内廉上股肉后，廉贯脊，属肾络膀胱。肾之平脉，沈贼脉缓，但人脉病不足。其形气不病而有余者，则死。形气不足而脉气不病而有余者，则生。盖脉主生死，其大矣哉。凡脉之惟纲二十四种所为。

浮脉，阳也。为热，为痛，为呕，为胀，为痞，为喘，为厥，为内结，为满不食。脉浮之状，若水上之浮萍风中之浮云也。

芤脉，按之则无，举之来至。故淋涩疼痛，由失血之所致。

洪脉，为胀，为满，为痛，为热，为烦。如水之共流，波涌而陇起。

滑脉，为吐，为满，为欬，为热，为伏痰，为宿食，为蓄血，为经闭，为鬼，为血气。俱实，故其滑若珠也。

数脉，为热，为虚，为吐，为痛，为烦渴，为烦满。

促脉，曰气，曰血，曰饮，曰食，曰痰。故阳盛则促，阴盛则结。

弦脉，为寒，为痛，为饮，为疟，为水气，为中虚，为厥逆，为拘急，为寒癖。举之无有，如张弓弦。

紧脉，为寒，为痛头骨肉等，为欬，为喘。故诸紧为寒，如切绳状。

沉脉，为实为水，为寒为喘，为症为瘕。

伏脉，为霍乱，为疝瘕，为水气，为溏泄，为停痰宿食，为诸气上冲，为恶脓贯肌。

濡脉，为虚，为痹，为自汗，为气弱，为下重濡而弱，为内热外冷自污，为小便难。

革脉，为满，为急，为虚寒相搏革改也。去故也，固结不移之状。

实脉，邪气盛则实，精夺则虚。

微脉，为虚，为弱，为衄，为呕，为泄亡汗，为拘急，为中寒微弱，为少气。

濇脉，阴也。为少血，为亡汗，为气不足，为逆冷，为下痢，为心痛。若乃不饮，则津液不足，脉道不利，体自濇矣。

细脉，极细而软者。谓之微，尖于微。常有但细者，谓之细。惟其真气虚少，胫酸，髓冷，乏力，折精。

软脉，极软而浮细濡者。如衣帛在水中，轻手相得，以其血少，不能充实。

弱脉，弱而虚。为风热，为自汗。以弱之所主为阴，为虚，为悸故也。

虚脉，为寒，为虚，为怯，为弱，为食不消化，为伤暑。若夫天真不固，荣卫失守，气血衰耗，于中著之于脉，安得不濡软而虚耶。

散脉。六腑气绝于外，则手足寒，上气五脏。气绝于内，则下利不禁，甚者不仁。其脉皆散，散则不聚，病亦危矣。

缓脉。在下为风，为寒，为弱，为痹，为疼，为不仁，为气不足，为眩晕。

迟脉，为寒，为痛。故诸阴为寒，寒则浮，水闭胕肿。

结脉，为痰，为饮，为血，为气。夫人一昼一夜，一万三千五百息之间。故脉止而复来，可名曰结。又言，或往或来，聚而却还，曰结。如四肢气闷，连痛时来，则结脉之病也。

代脉者，一脏绝，他脏代至。所主形容，羸瘦，口不能言，以明天真愈极也。

动脉，为痛，为惊，为挛，为泄，为恐。惟其阳欲降，而阴逆之，阴欲升而阳逆之。两者相博，不得上下，鼓击之势陇然高起，而动脉之形著矣。故阳有所动，则阳虚矣。阴有所动，则阴虚矣。经言，脉者所以决死生，处百病，调虚实，不可不通矣。如实实虚虚，是谓损不足益有余，此之死者明矣。虖故脉之字说，言人脉以应月，惟坎之一宫。为水为月以点，为高部上池之水。以一为中部，霝池之水。以水为下部，涌众之脉。荣注大谿，是知三水通灌，可以永寿。此无竟之液，仍几于道。先师云：肾之经络属水，是巳上池一点水，生我到如今。盖养生之方，在乎调气。故肾藏骨髓之气，肾气寒冽。寒，阴气也。如寒邪在肾则病，骨痛，阴痹。阴痹者，按之不得，腹胀腰痛，大便难，肩背颈项痛时眩。肾病者，腹颈肿，喘欬，身重，寝汗出，憎风。肾其病，谿肉之小会，及乎骨髓。肾病候，肾象水，王于冬，脉如石而沉。其候耳，其声呻，其臭腐，其味咸，其液唾，其养骨，其色黑，其神志足少阴其经也。与膀胱合，膀胱为腑，主表。肾为脏，主里。肾气盛为志，有余则病，腹胀，飧泄，体肿，喘欬，汗出，憎风，面目黑，小便黄，是为肾气之实也。则宜泻之。肾气不足则厥，腰背冷，胸中痛，耳鸣若聋，是为肾气之虚也。则宜补之。

肾脏统论曰：肾足少阴经，膀胱足太阳经，相为表里，其王冬，其象水，其脉沈，其养骨髓，其神精与志，其候耳，其声呻，其臭腐，其味咸，其液唾，其色黑，其气闭藏。时故早卧晚起，必待日光，去寒就温，无扰乎。阳为藏养之道，逆冬气则少。阴不藏，肾气独沈。其证小腹胀满，小便黄赤，末有余沥，数而痛者，此肾实也。肾热病者，先腰痛，胻酸苦渴，数饮身热。凡冬为伤寒，春为温疫，夏为热病。热争则项痛，而强胻寒且酸足，下热不欲言其逆，则项痛员员澹澹。然肾热有余，则生于风，而肌与皮皆黑。以冬壬癸中于邪者，为肾风。肾风之状，多汗恶风，面庞然浮肿，脊痛不能正，立其色炲，隐曲不利。诊在肌上色黑，故肾象水。其气寒冽，寒阴气也。肾邪入肝，则泪寒。多则凝泣，及乎筋挛与急，兼骨痛。肾移寒于肝，则痈肿少气。肝藏血，然寒入则阳气不散。故血聚而气涩，邪在肾则病，骨痛阴痹。阴痹者，按之不得，腹胀腰痛，大便难，肩背颈项痛，时眩。凡风寒湿三气杂至，为痹。寒胜则浮，水闭胕肿。肾之志气不足，则厥逆上冲。如肾气受邪，水无能润下，焦枯涸，故大便难也。盖诸寒收引，皆属于肾，诸厥固泄，皆属于下。诸病水液澄澈清泠，皆属于寒。凡用寒远寒，如违则寒至。寒至则坚，否腹满痛，急下利之病生矣。故寒则伤形，若关格塞，腰背强宜，饮食减少，气力疲乏者，此肾虚也。凡人内得二不足者，一病癃，一日数十溲，二太阴脉，微细如发，此其身死亦明矣。大槩精不足者，补之以味。形不足者，温之以气。气味合而服之，可以补精益气。肾虚者，用苦补之。实者，以咸泻之。故犁气之方，以吹治之，康宁为期，此癥之大略也。

腊残更化，寒星终建季冬之月，丑之临卦，律中大吕。天道西行，其象在上为磨竭宫，在下为吴，其气在人之脾。

脾为脏，胃为腑，象土，王于季，绝于春，死于甲乙，其音宫，其色黄，其性兼静，及喜于和，其养肉，其候唇，其味甘，其臭香，其液涎，其声歌。脾藏意生思，思伤脾。脾者，仓廪之官，及为之本营之居也。脾气兼并，故五味出焉。其华与荣，在唇之四白，其充在肌肉。盖人肉应地，但人久坐则伤，肉劳于脾也。脾劳者，舌本苦直，不得咽唾。又曰大饱伤脾，脾伤善噫欲卧，面黄有言，饮食劳倦则伤脾，而脾开窍于口，脾和则知五谷矣。脾为阴中之至阴，脾土位西南方，王四季之月，然冬不按跷，如辰未戌月。凡养生之士，尤宜行诸脾。欲甘，甘先走入脾及肉。肉病无多食甘，多食甘则骨痛而发落。脾欲缓急，食甘以缓之。脾苦湿，急食苦以燥之。脾禁温衣饱食湿地濡衣，脾恶湿而畏风，风木令也。精气并于脾，则畏脾热者，色黄而肉蠕动，其鼻先赤。鼻处面中，土王于中，其变动声，为歌欢哕噫，及乎吞声。足太阴脾之经，井木为隐白，二穴在足大指内侧端，去爪甲如韭叶。荥火为太都，二穴在足大指本节后陷中。腧土为太白，二穴在足内侧，核骨下陷中。脾俞在第十一椎下两傍。

脾之原，出于太白，经金为商丘，二穴在足内踝下微前陷中。每昼巽时，人气所在，足太阴脾之经。及乎巳时，人气亦在脾之络。巳主右手之少阳，其气亦主脾脏之疾。丑者十二月，主左足之少阴，兼人气在左，及在于肾。合水为阴陵泉，二穴在膝下内侧辅骨下。足太阴脾之脉，起于大指之端，循指内侧白肉际，过腕骨后上内踝前廉上端，内循胫骨后，交出厌阴之前，上膝股内前廉入腹，属脾络。胃上膈挟咽连舌本，散舌下。故脾之平脉缓，贼脉弦，故脉既不常则气从之。脾藏肌肉之气，脾气兼并，如邪在脾，胃则病，肌肉痛。脾其病舌本，故病在脾，俞在脊中。脾病者，身重善肌肉，痿足不收，行善瘈脚下痛。脾病候，脾象土，王于长夏，其脉缓，其候口，其声歌，其臭香，其味甘，其液涎，其养形肉，其色黄，而藏意，足太阴其经也。与胃合，胃为腑，主表。脾为脏，主里，脾气盛为形，有余则病，腹胀满，溲不利，身重善饥，足痿不收，行善瘈，脚下痛，是为脾气之实也。则宜泻之。脾气不足，则四肢不用，后泄食不化，呕逆腹胀肠鸣，是脾气之虚也。则宜补之。

总录言，脾位中央，王于仲夏，及四季之月，其脉来，大而缓者，脾平脉也。若沉细状弱者，脾虚，虚则心腹胀满，水谷不化，呕吐泄利，四肢不用，少气恶闻人声，梦饮食不足，皆脾虚候。右手关上，阴脉紧实者，脾实也。实则身体重，不能转侧，心胸热闷，辱口干焦，颊痛心急，咽喉不利，舌本强生疮，语声沉重，卧梦歌乐，四肢怠堕，此脾实候。脾热病者，先头重，颊痛，烦心，颜青，欲呕身热。热多则筋弛，骨消肉烁，腘破热争，则腰痛，不可用俛仰，腹满泄，两颔痛，逆则甲乙死。脾主形，形有余，则腹胀泾溲不利。脾恶湿，湿胜则濡泄，甚则水闭胕肿。凡足胫肿曰水，故诸湿肿满，皆属于脾。脾既有余，则生于风。以季夏戊己伤于邪者，为脾风。脾风之状，多汗恶风，身体怠堕，四肢不欲动，色薄微黄，不嗜食。诊在鼻上，其色黄，故脾风而鼻黄。鼻处面中，如坤柔之象。盖中央者，其民食杂而不劳，故其病多痿厥寒热，其治宜导引按跷。以上脾病太过者，宜用味苦者泻之。切当由乎犁气之方，呼而通之。故吸者随阴入，呼者因阳出。

若脾病不足者，则宜以味甘者补之。仍当以耸肩缩项而按踏之可也。

卢氏究五脏言，但人喉咙中排三窍，一曰食，二曰气，三曰水，递互相排推。食与水同一窍，并合归于胃中。上口一窍归于肺，通行太阴之脉，下循腹里，抵脊膂中，转行脐下，与任脉、冲脉、督脉三经，会于丹田者，人之生气之海也。脐下三寸，方圆四寸，附著脊膂两肾之间，一名大海，溺水中有神龟，呼吸元气，流行上达夹脐，络胃贯肝膈，入肺中，以升降之气，通行呼吸往来，造化之理，唯是肺之上一窍也。其水食之窍，同并入胃，全假丹田之气，施化以变糟粕。水谷分清浊，行乎小肠大肠，使阴阳之气，造化传注。阳气多，则使水谷化成。阴气多，则糟粕不化。为寒为痛，是为阳阻阴而不降，阴无阳而不升，此阴阳升降之理也。喉咙下见肺两叶，为华盖，覆于诸脏也。肺下见心外有黄脂包裹，其色稍赤黄。人心之像，尖长圆扁，黑赤青黄，毛孔各异而弗全焉。心下有罗膈，罗膈下有胃，积曲可容数升之物，外有黄脂如旗焰。左畔有肝两叶，其短叶上有胆。在胃左畔有脾，与胃同其膜，其状如马肝赤紫。下有小肠，盘十五曲，极莹净，化物通行。右畔有大肠，亦盘十六曲，内有糟粕，外有黄脂，粘为一块。下有膀胱所居胞也，亦莹净，外无所入之穴，全假施行，则津液入于胞中为溺也。《内经》曰：膀胱为州都之官，津液藏焉，气化则能出矣。右畔有大肠所出糟粕之道路。乃五脏之真己，惟肾为根。凡人肾虚，水不足也。多以燥药，弗知其恶，未若益之，以味补之。于毋，肺为阴毋昭矣。穷理脏腑，已得其详，则背输看其五脏之景，有出入死生之道，乃圣人搬运黄河逆流之法。惟行此诀，乃得长生之理。观其第十四椎下两傍，各一寸五分，有肾两枚，亦自各有黄脂包裹为一块，各有带二条，乃为肾之大经也。过屏翳穴后，趋脊骨之下，有一大骨在脊骨之端，如半手许，其间有两穴，是肾之经。经过上行，夹脊至泥丸脑户中，脑者是髓之海也。若人得其术搬运，不妄漏泄，而溯流至于泥丸，为大丹，可以长生久视。斯道也者，昔黄帝得之；成而登天。而后安期三千，彭祖八百，具载《神仙传》中。故飞升住世，此两者有矣。

　　夫朗然子外丹，达恍惚杳冥之旨，内气明溯流胎息之源，功勤未及于旬年，人惊不老，寿算已踰于五纪，自觉如新。身中自有升天路，背上谁无出世纹。夹脊双关至顶门，修行径路此为根。华池玉液频须咽，紫府元君遣上奔。常使气冲关节透，自然精满谷神存。外药已知消息火，内丹常运溯流律。假饶千载重相见，也似如今貌转新。莫言大道人难会，自是顽夫不学仙。

刘子述太上气诀，癥疾若神或有忽而哂之者，盖未达玄功，用必差互，乃无应验而见非矣。迩者，民女为鬼所著，少师断之，鬼转返追，少师莽焉。过真君堂，老师即见，速擒鬼魂。断遣竟，因论其详。缘当日甲子，少师差乙丑神将吏兵，而见逐，老师使甲子当日神将吏兵，遂擒之。故正一法式，毫发差殊尚尔，况乎犁气之诀，由之弗当，必无应验，则有哂忽之人哉。及乎群经浩渺，拟穷病源者，则速讨难见。约文枢要，将明证候者，则开缄易知。夫然所贵修身之士，疾疹康宁，而进妙真之道，不其伟欤。

真元门人为明童言：将欲洽天而惩恶，莫越传经而劝善。昔在戊辰孟春七日，恭默思师，闻诸孔父谓之圣人，犹问礼于老聃，访乐于苌弘，况乎愚何人哉，敢不奉师。尤蒙师长仁慈，授《开化》之经，统而论之，所为明皇天尊，主君臣父子之道。故修之天下，言圣君之道，贵乎仁爱于天下；修之于国，言忠臣之道，贵乎敬顺于长上；修之于卿，言辅佐之道，贵乎恭敬惠义；修之于家言孝悌之道贵乎礼乐和睦修之于身，言虚静之道，贵乎保护冲和。如斯罔阙，方当洽于妙真之门。次授《演范》之经，所谓明皇教主，开化群生。始论道德五常之式，中论摄养冲和之气，终论明照住世之科。从兹弗怠，将契妙真之宫。又其次授《真元》之经，所为真元教主，贵乎务改其不善，今为其大慈，内则冲虚而无为，外则神化而有益。如是之用，方号真元。再授《大洞》之经，所为清微天宫妙无上帝，启龙章大洞之典，垂凤纪真元之科。故有雌一之玄，雄一之秘。天地得之以清宁，日月得之以明照，阴阳得之以升条，物我得之以长久。若人习学大洞，妙有真无，道德兼济，仍合妙真。继授《大洞图书》及自然篇，言人禀天地，道法自然，但有形无情，悉由一尔。故圣人无为也，不先物为也。因其自然而推之，及乎法象图书，明日月尚有数，而大小岂无定。凡生成之类，罔不有之。故万物负阴而抱阳，冲气以为和。盖得和者则生，失和者何足以言哉。竟授《妙真》之经，初明清微天主，传空洞妙真帝一无为之道；中演禹余天生，授东华妙有帝真救生之德；终说大赤天主，敷太虚真无玄一度人之教。及乎调十二经络，所贵安和欣乐，然后集妙有之道，真无之宗。故得元气为生化之基，阳神乃登仙之奥，道德兼济，即名妙真。以上经范，咸化众生，遄革非为，顿徂善道。若出家修行人，自有高上明师度之。或在家奉真者，岂无均天教典诱诸。

释　氏

明月分形处处新，白衣宁坠解空人。谁言在俗妨修道，金粟曾为长者身。得之于心，伊兰作旃檀之树。失之于旨，甘露乃蒺藜之园。

洞　滨

滚滚洪波贪爱欲，谁人肯上渡仙船。道隐无名身在道，两端挈理号真元。故得其要者，一言而终。不知其要，流散无穷。呜呼。无念奉道者众，得遇者鲜。于戏，鲜者多迷，且一人迷犹可证，众人迷不可证。奈何。且教主贵为天子，尚深悼之。况乎愚昧，乌能证哉。然聪明上士，讵一锥而不忤邪，但占览察妙真之道者，则昭然洞达，列仙之猷。若能遇焉，尤宜勉旃。

大梁羁旅俾污丐者，曩时在戊辰年贞元日，受师诸经，全帙切怪，缮写謋谬，篆文乖讹。缅望收经，高士塾眦，校证勋厉，宜诸如是之为，诲人不倦，无乃未可乎。昔乎龙集甲子上元日，在真元观焚修间，俄有玄天上帝，飞降法言，称妙真宝科，自于帝尧，乃上方道德天尊之应躬也。可传善人，愚老愈也。斋沐谨志，洎明其源，意愿训注。内有弗挈《道藏》者，亦勿取之。故撮其枢要，翦其繁芜，惟务将来奉玄高士，观之则昭然进道，竭力罔疑焉。

伏闻妙无上帝，启乎大洞妙真，肇锡均天玉虚教主，弘道明德之风，惩恶劝善之化。季代门人，幸遇珍味，拟报师恩之慈惠，莫越开拓于经范，与其独善，只乐于三部，何似共甘，博施于九方，同沐玄休，中心愿矣。真元门生臣李景元言：恭承佑圣飞降旨。昔在唐尧，乃上方道德天尊之应躬也。爰有妙真宝文，今梁逸民摹印造成，斋谒祠下表奏，仍乞分布鬻书之家，务传诸郡，异望惩恶劝善，将顺天道。伏念孤臣，欲竭克诚，以慈功德，仰祝大朝圣君皇帝，寿算无疆。暨乎太子，亿万斯年。次及诸王辅佐主者，遐龄永世延长，偕蒙万安之福。

（底本出处《正统道藏》太玄部。）

太上洞玄灵宝素灵真符

序

素灵符者，天师翟君，乾佑乾元中，自黄鹤山溯流入蜀，至巫山峡，耽玩林泉，周历峰岫，踌躇岁余，南至清江，北及上庸，周旋千余里，神墟灵迹，岩扃洞室，靡不临眺。一夕，梦真人长丈余，素衣华冠，立于层崖之上，俯而视之，若有所命。君翌日登天尊峰，瞻仰礼谒，果见真人也。俄于天尊手中得丹书一轴，拜而受之，即素灵符也。按而书用，蠲痾疗疾，征魔制灵，驱役鬼神，回尸起死，召置风雨，鞭策虎狼，三峡之人，大享其惠。天宝中，诏入内殿，顺风问道，复还仙都山。其后，平昌段成式，与当时朝彦荆郢帅臣，咸师奉之，累年乃得道而去。有得此符者，传以救人，用之必验。余天复丙寅岁，请经于平都山，复得其本，编入三洞藏中，冀将来同好，共知济物之志焉。广成杜光庭序。

卷　上

凡每日存五灵，周匝己身之上，常念此咒曰：某左青龙孟章甲寅，右白虎监兵甲申，头上朱雀陵光甲午，足下玄武执明甲子，脾为贵子入中宫甲辰甲戌。此祝常诵，令熟，勿令声出唇，勿令傍人闻。若公私口舌，四方兴兵之气，军阵险厄之处，及入他邦异国，未习水土，天时疫疠，晨昏，数数存诵之。若吊丧临尸，入诸祠庙，及恐惧之处，凶祸之家，入其门禹步诵之，则六甲之神、四灵，卫己身也。

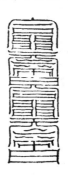

此名都匠符，皆先闭气作之，符成，三叩齿，咒曰：日出阳阳，某行神符，威制四方。某带服神符，百病除愈，万恶消亡。急急如律令。

凡一切符文，皆有文字，但人不解识之。若解读符字者，可以录召万灵，役使百鬼，无所不通也。今且解注都匠符，符之要旨。若遇灾兵之间，盗贼虎狼风波之内，及惊恐恶梦闻招魂之声，吊丧临尸见诸污秽，皆正心诵合明天帝，日三过，无不禳之也。

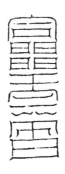

　　上解此符，五字读之三过，唯作符再重而已。若吞六甲符，勿食所直之辰；丑不食牛，亥不食猪，卯不食兔是也。六甲回符，六旬旬十日服，六甲符皆并服之也。

理百病符第一　　三十一道

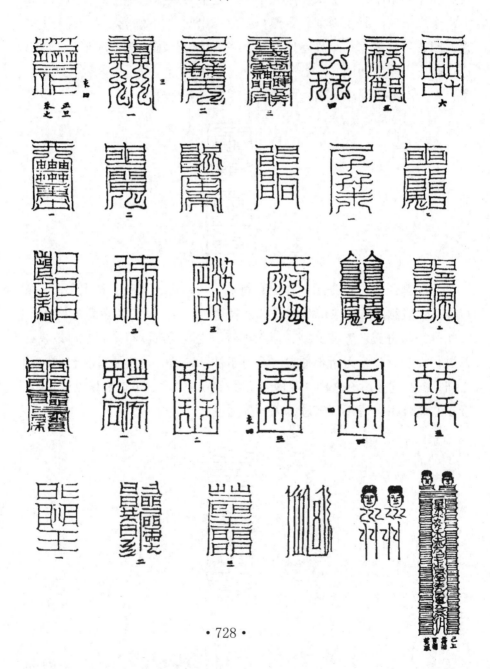

真符，主治百病，著床头，连年欲死者，能度命还魂返魄，永更长生。朱书，吞之辟百邪千精道有真效验，不虚也。左日三十九日，右日三十二。

理殟病第二 八十八道

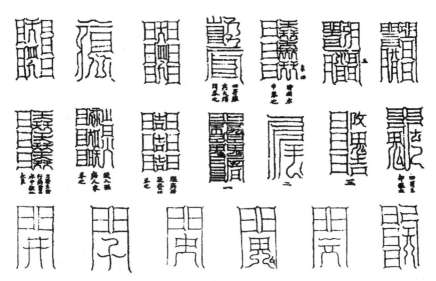

天公常以甲子日，见诸神朝元始天尊，天尊问天下人民，常苦殟病疫毒之气，而致死亡枉横非一。天尊告天公诸神曰：寅芒至大疫剧合家作黄帝到天门，赤字著门户上，病者饮六字符，立汗出，可得不死耳。故告之，使世人行之。

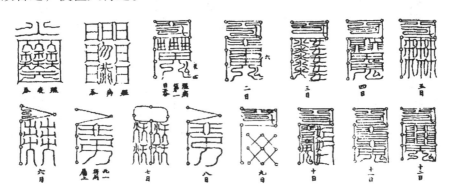

初觉似瘟病，便作桃汤，服此符，令汗出。良久，进一枚止于三枚，不汗；至七枚、九枚，即得汗；便轻愈。不瘥者，第二日，服第二符，相次吞服，无不效者。书当向王方，王相日书之。

昔玄子得石室中神符十二枚，佩之，与天相极。世人有疫病者，丹书纸上，日服一道，可以无病。王乔佩之，白日升天。赤松佩之，变化神仙。老君行之，统摄诸天。书讫祝曰：

天之所育，地之所成；上受神符，可以长生。仙人辅己，玉女佐形；二十八宿，上升天庭。五色变化，黑白赤青；中央黄帝，与己合并。神符所行，以制万灵；奸邪凶恶，一切灭形。

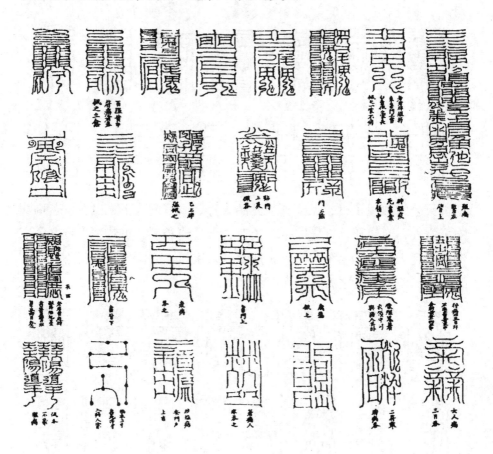

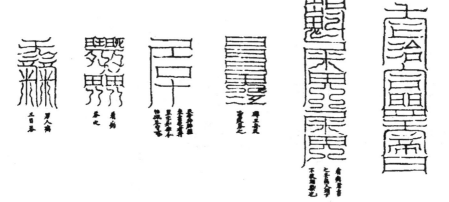

行符咒曰：

大法云：今日甲子，君为直使，吾欲行符，君为驱使。头著绛绣，径入天门。一急急如老君律令。

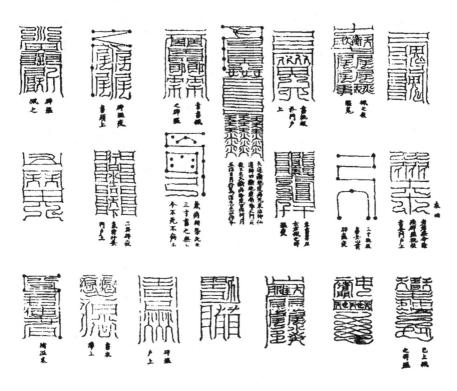

理伤寒符第三　八道

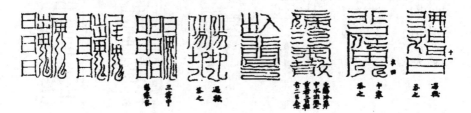

理寒热符第四　三十二道

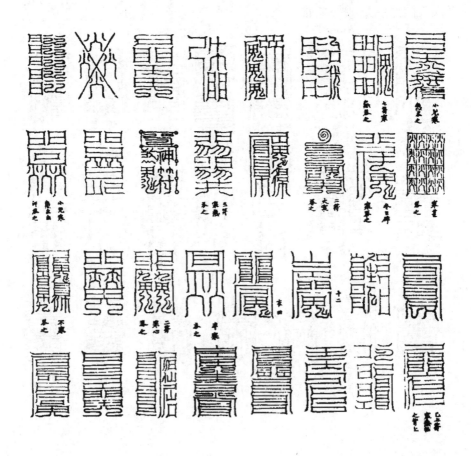

理头痛符第五　十三道

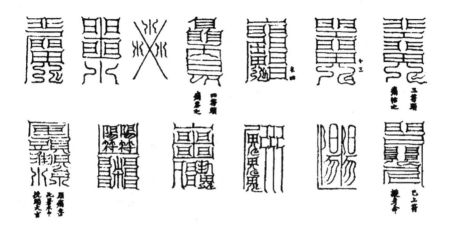

卷　中

治腹痛卷内符并朱书

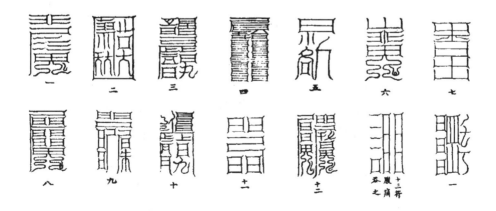

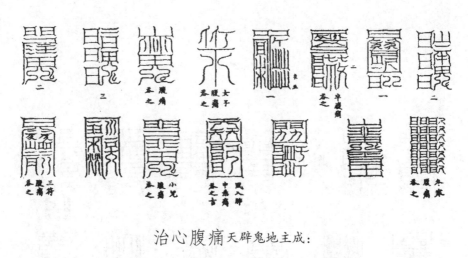

治心腹痛天辟鬼地主成：

下符治感五鬼伤心不得气息墨纸写此符三道于盐汤中烧灰服之立瘥。

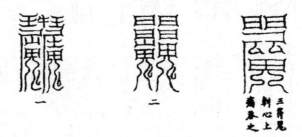

下符治腹痛、肠胀、气欲绝者。如茟尸状，丹书于病人腹上，大书

符满腹长竟腹益佳。或烧吞亦可。

下符三道，长公子初符也，治卒中恶、牸尸、腹痛、急噤，丹书水中，及书纸上，三丸吞之。不愈，作三道于心下，及腹大书之，无不愈也。

下二符，治卒逢恶客、鬼刺心痛、气疼，以白纸丹书之，先服上符，须臾不止，即服下次者。如不止，更书从上起。病人已死，而心下温而动者，服皆活。噤不开者，当折齿纳符，符入口，而已毕，必入腹。亦可断葱叶中多涕者，纳符叶中，纳鼻极吹，令深入。不然，复以水吹送之，摇头复吹之令入，也立验。

下符十七道，治心气疼痛，以黄素丹书，吞之无不愈也。

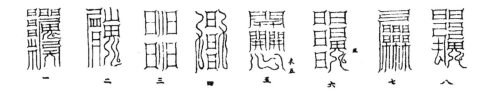

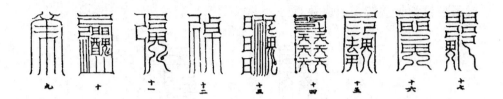

下符十一道，治心痛烦乱，以黄素朱书，服之立效。

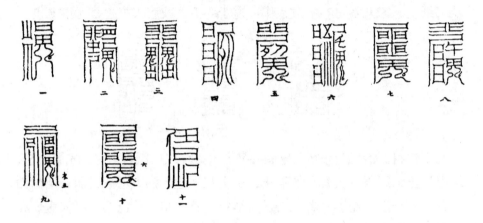

治卒中恶斚

下四符，卒中恶忤，遇鬼刺复，急痛烦滞，但胀欲死。先吞第一符，须臾不瘥，次吞第二，次吞第三。如某人已死，心下尚温，符不即治，以墨书纸丸，吞之。病人口噤者，摧折齿纳符，亦可以葱叶强者截小头，从鼻孔中纳之至咽，以水送，摇头令得下，便愈。若不愈，从第一符，更以第二符，服之，取愈乃止。如其不瘥，更取其次服之。

下符二道，治人卒被尸击，气绝口闭。以纸墨书上符，拗口吞之下。不苏者，次吞下符。如不苏，吞上符即愈。名之破丧车起死人符，素书致痛处，大吉。

下符二道，治人卒恶刺痛，大烦欲死。先服上符，须臾不瘥，次服下符。若其人已死，心尚温，吞摇符下，即愈。以墨纸书，吞。病人不开口，啄一齿折，纳符，著病人喉中，以水次摇送之，即令下，立效。

下符，治卒中恶欲死。若已死，朱书发下及两肩，作符讫，以水朱笔，勿令人觉，以手捉朱笔。健鬼四五转，怒鬼三四转，无有不瘥。且先以病人两手著头前，以绳急缚大拇指，然后以朱笔题五心作符师书之，以左边居病人心上，又朱笔向鼻拟作符，便朱笔书纳鼻中，男左转女右转，不过子午，便叩头自说姓字乞去。未复急持，当自说，便去病矣。

下符九道[1]，治中恶。书服之，立效。

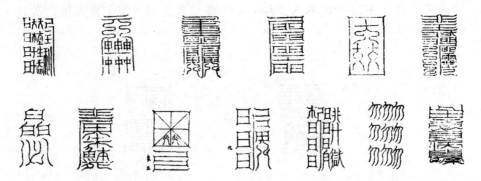

下符三道，治疰尸注忤人腹五脏中。以黄素朱书，吞第一符。如不止，次吞已下，无有不愈者。

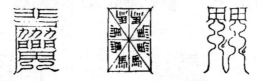

下符，治人卒作五鬼刻人服五脏中。以朱书吞第一符。如不止，吞已下符，无不愈。

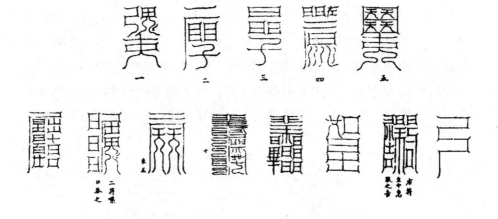

[1] 底本符图与内文不符。

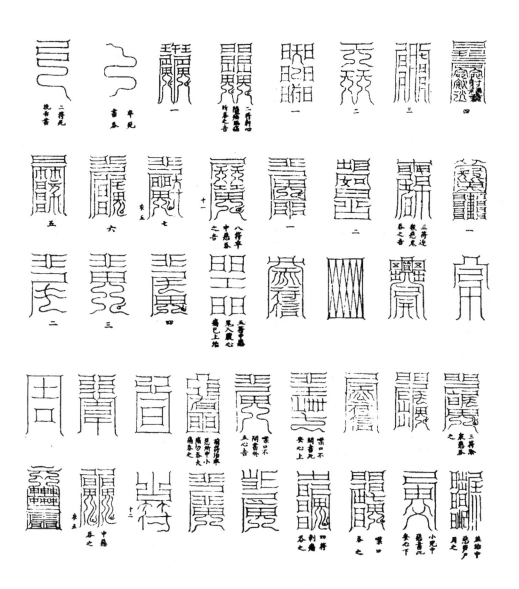

治腹胀

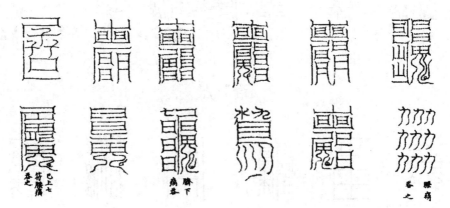

治心腹烦懑

治腰痛

治背痛

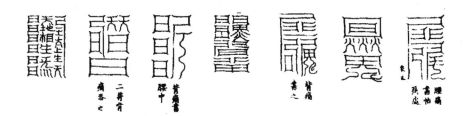

卷　下

治胸痛

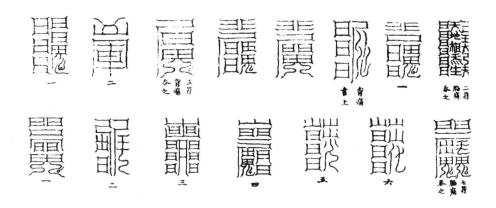

治下痢

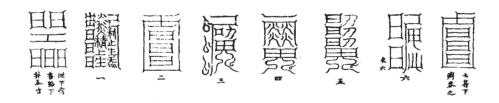

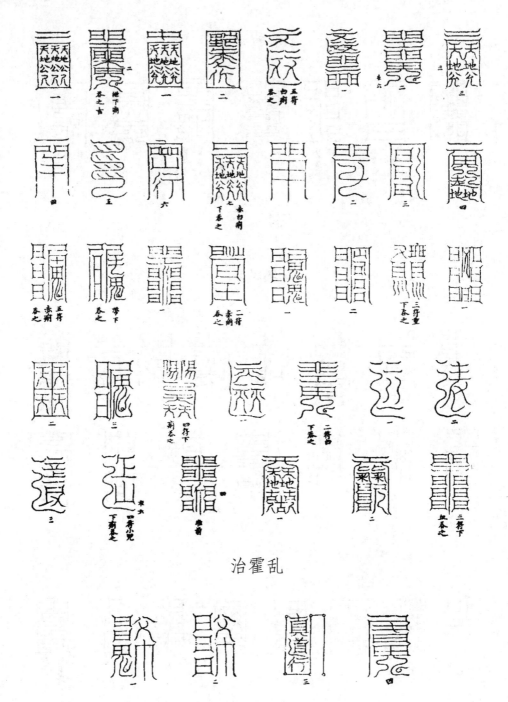

治霍乱

治大小便不通

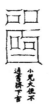

下符治小儿大小便不通，书脐下立验。

治淋病

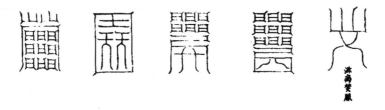

治阴热及烦热

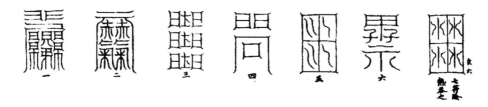

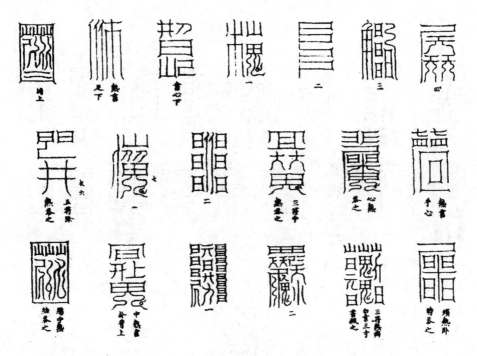

下符，治热病，魇百鬼，夜行逢恶魅，佩之吉。

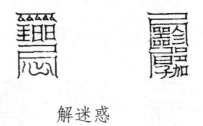

解迷惑

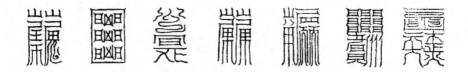

上符，治人患迷惑。宜持此符，向西面跪拜，即解之。不愈，书佩
大吉。若不止，用黄素朱书，吞下立瘥。

开心强记

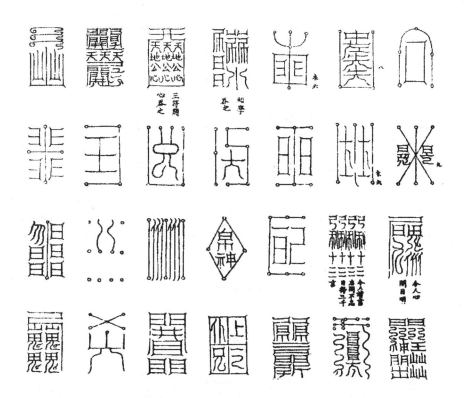

　　上符，能令人心开逆知。法以开日书符五十枚，书日仍服一枚，日二服，服之五十日；符尽，复从上始；尽百日至一年，心开，读书不忘，日得三千言。久服之，升天。

安魂魄

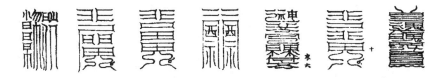

　　上符，治病人魂魄不安。若卒中恶，吞之，魂魄即还，大吉。

解悲思

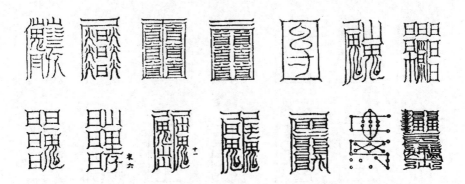

　　上符，治人忧愁，悲思感慕，腹中不乐，啼哭狂婬。用黄素朱书，吞之。亦书于心上二又以绛缯五寸书在左臂上，侧卧。如法，治之吉。

治疟疾

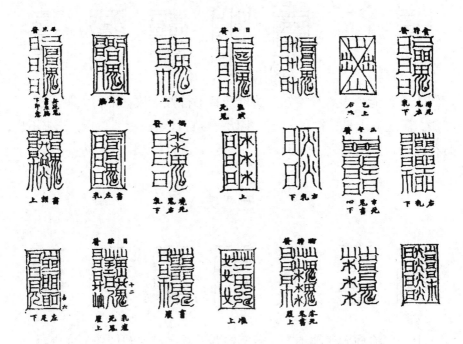

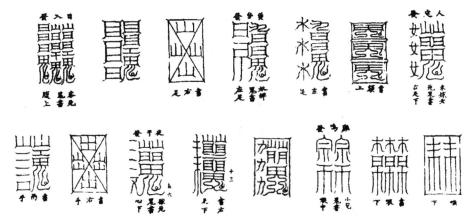

上符，主治十二时疟鬼，书佩之，立愈。

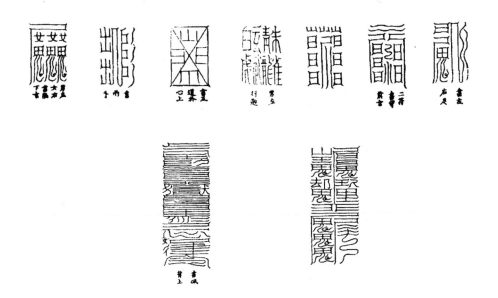

　　登高山望寒水，临虎狼捕疟鬼吪恁何不度去，吾家有富贵。急急如律令。

　　又：登高山望寒水，使虎狼捕疟鬼。朝时来暮时死，得之不捕与同罪。急急如律令。

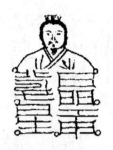

　　登高山望寒水，临虎狼捕疟鬼。咄饮汝血汝何不疾去，吾家有贵客。字为破石，头如西山，躯如东泽。不食五谷，只食疟鬼。朝食三千，暮八百，一鬼不尽守须索。急急如律令。

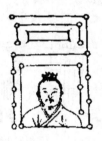 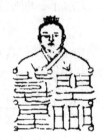

　　上符二道，书之安于心前。

　　登高山望海水，检虎狼捕疟鬼。咄如何不疾去，吾家有贵客。字名破石，头如西山，躯如东泽。不食五谷，但食疟鬼。朝食三千，暮食八百食，汝不足今来更索。急急如律令。

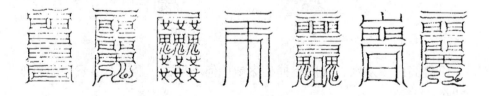

　　上符七道，患疟疾者，依上书之，吞服，即瘥。此千金之不传也。

禁咒文

登高山望寒水，使虎狼捕疟鬼。朝食三千，暮食八百。一鬼不去，移名河伯。食之未足，催速求索。急急如新出老君律令。

上敕疟，按病并咒符同。

天帝使者捕疟鬼得便辄杀勿问罪急急如律令。

上敕治疟符文用。

臣身中左右官，使者无令错互，各主方神，而疟鬼奸其母，子四子无故入园中，火自烧死，反为疟鬼。吾是太上之使，知汝名字源由，何不疾走？今行水火追杀汝。急急如律令。

上敕按疟疾行，火文并咒符。

治疟章

上言谨按：男子某，素以胎生肉人，百官子孙，千载有幸，得奉清化，道气扶持，从来蒙恩如愿。肉人于行多违，招延罪考。某年若干岁，以某月日，忽患疟疾，连日发动，头脑疼痛，寒热嘘吸，不下饮食。发动之日，气息垂尽，转加重剧，大小惶怖，无复情计，驰来诣臣，求乞救治。不胜肉人，婴此疟疾，在可哀悯。谨为伏地。

太上诸君，丈人师君，夫人门下，典者五气君等。缺文

（底本出处《正统道藏》洞玄部神符类。）

太清真人络命诀

黄老曰：魂者非谓魂也，自吾鬼也，鬼者人之先也，有气乃有魂。魂之为鬼也，为守我魂。魄者是我形，人者是我魄也。人死魂去，魄独在形，魄归土中，魂上天去。故言魄为内国，魂为外国。为道者当知内外相应，乃通神明，不知内外者即败，不明外国之人，徘徊五脏六腑，昼夜不休息。魂魄者，日月也，何以言之？

黄老曰：天有日月，天魂魄也。行道如是，为当何行也？在天为日月，在人为魂魄。志欲为之，今何得道真，与天相举，当何从内国也？外国者魂也，内国者魄也。夜守外国，故言守魂。昼守内国，故言守魄。圣人言：一阴一阳，是为夫妇，名为道。昼守阳，何以言之？平旦之时日出，魂治于己，当以魂守魄。日入魂去于己，即以魄守魂。二人相得相从，喜阴阳合治，何当得他。故言一阴一阳，明合于形容。日昼行，月夜行，日为人，何以言之？日月魂魄，为天地独神，而不自知，与天地相应，同一致耳。谓肾是月，心是日，肝为魂，肺为魄，非如是。天照见日月星宿，明见之人有死生，月亦有死生。日者一也，月者二也，形者三也。故老君云：一生二，二生三，三生万物。而不自知也，即不得道，即不得生万物。月来为白虎，日来为青龙，行道如是，其人慎勿忽也。

黄老曰：魂制魄形与日月通光，精神存而不自知五脏六腑，第一在何许，非谓度世也。但可以形壮盛，鬼之非鬼，谓之人魂也。魄谓我形也。

神仙图曰：吾者，道也。分为阴阳三神，在于泥丸，兆而存思，可为天宝。昔道问神曰：天故使子下与人居，存守身形，使精神不失，五脏安平，魂魄常在。离于游行，不肯辅灵，远去不归，或遂上天，躯死命绝，日闻哭声，血脉腐败，骸骨入泉，各当知治病所向愈，坐起致行厨。譬如大宫府，千里不持粮，人皆侍左右，淳师遗大恩，可尽力矣。

师曰：夫欲事道之法，当先首服罪过，当启白赦除，悔过自正，改恶从善，乃可拜谒者天吏，位秩万石，禄食天仓，尊乎上帝，贵乎王侯，岂可复为恶乎。第一先存五兽，五兽谓青龙、白虎、朱雀、玄武、黄龙是也。第二历藏，从头至足，存其神，养其根，行其炁，呼其名也。第三守地一，名为丹田，皓白如雪，五色玄黄，道母所居，弱水胞中。第四守人一，名为绛宫，太一南极，赤子小童，左右日月，魂魄合并。第五守天一，为紫宫，大如鸡子，五色混黄，双斗治之，星历纪纲。六食丹田，治生三五七九，及以月半甲午为吉。七食金液，玄水之精，当用十五时加夜半。八食累五色金黄，朝食、晡时、日中、夜半。九食太极紫云，遍天外，隆上下，混沌无形。子欲专三部一也，当知有形，还守无形。子欲存上部一黄如橘，还存中部一赤如血，守下部一白如雪。其中神人，衣赤衣，长九寸，冠九德之冠，著绿当之帻，名曰呴呴。常想视之，令人耳目聪明，益目精光，去流泯，除盲乏。如多思虑，君久睹文书，目不明，心迷惑，亦责之于此。

肝者木也，在左胁下，色正青，如雄鸳冠，其六叶胆悬中，色如结囊之盛血。其肝中神人，衣青衣，长八寸，名曰蓝蓝。胆中有神人，长三寸，衣白衣，名护护。常想视之，令人不惊，恐怒喜之。心如有惊，即胆神损，想视肝胆状以复之。病然若自喜怒，杀行畏怖，亦责之于此也。脾在右胁下，带胃上正端直，色如黄金，中有神人，衣黄衣，长六寸，名曰裨裨。常想视之，令人欢喜无伤，男子亦审，女子安详。若悲思，即脾神损，想视脾状以复之，即有悲痛，亦念之以还神也。胸中肝下三寸，名曰胃，其色黄，主盈五味。其中有神人，衣赤衣，长五寸，名曰旦旦。食之饮胀大，先正腹卧，伸手足，极胀腹，以口长出炁，呼其神名，以手二寸下抚抑之，有顷辄愈矣，言其神驱出食炁也。肾在腰上夹脊居，状如伏鼠，络以黄白脂，往往见如大豆，正黑上如漆者。肾中有白人，长四寸，名曰漂漂。常想之，令人阴阳和调，耳不聋。如久有所听，即肾神损，常想肾状以复之。耳无所闻，亦责之于此也。

传告后学者，致努力，子在危世，当修吾道。光在赤行中，视里有九九，五玉明中府，守一可长久。学道无早晚，但当修行耳。得道浩浩荡荡，真若腹有藏，于金积上下，思三府坐起，念无忘独，久存矣。学道要住车语耳。不贤如圣，各自当为己，己含和自然，无不可蹉跌，尊卑各相事，慎无妒忌神明，辄记之罪过，乃在后失之以毫厘间，差以数万里。三尸司人过月晦，都自汝夫妻，务在子情心不仁。

神曰：吾与于人，常未可乎。吾与人居，思有益之，人自忽略，不爱其躯，推我损我，辱我伤我，遏我以妇，劳我以色，扰我弃我妄我，而不以道存我，我亦弃之。各自在人，岂在我哉。

道问神曰：夫人之生，无男无女，皆含阴阳王气，而如欲养性，保精神长久不死，览观世间，为之奈何？神对曰：夫人之居，受炁至尊，四肢五脏，各有其神，心赤肺白，相贯穿。逆之者死，顺之者生，综念之五脏，呼其名，下以除病，上以为仙。诚为悉道，后可得传也。

神曰：常念左目为绛宫，右目为玉堂，其中有赤人，令人目聪明，夜视有光如昼。目迎风行，目暴疾，暮行安卧，合目念之，内视自愈。夜可以照鱼，昼可以读书。

神曰：常念己头发额上，有五寸之人，衣五彩之衣，时解念额前去三寸，其色正黄，圆盘矣，令人发额多精思，恶鬼不敢论也。

神曰：常念一人从鼻下出，二寸，衣黄色衣，正坐人皓皓廨舍中，令自知香臭，无复不通利之病也。

神曰：常念生子明，令人五脏安定，血脉和通，女子色好，男正强。

神曰：常念己之左有青光，右有白光，前有赤光，后有黑光，皆来著己，能见之光常不终，故曰常生子明。

神曰：常以鸡鸣之时，念东方正青，意定念己身正青也；至辰止到巳，念南方正赤，意定念己身正赤也；至未止到申，念西方正白，意定念己身正白也；至戌止到亥，念北方正黑，意定念己身正黑也；戊己之时，念其正黄，意定念己身正黄也。四时不知忘，忽然自高。妇人念之者意定，生乳易出，月候时节，无阳之疾。

神曰：夫五脏者，常念肠中五脏之名，自盛也。五脏各自有所盛，肝色青，主盛魂，中有青人；肺色白，主盛魄，中有白人；心色赤，主盛神，中有赤人；肾色黑，主盛志，中有黑人；脾色黄，主盛意，中有黄人。故曰五脏。常念其中神，令人腹内无留血之疾，积聚之气，大肌膏肠，调利机关。如为请生人失精神，亦念于此，以复之也。

神曰：常念己之为五玉。五玉法，甲乙日念己为青玉，丙丁日念己为赤玉，戊己日念己为黄玉，庚辛日念己为白玉，壬癸日念己为黑玉。如是遍安居念之，合目内，唯勿摇手足四肢，散解有顷，忽然自谓无形矣。精神安定，不复远游，卧不恶梦邪鬼，言鬼畏五玉也。

神曰：欲安精神，念六龙。何谓六龙？肝为青龙，肺为白虎，心为朱雀，肾为玄武，脾为黄龙，胆为腾蛇。经曰：龙蛇合精，固守无欲，游行意。

神曰：凡人面部、四肢、五脏、手足，皆有精神，其名也各自号所部著。假令鼻神也，名曰鼻；心神也，名曰心，天道使然。一日之间，当念存诸神，即骨节坚强，气力盛壮耳。不知名，魂魄不知出入。如欲灸刺，皆先以手拊曰：精神俱移，针火适方，追即避人。

神曰：喉咙从舌本而去，下至于心，长一尺，入心中节，自如累环玉，多少无限数，中间有赤服，左右有神两人，备守之。常想视，令人不知忘，无咳逆病，如喜忘，责之于此也。肝者，令色如白素执裹正青，而玉叶居前，覆心上半，三叶居后，抱裹心。其肺中有神人，正白，长七寸，持玉戟，舍止叶间，名曰炊。想视，令人无所患，不知逆吐，面类玉泽。如见死流血，臭鼠恶形，即其神损，常思肺神状以复之。恶形者，谓人心所非于常素矣。心者火，色赤泽，如华，大本小下，在膈上直于乳上一华盖下，中一在斗户，下一日月所游。三一在人，耿耿如明月珠，子勤守之复何求。欲存地一，在日月所游；欲存人一，在斗户；欲存天一，在华盖下。元气翩翩相引移，中有神龟正颇峨，子欲知一当问我，问我所在安在。不但有雄复有雌，一在无形，甚难知。子不知一万事失，大如弹丸黄如橘，离娄绮户珠玉室，出为两半入为一，流照天下赤如日，子而守之万事毕。

下部丹田在脐下二寸，广纵三寸，上白下黑，左青右黄，中央赤子如鸡子中黄。中部丹田，心也，上大下小，中央赤如火，中有太一君，长八寸，著赤帻。戊己之堂神，在心上际，红赤白。上部丹田在华盖下，是两眉间，左日右月各半，入一寸，唯中央为赤子黄老君，左右两肾玉童，侍老君巾绶。大如弹丸黄如橘，唯尔守之慎勿失，离娄绮户珠玉室，出为两半入为一，流照天下赤如日，子而知之慎勿失。辟存作星，华盖下三星，覆老君，头圆象天，发青黑长，二雄正方，眉如强弩，张耳四方，下乘当，左目为日，右目为月。

出左肾为上灵将军，长七十二丈，著赤帻大冠，绛裳丹衣，右手持金符，将士三十万众，出衣赤衣，住在吾左。出右肾为偏将军，长七十一丈，著赤帻大冠，绛裳单衣，左手持玉戟，将士三十万众，出衣赤衣，住于吾右。出脾为己身将军，长八十一丈，著赤帻大冠，绛裳单衣，左手执节，将士三十万众，出皆赤衣，住在吾前。

（底本出处《正统道藏》洞真部玉诀类。）

太上除三尸九虫保生经

三魂图

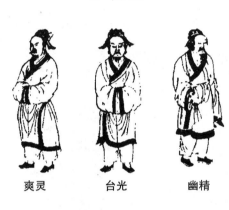

爽灵　　　台光　　　幽精

咒三魂法

三魂在肝下，状如人形，并著青衣，内黄衣。每月初三日、十三日、二十三日是夕，弃身游外。当须仰卧，去枕伸足，交手心上，合目闭息，三叩齿，三存心。中有赤气，大如鸡子，从内出于咽喉，散布真光，覆身成火，烧身使匝，觉体微热，即呼三魂名了。微咒曰：

紫微玄宫，中黄始青。内炼三魂，胎光安宁。神宝玉室，与我俱生。不得妄动，监者太灵。若欲飞行，惟诣上清。若有饥渴，得饮玉精。爽灵护我，三台养我，幽精保生。急急如律令敕。

如此即魂神安静，灾患不生，邪魔宾伏，身宁道成，永无忧苦也。七魄者，阴邪之气为鬼也。能使行尸，悭贪嫉妒。恶梦咬齿，令人口是心非。

遗精好色，慕恋奢淫。全无淳朴，只以鬼行。心损物为根，阴间埋毒，害人为本。常迷人贞白之路，使人入黑暗之方。好恶不好善，习死不习生。求强人我壮，恣口味昏浊。多尸臭而秽，漏催人而急死，图人与祭祀也。若能运炼元气，得丹闭固真精，使阳胜阴消，无为害也。每夜卧时咒曰：

吾授三皇，太极灵章。吞丹服气，用去不祥。急急如律令敕。

能如是，即得眠卧安稳，身体康强，邪恶灾横永不敢近也。

夫修行绝三尸者，当先专精守道，异于世人，然后服药。不然者，徒自劳苦矣。

七魄图

尸狗　　伏矢　　雀阴　　吞贼　　飞毒　　除秽　　臭肺

夫七魄积阴之气，其形类于鬼也。令人多欲伤劳，窒塞拘急，好秽不好净。能使行尸，背生向死，谄曲诡诈，慕恋女色，日夜兴恶，催人早死。遣入鬼趣，能蔽障人生门，名曰尸狗、伏矢、雀阴、吞贼、飞毒、除秽、臭肺。

凡有所欲及虚耗人心者，切须禁断，勿随之，则当安稳。世人但尽穷物理，自然得道。如被阴魄魔媚惑乱，使人意无正信，状同尸秽，自然迷性，强心不回。求师问道，不以鬼行邪谄将伪贼。真如此得者，魔难临身，行之终不成也。盖果感自然而已，即还沉于行尸，难脱于世网。沦阴冥而为鬼，理不直而为邪。同归其类，奈何，叹世皆然。所以述此要诀，露旨迷徒，使先伏于六贼尸魄，渐次登真。假使未达于仙阶，亦终不坠于恶道。又每月朔望晦日，七魄不守，尤用意内制之。叩齿七通，呼七魄名一遍。妇女修，叩齿二，七通，两呼其名。平坐握固冥心，咒曰：

　　玉帝高尊，上皇至真。万神安镇，七魄佩身。不得越错，与恶为群。长居室后，俱化成仙。永守神形，保我得真。游行上宫，同为玉宾。内有灵掖，体有玉津。保我护我，不得邪淫。急急如律令敕。

　　老君曰：阴魄浊尸之气，在于形魂，神常保守。故学道者，顺魂灵制尸魄，为炼形之术也。若随阴尸之魄，耗动阳灵之精，损失正气，易致于死也。经云：魂欲上天，魄入黄泉，还魂返魄，其道自然。又云：炼阳魂而制阴魄，盖人生乃随魂，死乃随魄。魂好升，魄好沉。圣人委曲，示修行径路。使人虚心存精，运气五神，五神不役，神真自然契应，神仙近也。学道者，当须拘魂制魄，以阳消阴，令魂炼魄，阴秽渐灭，长生之道也。经云：生之徒，十有三，谓三魂七魄也。《黄庭经》云：摄魂还魄，永无倾失。魂魄二神是阴阳之精，能顺而专之，拘而制之，无阙魂不离人，则久视之道明也。阳与阴并，而人乃生。结胎运气媾形者，并由此成也。所以图而明之，将传后世，细思而行之。

守尸鬼图

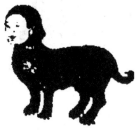

　　其守尸之鬼，亦曰破射。形似小儿，忽如犬马。背有黑毛长二寸，在人身中，死后号之曰鬼。一似亡人生时长短，梦人求食，能祟人头痛，寒热恶心，云是亡人也。此尸之鬼，假诈种类，魇人魂魄，恶梦颠倒而夭。如得丹服，不能为害。久坐，神光皎洁。

　　兄弟云：昨饮浸药水，吐泻出恶物异类，此必是三尸九虫也。呜呼，浸药泉水，尚有如是大功，何况炉中神药，岂不通灵也。遂取室中药炉，拆封打破，见药一泓，凝然如镠，紫光烁目，香气袭人精魂。不失于锱铢，兄弟至诚献天。取药细研，丸如稻子许。斋戒分作三分，一分埋之于山下济地，一分散之于江湖济鱼，一分将来救世济人。兄弟虔诚望天，再拜服之。一粒、三粒、七粒，眉须旋生，疮痍干落，鬓发光腻，朽齿重生，肌肤莹滑，百病全驱。旬日之间，只见云生谷口，白鹤盘旋，香风满溪。青童忽至，绛节一双，龙鸾两骑，仙童揖二人，请驭云轩，朝拜金阙，遂冉冉登云而升仙矣。于唐光化三年秋九月二十一日，有青城山知观道士杨元一，具状申县云：今月二十一日寅时，水溪南北冈草庵中，有二人仙去，莫知所适。即今烧药，踪由碑石见在，事莫尽穷耳。

三尸图

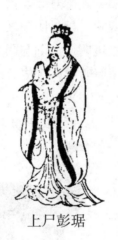

上尸彭琚

上尸彭琚，小名阿呵，在头上，伐人泥丸、丹田。令人头重眼昏冷泪，鼻中清涕，耳聋齿落，口见面皱。惑人好车马，慕声色，视恶垢同青虫。穿凿枯人真元，使人形悴，发白寿短。令人迷昧睡著，录人罪名，奏上上元天官。若能服炼，得精气固，实灵药入口，大道不遥，九天非远。如未间，常以庚申之夜，不寐而杀之，及葱服朱砂芝草，阴尸自然消化也。

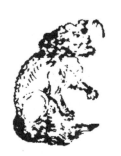

中尸彭瓆

中尸彭瓆，小名作子，好惑五味，贪爱五色，在人心腹，伐人绛宫中焦。令人心迷健忘，少液气乏，随邪倒见，荒闷烦燥，口干目白。穿凿人齿，日夜克害人五脏六腑，成诸疾病。睡多恶梦，鬼交精脱，小便赤白。滑泄呕逆多痰，耳鸣虚汗，为事恍惚。白日昏沉，每夜惊魇，催人早死，图人祭祀也。如能恬淡五情，服丹饵相，无能为害，当免形腐而己。

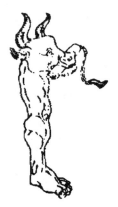

下尸彭矫

下尸彭矫，小名季细，在人胃足，伐人下关，伤泄气海，发作百病。牵引意贼，慕恋女色，勇憨嗜欲，触事虚耗，不能禁制促命。令人夜与鬼通，背生向死，流浪精气。令人髓枯筋急，肉燋意倦，身虚腰重，脚膝无力，频度小便，与邪气波流，渐成大患。五劳七伤，惑乱染著，尸注不绝，要人死往鬼道，希期饮食祭祀也。如服水银、汤药、丹砂、真铅，其阴尸之魄，自当消灭，而得形全身安也。

一曰伏虫，长四寸。二曰回虫，长一寸。三曰白虫，长一寸。四曰肉虫，如烂李。五曰肺虫，如蚕蚁，六曰胃虫，若虾蟆。七曰鬲虫，如苽瓣。八曰赤虫，如生虫。九曰蛲虫，色黑。

身外有微虫千万，细如菜子，此群虫之主。令皮肤痛痒，为人大风疮，并恶疮、癣癞、痔漏、阴蜃、湿痒，能食人牙齿，蚛落无故血出，恶臭冲人，皆此虫之所为也。

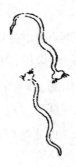

虫色青

伏虫长四寸，有髭牙，啖人精血。令人无力喘乏，时有恶心。五脏痛闷，走作上下搅刺胸胁。好食肉味生冷，荡散人真元。多阴汗，便溺余沥，背逆腰痛，使人气虚软弱，精滑脱失，致疾而死。早宜服矾液，贯众丹砂，固闭除之，免此虫于内害乱于生元也。

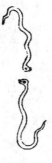

虫色黑

蚘虫又曰回虫，一雌一雄，心上心下食人血。令人心痛气急，肢节烦重，小便难涩，赤白不定，面无颜色，放痴慵懒，口吐清水。其虫长一尺，饮心血而通灵。常宜以丹砂书真一符塞之，及吞二气水银杀之。不尔穿刺人心脾，楚痛难忍而毙，及耗惫人正气，令人卒死，是此虫也。

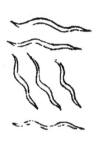

虫色白

寸白虫长一寸，子孙相生，更长者四五寸已来。令人好吃生米、生茶、生鲙、生果及燋肉等物，宣泄人脏腑，瘦薄人形骸，呕痰多涕，面黄无力，咬人腹内搅刺，忽成气块，痛便难忍，时有痢疾，渐变脱肛。如或更餐鸡肉，特地虫生，长养无限，穿人脏腑，窝成窟穴不觉，气促而死。如服水银丹砂杀灭，渐渐安宁也。

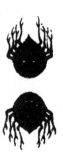

虫色黑

肉虫如烂李，食人血。令人正气泄惫，淋漏余沥，举动萎弱，筋背无力，皮毛痛痒，肌肉渐渐干黑。居上膜中，令人好色，伐人劳病。慕肉血之味，枯阳灵之精，耗尽得疾而死。急宜服二气丹砂绝灭之，而免形骸消瘦也。

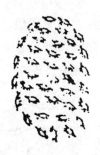

虫色赤

肺虫状如蚕，老者色苍，或如红蚁，饮食人精气。坚守肺口，令人多痰。咳嗽变成痨疾，胁胀气急，夜卧不安，咙鸣如猫儿之声。能闭人五音，面无精光，皮毛枯瘁，髭发脱落，渐渐喘息无力。甚者更加咯血，耳张肩戴，胸堂骨出，形体瘦恶，只欲思睡。通连六腑，泄痢频下脓血，变成五痔，及传尸劳病复连，血干颊赤，骨蒸虚汗，涕唾腥咸，害及性命，瞥然而已。宜服海鱼丹、金花散、紫苏汤顺肺，煎即得除其根本。不然者，肺胀乱脚蓯，不觉气乏而夭也。

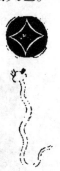

胃虫如蟾，或如虎质。接人饮食，令人易饥。好血肉滋味之物，况生冷甜香之气。虚人脏腑，骨体瘦薄。唇焦而口生疮，鼻塞而皮毛瘙疼。四肢拘急，背膊烦劳。渐渐恶心，多生痰涕。饮酒呕逆，餐啜不加。气结心胸，走冲两胁，忽攻外肾，气尽而殂月华。先补于心脾日精，后消于阴魄，虫当溶化，丹驻颜红。

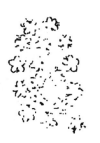

虫青赤相杂

　　鬲虫，令人六识昏迷，少语多睡。睡后梦游，他邑登山，峻岭连绵，坠落。渡水乘船，忽遭沉。迈柳曲共妖桃语，笑花衢与阴秽相交，世人皆言魇也。此是阴气荡动，阳气全输。艳媚牵情，灵根斩伐。脱失精气，形转伤残。可惜红颜，参差觉老。若得灵砂服饵，敌血批肌而活。似旱苗得一溉之功，如田获十倍之利。

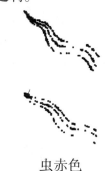

虫赤色

　　赤虫，令人无气虚惫，腰重眼昏，两耳鸣聋。阴痒盗汗，精滑冷脱。膂痛背闷，骨髓酸疼。饮食无味，肠胃虚吼。精随水转，化入小便。气浊血滞，结成疮肿痈疽，而致夭伤。宜先饵镇心砂安魂，药补虚丹固闭二门，使荣卫交通，虫自消化，免形骸枯损矣。

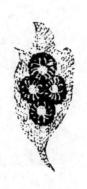

四虫微紫周匝细虫并黑

　　蛲虫色黑，身外有微虫，周雨无数，细如菜子也，此群虫之主。为人皮肤疮疥、恶癣头上、白屑甲虱，并阴疽湿痒、痔漏、鼠妳、白瘢等风，无所不作。蚀人牙齿蚛落，无故出血，臭气冲人，及脚下窝旋，顽痹大风，癞疮遍身，脓血尸见，眉毛坠落，肉色渐加青黑，递相易人。父子绝骨肉之亲，夫妻弃义合之体。故圣贤留其至药妙诀，使后人先沐浴斋戒，然后至服丹砂、水银、矾液、轻粉，杀三尸虫而免害及子孙形体，保其安康也。

虫色深黑

　　昔张君从王先生学道，后师孙真人，先授去虫之法。其尸虫形状因饵，至药透下，以视弟子周君，周君图之，将传后人。后有西蜀青城山道士赵希夷，道业精微，登山历险。时彭州刺史庾河郎中，迎在州中，师事之。后经数年，每至庚申日，依经守持，服饵符药，从午至子，昼夜不息，亦感三尸九虫下，遂命工人图其形质，将传保生之人。余友陈灵章，本东平人，元和中届于西蜀修道。至长庆初仲夏月，于新桥道友李玄会家，绝粮一百余日，攻气术，服阳精、水银、灵药，每日服水三盏。至九十七日，日与一盏，觉腹中微痛。须臾之间，其痛转甚，似欲游退。李公云：九十余日不食，必无滓秽，应有异事，令于盆子中退。良久间，下一团脂膜，转动不住，以水洗之，膜透乃见，有虫两枚，髭爪俱备，色黑。每个有脚六只，髭长五分，丹眼，足头皆如朱点，状似夏中柳树上虫，俗呼曰伊羊。遂各取手内，拳之耕人手，如石鼠，众呼异之嗟乎，五脏有如是之虫，人岂得长寿。陈君服丹，退下此虫毕，颜如童稚，耳目聪明，后入青城山不复出。乃编入策，并图其形，将警来者。

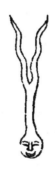

传胎知命虫图

　　此传胎知命虫，共飞尸同类，抱谷气流精，与人俱生。能令人无正信，嫉妒善道，与恶为侣，怕惧阳灵。每发嗔怒，要人同归鬼趣。日夜凶惑，怪贪憎爱。人我六情，恩爱好色。牵染不净，透漏元精。作人病本，消耗形神，劳役真性。使人诛求急急，苟且波波，觉命尽方为休了。此虫好食肉茶及炙煿，令人脏腑宣泄，耳目昏沉，口鼻气臭，淋漏滴沥，白屑满头，皮肤疯痒，浑身拘急，内渐伤残而归死路。虫有摆拨其鬼将，口塞人生门，方始化去。若闭精运气服丹，无以为害，身安住世，而永免忧患也。

老君去尸虫方

贯众，五分杀伏虫。白雀芦，十二分杀尤虫。

蜀漆。三分杀白虫。芜荑，五分杀肉虫。

雷丸，五分杀赤虫。僵蚕，四分戒痛虫。

厚朴，五分杀肺虫。狼牙子，四分杀青虫。

石蚕。五分杀蜕虫。

上件九味，细剉，熬令香熟，捣罗为末，蜜丸如梧桐子大。以轻粉浆服五丸，日三服。加至十丸，三十日见效。六十日百病愈，众虫尽，病瘥。凡服此丹药，先须斋戒，至心饵之，无不效也。斯经诀，耳目验矣。甲子日，为秘之秘之。

太上去三尸炼水银灵砂秘诀

朱汞，一斤，太阳，一两。旭黄，三两。

上都慢火炒，一伏时，候紫色，以水火鼎飞七度，然后大火煅之。出火毒了，大麦面丸，如梧桐子大。每两入轻粉六铢，丸之空心，服七粒。忌羊血、葵菜。真人云：人服安魂魄，固元精，补血液，驻颜色，祛百病，壮筋骨，并效。

老君六旬六甲符，每十日一服十枚，去三尸九虫，保阳精，经大验矣。兼用前诀，水银砂，研用书符，常饵之。

六甲符

叩齿三通，稽首叩头，呼六甲神名，云某奉受灵符。

谨请甲子神王文卿，从官一十八人，降下缠吾笔。

谨请甲戌神展子公，从官一十四人，降下缠吾笔。

谨请甲申神扈文卿，从官一十六人，降下缠吾笔。

谨请甲午神卫上卿，从官一十八人，降下缠吾笔。

谨请甲辰神孟非卿，从官一十四人，降下缠吾笔。

谨请甲寅神明文章，从官一十六人，降下缠吾笔。

已上神符，于净室中烧香札之。

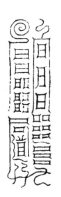

上以除破日朱书，吞之伏灭三尸。

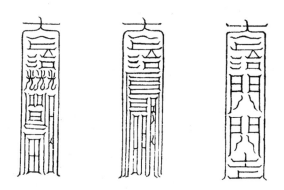

　　其符三道，每至庚申日夜，朱书白纸上吞，万不失一。庚申日夜，禁绝尸鬼，警备以朱砂，点左右目下，以雄黄点右鼻，令小入左鼻中。点毕，先叩齿三通，咒曰：

　　上景飞缠，朱黄散烟。气撮浊邪，尸秽沉眠。如魂炼魄，合形为仙。令我不死，福寿永全。聪听彻视，长享利元。

　　咒毕，又叩齿三通，咽液三过。以右手第二指蹑右鼻孔下，左手第三指蹑左鼻下，各七过当尽，阴按之，勿举手也。此是七魄游尸之门户，精贼之津梁。故以朱黄之精，塞尸鬼之路，闭淫乱之气矣。

又甲子日伏三尸秘法。平明时，取东面水一升，日中时亦取一升，日入时取一升。黄昏后，露星月下，至夜半时祝，面东服之。咒曰：

天清地宁，日月五星。六甲神水，灭尸贼兵。回凶为吉，元享利贞。急急如律令。

初神去本丸，又名制虫丸

大附子，五两，八角者炮，令折。薰陆香，五两。青木香，五两。麻子仁，七升。干地黄，六两。大黄，五两。詹木糖胶，五两。术，七两。茱萸南行根皮，五月五日午时，向王收之，用五两。桂心，五两。云芝英，五两。丹砂，五两。石上菖蒲。干之令燥，秤取十两，以浮清酒一斗浸。

上一十三味，别捣，各三千杵。毕都合和以白蜜。又捣八千杵，大凡捣五万杵药成。以密器谨盛之，勿泄气及殗污也。平旦东向，初服七丸，如小豆大。渐益一丸，以酒服之。此药益补，除千灾，固魂魄，填液血也。服尽一剂，则谷虫死，虫死则三尸枯。亦可常服，谷虫。既灭，使食谷而无病，过饱而无伤。此至真之言，固合修之。

造云芝英法

云母粉，五两。雄黄，筛令极细，秤四两。

上二味合著铜器中，微下火，令药色小变。毕，内竹筒中，以松脂急塞其口，慎勿令泄气。悬于饭甑下，蒸熟一硕米饭，毕。拨视令三物相合，如凝脂。更以松脂重和之，都合，和药用十两松脂也。屋上悬二十四日讫，捣一万杵，于是云芝英成也。先斋三日，合之云芝英成。后更斋七日，乃合制虫。九斋者，勿食五辛、五肉，忌妇人鸡犬之辈见之，当别止一室以合之。诸斋不精，及犯禁忌，服药无益。及令人发火疮匝身者，以表合药不精、斋中犯禁忌之验也。又药物当用精上者，及每事取妙缮而已。合药当取月旦，及三日、七日、十一日，烧香设神床席于东面，其日司命太一君必监省之也。合药对席，东向也。夫造此大药，不用天阴及风雨日，秘之秘之耳。昔修羊公、秋丘子、东方朔、雀文子、商丘子，俱服此药以辟谷，皆得仙也。

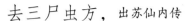

去三尸虫方，出苏仙内传

芜荑，五两。枸杞根，二两。干漆，四两熬，此一件独熬，候烟出。

上件三味捣合，细罗为散。辰旦，先吃饮食，以手三指捻药末，以井花水和服之。五日三虫自下，初时令人惆怅悲思，是虫去之验矣。

太清八琼丹方

丹砂，雄黄，空青，瑠璜，云母，戎盐，消石，雌黄。

上件八味准，飞炼诸丹研煞，修理布置，一依四神丹法，并在《飞伏诸石经》中矣。

守庚申之日法

存头中有太上老君、泥丸真人二人，立共坐上，著远游冠子，服玄袍，坐于冥光帐中，下视口、目、耳、鼻清涤气，谓之上一抱部之魂。心中有太上帝、绛宫真人二人，立共坐，著九阳冠，服丹南逸景之袍，坐于朱陵帐中，下视四体情状，肝、脾、胆、肾，皆令清洁，如五色玉，谓之中一拘四肢之邪精。存脐内，有太黄老君，黄真人二人，戴十灵之冠，服黄罗之袍，坐于黄锦帐中，下视脾肠之孔窍，皆令分明如素，谓之下一拘肠胃制骸魄。于是，三尸无从得动也。

太上真人口诀

以春乙卯日、夏丙午日、秋庚申日、冬壬子日，冥目卧时，先捣朱砂、雄黄、雌黄三分等，细罗之，绵裹如枣大，以塞鼻中，此谓消三尸炼七魄之道秘法，勿令有知者。明日日中时，以东流水浴毕，更整饰床席，三尸服新衣，洗除鼻中，及扫洒寝席床下，通令所止一室净洁也。

便安枕卧，闭气握固良久，微咒曰：

天道有常，改故易新。上帝吉日，沐浴为真。三气消尸，朱黄合魂。宝炼七魄，元与我亲。

咒毕。此道是消炼尸秽之上法，改真新形之要诀，四时唯各取一日为吉。赵先生曰：欲除三尸九虫之法，常以月建之日夜半子时，密出庭中，正东向，平体正气，叩齿三十通讫。举头小仰，即复下头小俛，因咽液二七过。又双前却两手二七过，前后却授手为之窍。咒曰：南昌君五人，官将百二十人，为某除三尸伏尸，将某周游天下，过度灾厄。语讫，徐徐左回，还卧行之，三尸消灭。若月中有重建者，为修之法，欲得斋戒独住，不欲人杂错务，令寂静，勿使人知之，及六畜鸟兽并无声为妙。此法易行，无恍惚之患。又曰：欲除尸虫之法，春月择甲乙之日，夜视岁星所在，朝之再拜，正心窥咒曰：愿东方明星，若扶我魂，接我魄，使我寿，如松柏，千秋万岁，长生不落。除我身中三尸九虫，尽去消灭。常择清净地，常行之为善。此仁德乐生君，木克土，所以除土尸。又法除三尸九虫，常以月晦日月出时，东向禹步三，咒曰：诸皋诸皋者，唤声如言号耳。月中有兔、虾蟆，日中有虫、三足乌，水中有虫蛇与鱼，土中有虫蚁、蝼蛄，腹中有虫鲋、白徒。凡三咒，正秘之。禹步法闭气，先前左足，次前右足，以左足并右足，为三步也。

又法，常以寅日去手爪，午日去足甲，于十一月十六日烧为灰，服之。蒋先生曰：用五行紫文，常以朔望日日中时，临目西向。临者，目常闭而不开也。存两目中出青气，心中出赤气，脐下出黄气。于是三气相达，以灌一身。须臾内外通彻，觉如火光之状。良久，乃叩齿十四通，咽液十四过毕。此谓炼形之道，除三尸之法也。久行之，则体有五香气也。常以鸡鸣时漱，取醴泉咽之，凡三漱。戊上当起，徐徐定气，勿与人言语也。

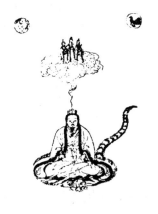

修行存想图

（底本出处《正统道藏》洞神部方法类。）

三十九真法

太微小童

读《高上虚皇君道经》，当思太微小童干景精，真气赤色焕焕，从兆泥丸中入，下布兆身舌本之下，血液之府。毕，微祝曰：

真气下流充幽关，镇神固精塞死源，玉经慧朗通万神，为我致真命长存，拔度七祖返胎仙。毕，引赤气三咽止，便读《玉经》。毕，又祝曰：

天有大隐生之灵宝，称曰明梁上之气、守我绝塞之下户，更受生牢门之外，乃又召益元之羽童，列于绿室之轩，使解七祖百结，随风离根，配天迁基，达变入玄。《玉清隐文》又祝曰：元气非本生，五涂承灵出。雌雄寄神化，森罗邃幽郁。玉音响太和，万唱元中发。仙庭回九变，百混同得一。易有合虚中，俱入帝堂室。毕，此高上祝秘文，泄之七祖充责。

太一尊神

读《上皇玉虚君道经》，当思太一尊神务犹收，真气紫色焰焰，从兆泥丸中入，下布兆玉枕之下，泥丸之后户。毕，微祝曰：

太一保命，固神定生。为我上招帝真之气，下布紫户之庭。玉经仰彻，九元朗明。七祖同欢，俱升上清。毕，引紫气三咽止，便读《玉经》。毕，又祝曰：

兆身常死关，结胎害百神。百神解胎结，披散胞内根。七世入帝室，一体合神仙。神仙会玉堂，七祖生南宫。并带理明初，同席孩道康。万真守身形，是日藏初明。帝一回雌雄，保镇百神门，闭塞万邪户，受事九宫间。典禁召司命，三日朝泥丸。

帝　君

读《皇上玉帝君道经》，当思帝君延陵梵，真气紫光郁郁，从兆泥丸中入，下布两眉中间，紫户之外宫。毕，微祝曰：

帝君度符籍，正气召万神，上招玉真充，气布两眉间，混一生帝景，三素成我仙。飙集乘龙盖，迳升高上轩。毕，引紫气三咽止，便读《玉经》。毕，又祝曰：

扶晨始晖生，紫云映玄阿，焕洞圆光蔚，晃朗濯耀罗，眇眇灵景元，森洒空清华，九天馆玉宾，金房唱霄歌。贤哉对帝宾，役召伯幽车。七祖解胞根，世世为仙家。《玉清隐文》又祝曰：

丹皇运珠，守镇死门，上一赤子玄帝凝天，一名伯无上，亦为三元

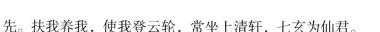

先。扶我养我，使我登云轮，常坐上清轩，七玄为仙君。

无英公子

读《上皇先生紫晨君道经》，当思左无英公子玄元叔，真气玉光奕奕，从兆泥丸中入，下布兆左腋之下，肝之后户。毕，微祝曰：

无英神真生紫皇，三气混合成宫商，招引真气镇膀胱，运流三丹会洞房，为我致仙变丹容，飞升云馆入金墉。毕，引玉光三咽止、便读《玉经》。毕，又祝曰：

神安气洞，上与天通，越出地户，过度天门。隐息四维，七星散分，飞行阴房，日月植根。守金藏玉，制御万神，仙王何人？我已成真。隐存雌雄，玄洞四乡。结中青气，号为延昌。字曰和婴，理命年长。玄归固内，庆玄牢张。我日成真，飞仙云京。

白元洞阳君

读《太微天帝君道经》，当思右白元洞阳君，真气金光耀耀，从兆泥丸中入，下布兆右腋之下，肺之后户。毕，微祝曰：

洞阳郁灵标魂生，金光焕焕气中精，招真固神令长生，拔出幽根返胎婴，骖晨御气升玉清。毕，引金光三咽止，便读《玉经》。毕，又微祝曰：

洞阳郁灵标，守体死门开，户出三尸虫，受入九真源，解胞散滞血，百节生正神，七祖灭尸祸，拔殖后叶患。黑气斌来生，斫断胞死根，世世受道德，后获帝仙卿，帝仙是何人？明明七叶孙。乃祖入丹都，并坐精上门。

司命丈人

读《三元紫精君道经》，当思中央司命丈人君，真气紫云之色焰焰，从兆泥丸中入，下布兆绛宫心房之中。毕，微祝曰：

司命定年，丈人保仙，度名于南宫，上奏帝君前，世世为仙王，拔出七叶根。福报无穷已，皆著《玉经》言。毕，引紫云气三咽止，便读《玉经》。毕，又祝曰：

会元三襟交，携领回胎婴，承光守下关，务玄待月明，于是混离固，籥明车受成。福延七世，祸散玄生，守景六合，陵梵七灵，共生亿千，钦升玉庭。婴儿徘徊，羽衣命仙，吉济万万，福布千千，骨有玉映，血承琼泉，生乐天地，日月同年。《玉清隐文》又祝曰：

福布七玄前，罪灭三涂中，灵吹九晨杪，纳气大帝宫。五仙携太一，并位重冥空，遂隐上清室，羽明帝一房。

桃孩君

读《真阳元老玄一君道经》，当思命门桃孩君道康，真气黄云之色，从兆泥丸中入，下布兆脐中命门之外。毕，祝曰：

真灵正神，号曰桃君。混合生宫，守护命门。通仙致气，齐景宝云。七祖同生，受福高晨。毕，引黄云之气三咽止，便读《玉经》。毕，又微祝曰：

五岳真人，定录四宾，司录促到，护籍理民。起非握节，云拘执旛，香风八披，恶魔绝烟。并来对帝，万万称臣。度我生籍，名迁玉门，扶翼五老，慎护披尘。《玉清隐文》又祝曰：

太上时非子，一曰合精延，是为命门王，可以召万神。万神即时到，合会琼羽门。使令散祸，祸绝福连，上寝玉堂，世受名仙。

上一赤子

读《上元太素三元君道经》，当思泥丸天帝上一赤子，真气如宝光，从兆泥丸中入，下布泥丸九孔之户。毕，微祝曰：

上元赤子号上真，飞云羽衣耀紫烟，上招明景对帝宾，宝光奕奕映我身，身生毛羽升九天。毕，引宝光三咽止，便读《玉经》。毕，又祝曰：

童子景精，有神有威，合象三形，九道相推。衣服朱丹，步正参差，出入上元，太极内阶。知我者长生，存我者不衰。人无哭兆，侍赖辟非。欲知吾处，密问太微。太微玉帝，三圣徘徊，侠我左右，一合俱飞，混洞六府，日月齐晖。《玉清隐文》又祝曰：

九道转对，五老各宁，洞阳衔籍，号曰郁灵。七世父母，反胎更生。累业积罪，罪灭福生。上入帝堂，受书丹明。常与伯史原，徘徊三界庭。巾金佩羽，宝曜圆形，玉轮北回，役御朱兵。

中一丹皇君

读《上清紫真精三素君道经》，当思绛宫中一元丹皇君，真气日光之色，从兆泥丸中入，下布项中大椎骨首之户。毕，微祝曰：

中一真君，号曰运珠。上招日光，灌我形躯。三真宝曜，固命玉符，寿亿万年，永无终休。身生羽服，飞升天衢。毕，引日光三咽止，便读《玉经》。毕，又祝曰：

天有九魂，不可不分；道有三真，不可去身。帝一变景，万化以臻，流珠停晖，紫霞踊烟。七度回路，三光映真，太一精符，相与为亲。司命衔月，嘘我重唇。五老衔日，吸我三便。太上道君，与我缠绵，上造天阶，携把太真。

黄庭元王

读《青灵阳安元君道经》，当思命门下一黄庭元王，真气月光之色，从我泥丸中入，下布两筦间，车轴下户。毕，微祝曰：

下一真元王，号曰始明精，三皇把符命，金契度仙庭。上招景中气，气布冠我形，羽车曜云罗，令我飞上清。毕，引月光三咽止，便读《玉经》。毕，又祝曰：

五脏百结，生此万疾。玄一林虚，开关解结。结绝病散，精神盈溢。福气充明，祸瞖倾竭。仙心日臻，死道月绝。混化九君，合符帝一。七神奉符，公子入室。

九真帝昌君

读《皇清洞真道君道经》，当思泥丸九真帝昌君上皇，真气青光万丈，从兆泥丸中入，下布口之四际。毕，微祝曰：

九真始生，生于上元，号为先灵，三景各分。上招玄晖，布流四门，镇神保仙，拔度七玄，骖景乘浮，朝拜三元。毕，引青气三咽止，便读《玉经》。毕，又祝曰：

七气离罗，太混黄宁；六甲辅魂，内注六丁；三真入胃，液流大明；五符上皇，泥丸常生。九星下映，日同母轭。游眄八极，回盖双婴，上到紫房，被巾羽青，七祖父母，各得返生。

八真含景君

读《高上太素君道经》，当思胆中八真含景君，真气黄云之色，从兆泥丸中入，下布兆背中骨节之府。毕，微祝曰：

八真结神，神生九天，号曰北台君，常在三合间，招真洞明气，下流布我身。身生紫晖，与帝结亲，携契五老，太仙缠绵。毕，引黄气三咽止，便读《玉经》。毕，又祝曰：

生生得帝心，各会重户内，紫房混五神，魂魄恒宝贵，七关受仙辉，五脏充玉气，俱过水火天，披建四和蔚。上归皇一子，与兆魂相对。

七真玄阳君

读《皇上四老道中君道经》，当思左肾七真玄阳君，右肾七真玄阴君。真气黑云之色，从兆泥丸中入，下布兆背穷骨地户中。毕，微祝曰：

七真生帝景，八气运常宁，上招日中童，圆珠映我形。回风混幽府，归妙《大洞经》，拔出地户难，超凌逸九天。毕，引黑气三咽止，便读《玉经》。毕，又祝曰：

太一郁书，上登洞房，六合三宾，司命神公，手执录籍，驾景乘龙，左回灵曜，右扇神风。峨峨隐珠，芬艳婴蒙，浩观太元，濯练五通，澄魂羽幽，练魄空洞，招兆百神，月帝之功。七祖顺生，景福昌隆，回我老艾，还复玄童，上对神霄，金光十方，飞飙玉轮，弹金鸣钟。

六真元素君

读《玉晨太上大道君道经》，当思肺中六真上元素玉君，真气白云之色，从兆泥丸中入，下布兆颈外，十二关梁之中。毕，微祝曰：

六真奕奕，白光央央，回帝之景，上入丹乡。招真下流，灌我玉霜，羽裙纷纷，衣我仙裳。越过水火，飞登神京。毕，引白气三咽止，便读《玉经》。毕，又祝曰：

九合三离，紫房散分。五老正严，帝一保神，司命奏籍，奉行三元，胞树断落，血尸绝根，返胎朱火，回气泥丸。我合九清，大混百神，身登玉房，同辂金仙，逍遥太素，徘徊三天，重华列简，累支流玄，世为道伯，大福缠绵。上寝玉清，下息命门，五脏秀华，顶负日魂，长保劫龄，后天常全。

五真养光君

读《太清大道君道经》，当思脾中五真养光君，真气如玉光金真之色，从兆泥丸中入，下布兆喉内极根之户。毕，微祝曰：

五真散灵，布气九玄，金光曜晖，玉气吐津，万神并畅，熙怡我身。圆光奏命籍，太一勒九天，降致八景舆，策龙驾紫烟，混合三帝室，保我亿劫年。毕，引玉光金真之气三咽止，便读《玉经》。毕，又祝曰：

晨登九景台，夕入神霄门，太一神夫子，或日三来瓮，左执兆符籍，右携洞阳君，定生会紫房，五神更混分。混分逸帝堂，七祖绝死根，五毒气零灭，繁津无浮连，令我尸血化，帝房出金元。三涂绝苦树，世世获天仙，常与景中王，积劫保元元。

四真清明君

读《太极大道元景君道经》，当思肝中四真清明君真气青云之色，从兆泥丸之中入，下布兆胃脘之户，膏膜之下。毕，微祝曰：

四真常生，青光华精。徘徊秀朗垣，沈珍玉景庭，携提高上元，俯仰要五灵，拔解七叶根，与我保华婴。毕，引青炁三咽止，便读《玉经》。毕，又祝曰：

帝室混身，一道万分，是曰帝一，白帝皓灵，金霞回日，重冥幽寥，藏神化密，把兆五符，与天相毕，玉晖覆盖，无死无疾。七祖父母，超登丹室，胞根八解，死符绝灭，帝得五元，我迥三七，六府焕爽，金书羽札，世为仙真，宝录玄别，华繁曾玄，世无曲折。

三真元生君

读《皇初紫虚无君道经》，当思精血中三真元生君，真气赤云之色，从兆泥丸中入，下布兆鼻两孔下源之中。毕，微祝曰：

三真焕光，流丹徘徊，玄合九景，三洞金扉。上招朱童，五苦廊开，死根断落，日魂同飞。超逸十界，上升玉阶。毕，引赤气三咽止，便读《玉经》。毕，又祝曰：

七气混合，帝一回元，结滞日散，兆命长迁，死道闭灭，断绝胞根。五脏生华，六腑金鲜，帝一保形，司命保神，五符启扉，五籍登仙，世为道王，帝师缠绵、散香龙窗，返华扬烟。七携无上，八晖九陈，流源回液，领会六渊，名书上清，气积寂轩。回风脱死，帝一相连，五通七合，俱生上元。

二真坚玉君

读《无英中真上老君道经》，当思骨节二真坚玉君。真气碧云之色，从兆泥丸中入，下布兆太仓五肠之口。毕，微祝曰：

二真固神，郁勃三关，回金合玉，坚备泥丸，上通帝气，布流金门，混化启明，合我仙魂，七祖同飞，灭绝胞根，世保道德，永享欣欣。毕，引碧云之气三咽止，便读《玉经》。毕，又祝曰：

魂生无中，布在九重；道出三极，常游绛宫。三宫合化，是为紫房。紫房所在，先由明堂，明堂之内，守神桃康，风云郁郁，既清且凉。塞闭欲孔，割破恋根。其圣曰翮，其真曰窬。兆能知之，乃开金门，金门左右，忽见高贤，左曰父宁，右曰精延。此是景中伯，与尔登玉晨。父宁母精，世世为仙，万条重华，皆受帝恩。

一真天精君

读《中央黄老君道经》，当思心中一真天精君。真气绛云之色，从兆泥丸中入，下布兆胸中四极之口。毕，微祝曰：

一真镇心，总领百神，百神常生，会我绛轩。上招玉气，六液沈珍，赤景启灵，拔我七根，超逸三涂，上升南仙。毕，引绛气三咽止，便读《玉经》。毕，又祝曰：

帝一回风，化合桃康，流生起福，上溢玉堂，混而合之，出入帝房，三五合一，必成仙君。七玄父母，灭尸散怨，万劫千年，皆登上仙，曲节伏扈，广敷郁申。守我形者，司命丈人，帝君公子，深固泥丸，太微玉华，羽服扬幡。魂魄长相抱，百骨皆满神，神王生津上，超越度死门，遂友高仙子，把持玉清宾。

九元之真

读《青精上真内景君道经》，当思九元之真拘制。真气五色云气，从兆泥丸中入，下布兆左耳之下伏晨之户。毕，微祝曰：

九天之精，天关开窗，八景合气，上通金房，三元帝室，返老生翁，玉华灌溉，练改艾容，飞霄紫舆，运我升空。毕，引五色云气三咽止，便读《玉经》。毕，又祝曰：

太微小童，常在帝前，其名景精，其姓曰干，合形太一，被服朱丹，五符命籍，把持玉案，帝君所临，主通诸神。混合太一，司命丈人，固保灵户，五脏会分，帝仙守宅，凶种灭根，三气郁敷，八回五烟，我得升霄，驾龙明轩。

皇一之魂

读《太阳九气玉贤元君道经》，当思皇一之魂上归。真气玄云之色，从兆泥丸中入，下布兆右耳之下伏晨之户。微祝曰：

皇一上真，洞生丹房，朱映兰曜，发溢明光。太元之音，朗彻九空，玄金独落，振响琅琅。上招玉景，协我神堂，策虚升飞，游宴玉京。毕，引玄云之气三咽止，便读《玉经》。毕，又祝曰：

九宫一合，化形帝晨，上升紫房，命真召仙。会济魂魄，领括百神，七玄康乐，拔苦破根。死烟灭气，福禄充轩，兆登太霄，驾景控云。月中五帝，挟日精轮，郁将逸阜，飙景同迁。

紫素左元君

读《太初九素金华景元君道经》，当思紫素左元君翳郁无刃。真气景云之色，从兆泥丸中入，下布兆头面之境。毕，微祝曰：

翳郁生真，真景生空，灵光昱昱，紫气融融，上致流津，下布我宫。身生水火，体变玉光，飞仙羽盖，升入神公，受书玉经，成我仙宗。毕，引景云之气三咽止，便读《玉经》。毕，又祝曰：

庆元吉津，流泪西田。太帝携手，命召高仙，拔散浊秽，断绝死根。上一天帝，号玄凝天，曜明六合，净寂泥丸，是为百无上，使兆保长安，列图玉皇，并襟帝晨，五府生华，六液龙源，渊清太素，郁霞金津，万仙来朝，五岳启陈，玄愆沈散，天福奏烟。雕梁守命户，长来护死门。上生玉房，受位金仙。天之玉堂，常栖帝贤，九天之中，宴昒劫年。

黄素中元君

　　读《九皇上真司命君道经》，当思黄素中元君圆华黄刃，真气晨景之晖上华，从兆泥丸中入，下布兆胸腹之境。毕，微祝曰：

　　九天上景，化生华晖，晃晔太空，曜真紫微，上致中黄，百神降回。散根离苦，八难豁开，七祖同升，福庆巍巍，使我神仙，八景齐飞。毕，引景晖之气三咽止，便读《玉经》。毕，又祝曰：

　　太帝精魂，阳堂八灵，披散死气，混合众生。帝一承图，三元会明，九真安安，七神宁宁。超越滞节，过度鬼兵。上升帝晨，昞乐玉庭。玄母定录，五府开清，胞根没种，血污殄平。七祖父母，起福三清。无英明夫，掌我仙经。广神安气，缘回绝冥，闭藏死关，太混一生。长寝羽台上，固神五老室，受录上清阙，保德七元日。上上登玉霄，下下合帝一。

白素右元君

　　读《天皇上真玉华三元君道经》，当思白素右元君启明萧刃。真气月中之华，从兆泥丸中入，下布兆下关小腹至脚。毕，微祝曰：

　　白素启明，九天同生，高虚素辔，浮景玉清。回真典仙，流洒八溟，通幽达微，朗曜华精。使我内彻，五孔开明，神公来游，我道克成。毕，引月华之气三咽止，便读《玉经》。毕，又祝曰：

　　魂生九气，气变成神，五老缠会，太一化仙。二十四真，回形帝先，九曲下户，镇生白云。黄庭六府，含养命根。胎结胞树，种栽死山，一得拘制，永断灭源，符籍清明，金映玉轩，长为德伯，世得道恩，升登日月，遂友帝仙。

日中司命

读《太一上元禁君道经》，当思日中司命接生。真气三华之气，从兆泥丸中入，下布兆左手之户。毕，微祝曰：

四大乘天，天元来归，三华吐曜，司命景飞，为我招仙，七祖散开，上登太虚，日月同晖。毕，引三华之气三咽止，便读《玉经》。毕，又祝曰：

太一务犹收，传司北帝司。玄一老子，握节往来，元素把符，白元守雌。焕然神光明，披霞升帝墉，列坐震灵席，混合五日房，白气育上生，青君案延昌，左携精上门，右抱合和婴。我生日月华，友宾赤气王。八景照泥丸，朗然洞房中，婴儿为赤子，混离生玉容，五道秀金华，位为上清公。七祖断玄滞，身得乘神风。徘徊三清上，和乐返婴童。

月中桃君

读《元虚黄房真晨君道经》，当思月中桃君方盈。真气月晖之色，从兆泥丸中入，下布兆右手之户。毕，微祝曰：

元虚黄房内，月中号方盈，左宴朱颜台，右携仙皇庭，宴景三秀房，结我神始生，同飞入玄玄，七祖返华婴。毕，引月晖之气三咽止，便读《玉经》。毕，又祝曰：

九元镇真，五帝缠绵，日月中王，与兆为亲。大混三五，离落魄魂，百节金映，玉液回神。五府生华，白气运烟，充溢三清，紫房宝津，上开仙户，下塞死门，令我羽简，玉帝之前，七祖父母，返生南轩，虎符摄魔，龙旌命神。太一金书，招东三官，除灭死籍，刊名王真，保生太上，日月同年。

左目童子

读《太极主四真人元君道经》，当思左目童子飞云。真气日之华光，从兆泥丸中入，下布兆左目之中。毕，微祝曰：

四极太灵，元君精映，日华充溢，童明光光，二景相照，通我明梁，三丹启真，我道开张，毛羽罗裙，飞上玉京。毕，引华光三咽止，便读《玉经》。毕，又祝曰：

我乘混合气，缠固九真丘，养光太昌子，骈罗凝羽珠。九尊众帝生，洞景回须臾，七祖结解散，秽积忽已除，世世生福昌，玄祖获仙书。身升太霞宫，控龙宴玉虚，上朝上清皇，见侍幸正扶。

右目童子

读《四斗中真人七晨散华君道经》，当思右目童子晨婴。真气月之华光，从兆泥丸中入，下布兆右目之中。毕，微祝曰：

七晨飞华，华散三元，混合成真，上招月魂，为我降灵，启我仙门，七祖同飞，上朝帝君。毕，引月之华光三咽止，便读《玉经》。毕，又祝曰：

三素牢张上，老君神生道，固我魄逸游，保兆六合脑，忧苦没曲门，死气闭地下，身为帝一君，并襟乐六府，镜心丹玄房，熙气泥丸野。体曜金晖，羽录召真，白气重郁，百神死鲜，长与日月，符籍缠绵，世保道德，永为天仙，寂寂内注，遂升帝晨。

肺部童子

读《辰中黄景元君道经》，当思肺部童子素明。真气五关晖光，从兆泥丸中入，下布兆肺部华盖之门，上通两目之童。毕，微祝曰：

童子素明，黄云九缠，沧台飞轮，三神协真，号曰玄上景，列位高皇宾，总摄命百神，携我入紫烟。毕，引晖光三咽止，便读《玉经》。毕，又祝曰：

二老在左右，帝魂不可分。三九变其上下，太一立其中根，五神奉我生籍，司命塞我死门，九宫合而为一，六合总而内真。世获仙书，福庆缠绵，五老对席，日月为亲，太一来迎，上升帝晨。七祖滞血，皆为拔根，返胎南官，受生帝轩，兆宴玉堂，同襟帝轮。世世列图，羽服扬幡，子孙保昌，庆及后玄，长为仙伯，役使万神。

胎中白气君

读《金阙后圣太平李真天帝上景君道经》，当思胎中一元白气君务玄子、太一精魂玄归子二神。真气三华之色，从兆泥丸中入，下布兆五脏结喉之本。讫，微祝曰：

金阙焕玉清，白气映丹霞，明光郁金铃，五色吐三华，流津宴寝堂，结我始生牙。玉符召百神，金威征万魔，保此亿劫年，仙道明凶邪。毕，引三华之气三咽止，便读《玉经》。毕，又祝曰：

天生八气，回合帝乡，五神奉符，司命扶将。拔断死籍，荡秽幽冥，七世解结，福延玉庭，血积沉没，三素焕清。兆升天堂，与帝合灵，世得仙契，所愿必成。种年日中，植命月庭，返胎童蒙，回为孩婴。生与天同，寿与日并。

结中青气君

读《太虚后圣元景彭室真君道经》，当思结中青气君案延昌、元君精魂保谷童二神，真气气如玉华，从兆泥丸中入，下布兆五脏大胃上口。毕，微祝曰：

离合九灵，二真幽密，太虚重天，上携太一，雌雄混合，同仙妙室。上变九仙，下解胎结，七祖庆欣，五苦解脱，使我飞腾，灵化本质。毕，引玉华三咽止，便读《玉经》。毕，又祝曰：

种福九天外，拔尸地门下，七玄解滞积，断树除忧苦。返胎朱火宫，更生九玄户，真气日日臻，祸害日日除。兆升三清室，乘飙上景庭，命与月母俱，年随日帝生。累玄保仙籍，回老更童婴，福升六合内，受图永常生。

节中黑气君

读《太玄都九气丈人主仙君道经》，当思节中黑气君斌来生、帝真精魂幽台生二神。真气玉光之色，从兆泥丸中入，下布兆九肠之口，伏源之下。毕，微祝曰：

太玄何寥寥，黑气生上灵，帝真洞明景，九气合神庐。变化十方领，倏欻肇明初，万真练我仙，百关自清居。七玄断胞树，九曾升福堂，上招景中子，与我登飞舆。毕，引玉光三咽止，便读《玉经》。毕，又祝曰：

帝魂照无阿，常镇兆生门。伏尸灭落，保魂宁神，玄母回光，奉帝玉仙，右命太一，乃及兆身。北宴上清，列为玉宾，颜生日华，年合月烟。长跻金房，晨景为邻。除忧伏胃门，拔苦三涂中，福积丹玄内，庆充泥丸房，百神混帝一，大变流回风，返兆朽艾形，改貌为婴童。世世入仙堂，玄玄登羽宫，大劫虽屡倾，与日方增崇。

胎胞中黄气君

读《上清八景老君道经》，当思胞中黄气君祖明车、天帝精魂理维藏二神。真气黄云之色，从兆泥丸中入，下布兆小肠二孔之本。毕，微祝曰：

上清曜玄台，八景乘天纪，黄气协神真，精魂对帝子，太一度命籍，五符固不死，携仙带晨晖，回风返形始。拔苦出七祖，同欢九玄里。毕，引黄云三咽止，便读《玉经》。毕，又祝曰：

白云合神景，乘素会太微，上朝帝一室，解带皇一阶，启明金门中，三阳召上归，升我身内神，覆盖大明威。大宝九华，光映兆形，招云混真，散香要灵。含景月中，返胎受生，年停曜景，命遂无倾，身为仙王，保此上清，世受真书，玄华玉庭。

血中赤气君

读《东华方诸宫高晨师玉保王青童君道经》，当思血中赤气君混离子、司命精魂发纽子二神，真气如赤云之色，从兆泥丸中入，下布兆百关绝节之下。毕，微祝曰：

晨晖焕东霞，丹景映高清，二真协神宗，落落七华生。五老飞帝席，太一保童婴，锦云曜幽夜，朗朗开重冥。七祖勒符籍，南极受胎灵，高晨昞云舆，运我升飞辇，拔解亿世基，欢我万劫程。毕，引赤云气三咽止，便读《玉经》。毕，又祝曰：

五道混回，七门始分，南和建节，白帝彰形，灵标理魄，会昌护神，奉符登霄，寝息玉轩。定录琼札，世为天仙，三涂塞绝，除伐胞根，死气沈零，祸轮无连，福臻重枝，庆会华玄。名书玉堂内，世为道德门。

上玄元父玄母

读《扶桑大帝九老仙皇君道经》，当思上玄元父高同生、下玄玄母叔火王、帝皇太一重冥空、九帝尊神日明真、太帝精魂阳堂玉、天帝九关魂录回道、天纪帝魂照元阿七神。真气混合莲花之形，从兆泥丸中入，下布兆本命之根，胞胎大结之中。毕，微祝曰：

元父玄母，七真齐气，神公大帝，九老并位，为我固生，拔度十界，日月同符，九帝合契，坐命天魔，万灵来拜。浮景三举上，震杖保亿世。毕，引莲花之气三咽止，便读《玉经》。毕，又祝曰：

太玄聚晖，映冠扶晨，大帝变景，须臾混分，入兆五府，坚我玉根，双轵太一，合羽扬轮。与兆上升，回转金门，年日德昌，体宝金仙，世世昌盛，真符流连，玄玄累叶，名书灵轩。羽籍紫庭，飞香奏烟，福逮百枝，庆溢帝门。

三素老君

读《小有玉真万华先生主图玉君道经》，当思三素老君牢张上、正一左仙仲成子、正一右仙曲文子三神，真气混合黄、白、玄三色之云，从兆泥丸中入，下布兆鼻下人中。微祝曰：

玉真生帝景，万华乘云发，三老辅二仙，共镇死户窟。神映七华生，朽骨蒙更蜕，起逸三界庭，五苦咸解脱，得入九天表，上朗高朱日。毕，引三色之炁三咽止，便读《玉经》。毕，又祝曰：

命门合精，六混七分，太一把籍，司命理神，帝一固形，无英守魂。太回紫房，奉符帝君，胞树伐灭，断绝血根，七玄更起，沈景生烟，兆得上升，化合帝晨，身映日月，命与天连，重华累晖，咸会上尊。世书灵羽，紫录内宣，乘景三素，北宴高元，号曰仙王，上清真人。

中央玄一老子

读《玄洲二十九真伯上帝司禁君道经》，当思中央玄一老子林灵，天真气黄云之色，布兆阴茎之端；北方黑帝保成曷真气玄云之色，布兆膀胱之中；西方白帝彰安幸，真气素云之色，布兆阴囊之中；南方赤帝长来觉，真气绛云之色，布兆口舌之中；东方青帝雕梁际，真气青云之色，布兆五脏内。五帝真气从兆泥丸中之，下布兆一身。毕，微祝曰：

五帝明真，辅仙玄伯，上帝景晖，吐灵敷席，翳翳神曜，徘徊重寞，羽景保录，太一命籍，五气总魂，三精固魄，金仙练容，停年返白，拔出幽根，日月同宅。毕，引五色气五咽止，便读《玉经》。毕，又祝曰：

上宝月九真，日羲变玉室。呼吸紫微，大混帝一，八烟丛生，百灵明威，九魂离合，三光同晖。天皇在元，紫烟霏霏，五神奉图，始命不亏。变入九宫，被服朱衣，腰佩虎章，流云绣帔，帷帐珊玕，五色徘徊，日月照察，侠以东西，神庭内醴，以除渴饥。三五复反。转藏营机，周流太一，生均两仪。《玉清隐文》又祝曰：

太一变六合，五神哺泥丸。七积灭三涂，血尸塞下关，三衿对五真，拔斫胞树根。丈人号神宗，同心元素君，天皇入太清，五老奉符文，世世登羽宫，重华日中轩。元王始明精，固我本命门，保弼运录气，归上谷下玄，冥景映形神，朝跻太上轮。日月并玉铃，年随二景分，丹书玉堂内，位为天上君，左携羽台子，右提金颜仙。

帝 卿

读《太元晨中君刊峨眉山中洞宫玉户太素君道经》，当思帝卿肇勒精、绛宫中一辅卿中光坚、黄庭下弼卿归上明。三真之气，混合青、白、黄三色之云，从兆泥丸中入，下布兆身三宫本命帝室。毕，微祝曰：

三真生太无，玉户映晨霞，太素洞元虚，丹灵森朱阿，回神九重府，内唱发琼华，关纳百津液，停年三秀柯。我身腾玉清，七祖离幽都，长保不终劫，万一承仙家。毕，引三色云气三咽止，便读《玉经》。毕，又祝曰：

帝一混九玄，太素五华精，宝羽宴玉堂，八风扇太明，高上乘元景，凌梵履昌灵。七化紫房下，九混五帝清，体生六色曜，金映流神形，感濯元气内，金书玉皇庭。《玉清隐文》又祝曰：

灵云始分，白气郁素，混会九玄，三五流布。帝一解形，起登霄路，太一呼吸，五华坚固。司命主日中，白元司日暮。日中静心，心中妙悟；夕隐泥丸，百神宣布。二宫可以长生，心脑可以长度。

帝一真君

读《西元龟山九灵真仙母青金丹皇道君道经》，当思大洞帝一尊君父宁在。真气五色紫云之烟，从兆泥丸中入，下布一形之内，散气九孔之中。毕，微祝曰：

九灵通妙化，金仙混扶桑。帝一变百神，合灵西丹皇，上为胎仙母，下号称神宗，曜景绝云杪，萧萧紫微宫。为我执命籍，保真三素房，妙景空中降，练我返婴蒙，七根绝苦哀，逸起九福堂。毕，引紫云三咽止，便读《玉经》。毕，又祝曰：

太上洞明，飞景九天，结精凝气，化气变神，司命混合，散形亿分，千乘火甲，万骑扬幡，俱与太一。上造帝庭仙，伯元起徘徊。仲成曲文，一合我气，再合我神，三合我魄，四合我魂，五合我精，六合我身。我身六合，洞灵启真，八景灵驾，三素浮轮，我与帝一，俱升玉晨。重华累枝，混合天仙，身有道籍，世有生根，金简羽符，名刊日轩。所愿即从，天禄说说。所向如心，万福盈门。常存太上，帝一泥丸，雌雄混化，百灵缠绵，读经万遍，云驾来迎，携宴五帝，日月九君，号为仙公，上清真人。

大洞消魔神慧内祝隐文存诸真法

九天上文，出自高上口诀，解滞散原。《大洞真经三十九章》，理极于此。上则引致高灵之霞映，下则灭于万魔之凶。诵之一遍，开明幽关，三十九户，纳受玉津，死气沉塞，百神内欢。百神既畅，则声达九玄，气朗紫霄，响叩玉晨，五帝束带，万灵朝轩，生生来归，七祖升迁，身致羽童，驾景乘云，飞行玉清，位齐紫宾。此高玄之妙道，玉清之秘篇，皆授金名玉字，高仙真人。七百年中，有合此质，听得一传。

后圣曰：得受《大洞真经三十九章》，修行之日，当先行大洞之仪格，诵《玉清隐祝》之文；又存百神内名。外则遏于万试，内则塞于死关。如此一遍，便得一日一夜，单诵三十九章，不烦遍遍依旧行其仪轨也。若是日又登斋诵经者，当便按旧过行之。

（底本出处《正统道藏》太玄部。）

存思三洞法

常以旦思洞天，日中思洞地，夜半思洞渊，亦可日中顿思三真。存思之法：

次入室东向，叩齿三十二通，先瞑目，思素灵宫清微府中青气、赤气相沓郁郁来，下入兆身中泥丸上宫，便咽九气；次思兰台府中赤、黄二气相沓如先来，下入兆身绛宫之中，便咽九气；次思皇堂府中白、黑二气相沓如先来，下入兆身脐下丹田宫中，便咽九气。咽三洞气毕，便仰祝曰：

天地混沌，渊源三精。元始结化，五气混生。变化玄元，灌注身形。服御流霞，升入紫庭。北帝落死，东华记名。洞达幽微，与帝合并。

毕，又叩齿九通，思元洞元明元曜延灵耀元君玄混，以阳霞朱明之符，授与我身；次思洞天生官，衣服讳字如上法，并从素灵宫清微府中下，以次入兆泥丸宫中。毕，仰祝曰：

洞天上元，监御九玄，总统三炁，混生丹田，披洞幽关，出入无间。魂魄宝耀，缠络华鲜，飞云降室，游宴紫天，齐保天地，长享亿年。

思洞天毕，转向南，思洞地洞真大荧惑星大洞元生太灵机皇君景化，以通明四洞九元之符，以授我身；次思洞地生官，衣服讳字如上法，并从素灵宫兰台府下，入兆身绛宫中。便仰祝曰：

洞地中元，总领飞仙，华冠宝耀，腰青建巾，授我灵符，通真致神，洞思幽微，受帝秘言，解胞散结，九孔朗然，七祖咸脱，上升南轩，云舆下降，白日升晨。

思洞地毕，转向北，思洞渊洞玄太白子留金城耀耀元精元导太仙君，讳浩田，以启通明天宝符，以授兆身；次思洞渊生官，衣服讳字如上法，并从素灵宫皇堂府下，入兆身脐下丹田宫中。便仰咒曰：

洞渊幽关，上参三元，玄气郁勃，飞霞紫云，流黄五色，华晨宝符，服御启明，与天长存，乘空驾灵，游宴玉晨，携堤景皇，结友真仙。

思洞渊毕，还东向，叩齿九通，咽气九过，三洞毕矣。子能行之，真神见形，玉女可使，玉童见灵，三元下降，以丹舆绿轩，来迎兆身，上升太清。惟在宝秘，慎勿轻传。

（底本出处《正统道藏》太玄部。）

老君存思图十八篇

师曰：修身济物，要在存思。存思不精，漫澜无感。感应由精，精必有见。见妙如图，识解超进，神气坚明，业行无倦，兼济可期，期于有证，证之显验，逆知吉凶，以善消恶。一切所观，观其妙色，色相为先，都境山林，城宫台殿，尊卑君臣，神仙次第，得道圣众，自然玉姿，英伟奇特，与我为俦，圆光如日，有炎如烟，周绕我体，如同金刚。文不尽意，犹待诀言，言妙罕传，文精希现。现传果验，劫载一人。一人明难，非为无果。勿谓不易，而息遵求。求之能笃，随渐升登。虽未具足，征涉便到胜途，出俗居道。居道化俗，涅而不缁，故号居士，一曰道士。士，即事也。习事超伦，谓之大觉。觉者，取微昧图证验，得鸟之罗在其一目如左[1]。

存道宝第一

师曰：宝者，自然元一，无祖无先，常存无灭，济度无穷，应感为三，终始一也。不一由人，人有亿兆，心兆亿行，大品有三：上、中、下才，悟或迟速。速之与迟，必宗三宝：一曰道宝；二曰经宝；三曰师宝；师宝者，得道人，为我师也；经宝者，自然妙文，师所传也；道宝者，无形之形，即太上是。窅冥中精应感缘时成数，分形散体，不可思议。议而思之，得不可得。得不可得，竟何所得？得道真也。真也者，得之不死不生，生死应化，不损不劳，保此贵重，故号道宝。存思之时，

---

[1] 本文内所说形图画像元阙。

皆应临目，常见太上在高座上，老子在左，元君在右；又见经在西方，师在东面；次见十天光仪、侍卫文武、伎乐各从方来，朝礼太上。先存见斋堂，为太玄都，玉京山七宝城官台宝盖狮子之座，座上莲花以为茵籍，床前狮子蹲踞相向，香官伎乐参然罗列。

存经宝第二

见道宝竟，仍存玄台之里，在于太上之西，有七宝庄严，光明帐座，座有玉案，案有宝经。绛绡之巾，火铃之室，宛籍缊函，镇履经上。玉童玉女，侍卫香灯。三十六部，道德为宗。太玄侍官，其形如左[1]。

存师宝第三

见经宝竟，仍存玄台之里，在于太上之东，有七宝庄严，明光帐座，座上有玄中大法师，即是高上老君，妙相不可具图，应感变化无定。无定之定，定在心得；心得有由，由阶渐悟；悟发之初，先睹玉貌。素发玄冠，黄裳皂帔。凭几振拂，为物祛尘，凝神释滞，以正治邪。仙真侍侧，左右肃然，人天相交，其形如左。

存十方天尊第四

见三尊竟，仍存十方天尊相随以次，同诣玄台，朝礼太上，严整威仪，为一切轨则。

北方，无极太上道德天尊服色黑，羽仪多玄；

东方，无极太上道德天尊服色青，羽仪多碧；

---

[1] 本文内所说形图画像《正统道藏》缺。

南方，无极太上道德天尊服色赤，羽仪多丹；

西方，无极太上道德天尊服色白，羽仪多素；

东北方，无极太上道德天尊服色青黑又多黄；

东南方，无极太上道德天尊服色青赤又多黄；

西南方，无极太上道德天尊服色赤白又多黄；

西北方，无极太上道德天尊服色白黑又多黄；

上方，无极太上道德天尊服色玄紫又多苍；

下方，无极太上道德天尊服色黄红又多绿。

上十人其形如左。天尊云驾同到玉京，伞扇羽仪不可悉备，伎乐侍从亦回具陈。举一反三，闻一知十耳。

授《道德经》存三宫第五

授《道德经》，师北向，置经于案上，弟子伏左，师执经，弟子擎法，信师叩齿三十六通。心存三宫：泥丸上元宫也、绛宫中元宫也、丹田下元宫也。三一出千乘万骑，营卫于经，其形如左。

朝朝于户外存四明等第六

朝朝于户外咒，存见四明功曹一人、通真使者一人、传言玉童二人、侍静玉女二人。

上六人其形如左。

凡神官位号，各以明义。虽皆道应感化不同，前后高卑，各随才识，识悟缘渐，故诸官互陈，或申通宣传，或侍卫开导，学者所求，各从其愿。三元妙气，气妙本一，一本居宗，三元化接，三之宗一，四主冥明。明之者知道；知道者见妙。见妙由明，资于神识。职有典掌，总名为曹，曹有绩效，皆名为功。功曹接导，开暗睹明，故曰四明。凡夫蒙愚，凭

道乞照，修行法事，

先关功曹，次及通真使者、玉童玉女，达道正神能致生气。生气即妙一之本，入身则延年不死，超三界之上，居三元宫中，正一合德，八方和明，功职所关，故号四上。右虎左龙，仁义严明，仁以辅善，义以止恶。恶消善积，由于知真，真无复杂，杂弗能变，故称素女。洁白靡污，夜暗无明，兼须童朗。上玄少女，演元始之气同。学者入黄宫之中，中极正宗，高尊所处。信诚感通，所启必允，黄房八窗，义依此例。

夕入于户存四上等_{第七}

夕入常于户外咒，存见四上功曹一人、龙虎使者二人、侍静素女一人、开明童子一人、上玄少女一人。

上六人其形如左。

入堂存三师_{第八}

入堂先思见经师；次思见籍师；次思见度师。

上三条各见所在之方也。

存五脏五岳五星五帝金映五色圆光_{第九}

存三师竟，次思见五脏、五岳、五星、五帝。

上四条备卫身中身中变化，无所不容。至于画图无由，备受之于外，标名方位得之，言前功拘迹致谬耳。

金映盖一体，体作五色，从肺后出，项有圆光如日象。

上三条在身中照明十方。

　　凡存思之时，皆闭目内视，人体多神，必以五脏为主。主各料其事，事各得其成，成正则一而不二，不二则隐显无邪，无邪则众如可见，见则与圣符同，同圣即可弘，积学自然感会，是以朝夕存思，不可懈怠。存者何也？敦也、轮也。思者何也？司也、嗣也。勿以轻躁失本，学以重厚得宗，得宗则轮转无滞，轮转无滞则存而不亡。不亡由于司察善恶，善恶在乎嗜欲偏颇。嗜欲偏颇者，爱憎回遑，往返生死，劳苦未停。未停之停，停善不著善之善，归宗未能至至宗。无者资于念，念相续继，念嗣存无，有入于无间，无为而无不为，号曰微妙玄通。和光挫锐，济度无穷，是故为学之基，以存思为首。存思之功，以五脏为盛。脏者何也？藏也。潜神隐智，不炫耀也。智显欲动，动欲日耀，耀之则败，隐之则成。光而不耀，智静神凝，除欲中净，如玉山内明，得斯时理，久视长生也。

　　第一见肺，红白色，七叶，四长三短，接喉咙下肺者何也？脑也、伐也。善恶之初，兆而未明，明则伐善，善废恶兴，伐人命根，根断不断，由于此藏。此藏藏魄。魄者何也？粕也、著也。人之炫耀，莫不关欲。欲著曰恶，恶如糟粕。愚俗滞之不识精本，今愿舍著存而见之，魄则肃然，不得为恶。恶急宜改，先存之火，与金合成则未分，其色红白，叶数纳言，取其和成德。德始于肺，终于脾。脾一又二，兼济也。兼济者，信也。

　　第二见心，如芙蕖未开，又似悬赤油囊，长三寸在前心者何也？深也、斟也。是非未辩，斟酌优量，败则灭身，成则得道，祸福之深，由于此藏。此藏藏神，神者何也？申也，真也。智慧之主，使屈能伸。存而见之，神则凝然，识定入真，不可深厚也。

　　第三见肝，苍紫色，五叶，三长二短，九寸，在心下肝者何也？干也、还也。悟恶气能改，决定无疑，行善建功，干事不怠，审正还宗，由于此藏。此藏藏魂，魂者何也？纷也，回也。纷纭俗海，回向道门。存而见之，魂则欣然欢进，勤立克隆，善业也。

　　第四见肾，苍色，如覆双漆杯，长五寸，侠胁两膂著脊肾者何也？紧也。津习善紧，紧不及慢，津润无穷，济度无极，通道祛俗，由于此藏。此藏藏精。精者何也？清也、灵也。动以徐清，化变无碍，神灵往还，提携空极。存而见之，精则澄然不散泄也。

第五见脾，黄苍色，长一尺二寸中有一尺曲，擒太仓胃上脾者何也？禅也、移也。清凝潜润，补益一切，能安能移，而不匮既成，由于此藏。此藏藏志。志者何也？ 至也、异也。潜润密化顽鄙异人，存而见之，信验治志，则湛然至道乎。

坐朝存思第十

坐朝者，端坐而修礼也。凡有公事私碍，或在非类之间，不得束躬，止当展敬，但自安坐，不使人知，香火非嫌乃可为之。人见致笑，亦不可阙，将护彼意，勿增他愆。初夕、向晓，依时修之，白日启请亦宜平坐。坐则如常，勿革形色，惟令异人，不能觉知，人觉而喜，乃可化之，觉而嗤鄙，眦毁正真，设其招殃，又坏子业。古之学道为己，今之学道为人。为人苟以悦人，不顾心非。为己者，存心是则不顾迹违，违亦申心。致感迷速，强欲伏众，有边无心。非惟徒劳，乃更获罪。学真之士，各加思宜，宜贵会时，时贵善合，合而非善，此时勿会。会必兼济，济物及身，善善相得，舍恶升仙，乃谓为会。会恶致败，名滥殊若。出处所遭，遭时二病：一者滞心，二者执迹。执迹者，宜以心法化之；滞心者，宜以迹法引导。导迹弗偏，化心遣执，二病豁除，上圣之道就矣。凡行经山水，积日舟车，舟车之中，山水之际，步涉登陆，舍住相须，疲倦止息，皆依时存礼。隐显随宜，存思精审，自然忘劳，魔邪恶人，不敢挠近。当诵经行戒，以善兴居。兴居无善，破戒违经，虽复存礼，终不睹真，嫉鬼妒神，凶人恶物，更相冲犯，烦恼生灾，坐卧无宁。急存久行，行之检身，心存口诵，解了无疑，以定三业。三业既定，众灾自消，人鬼敬伏，拥护去来，出入动静，必保贞吉。凡行者，亦存《想尔注》，三业在《盟威经》后，凡存思者，急宜忆之，故标出如左。

上最三行：行无为；行柔弱；行守雌，勿先动。

中最三行：行无名；行清静；行诸善。

下最三行：行无欲；行知止足；行推让。

一者不杀；二者不盗；三者不淫此三事，属身业。

一者不妄言；二者不绮语；三者不两舌；四者不恶口此四事，属口业。

一者不嫉妒；二者不嗔恚；三者不邪疑此三事，属心业。

上九行三业、十事存念。惊恐人思相干，皆速思之，危即安也。

卧朝存思第十一

卧之为法，勿正仰如尸，当侧傍检体，莫恣纵四肢。不可高枕，三寸许耳。香药为枕，无用恶木，冷漂秽臭冲犯泥丸，虽行途权假，常宜防之。卧起咒愿，善念存心，心存朝礼、时不可阙。阙碍公私，后皆忏悔也。

朝出户存玉女第十二

玉女者，是自然妙气应感成形。形质明净，清皎如玉，隐而有润，显又无邪。学者存真，阶渐升进，进退在形，出入在道。道气玄妙，纤毫必应，应引以次，从卑至尊。故白日则玉女守宫；夕夜则少女通事，济度危难，登道场也。

夕出户存少女第十三

夕出户咒曰：少女通灵学未升玄，不得无业，业有优劣，皆必须因，因精果妙，乃一其神。神而未一，由学未止，诣之以渐，引阴济阳。人生阳境，动静归阴，阴为道几，应感最妙。妙应之初，有兹少女，秉正治邪，和释隔戾，罚恶佑善，阴德济阳，显称玉明，其可坚贞。咒而存之，成真则速矣。

上一人其形如左。

斋存云气兵马 第十四

　　朝夕出入，存神礼师，志与朝仪同。凡行道时所存，清旦先思青云之气，匝满斋堂中，青龙、狮子备守前后；次思青气从师肝中出，如云之升，青龙、狮子在青气中往覆，弟子家合宅大小之身、仙童、玉女、天仙、飞仙、日月星宿、五帝兵马九亿万骑、监斋直事、三界官属，罗列左右耳。正中思赤云之气，匝满斋堂，朱雀、凤凰悲鸣左右；次思赤气从师心中出，如云之升，凤凰、朱雀在赤气中往覆，弟子家合宅大小之身、仙童、玉女、天仙、飞仙、日月星宿、五帝兵马九亿万骑、监斋直事、三界官属，罗列左右。日入思黄云之气，匝满斋堂，黄龙、黄驎备守四方；次思黄气从师脾中出，如云之升，黄龙、黄鳞在黄气之中往覆，弟子合家大小之身、仙童、玉女、天仙、地仙、飞仙、日月星宿、五帝兵马九亿万骑、监斋直事、三界官属，罗列左右。此三时行道，六时依如后科。人定思白云之气，匝满斋堂，白虎、骐驎备守内外；次思白气从师肺中出，不须存骐驎，宜存白虎。若存驎磷，思白驎在白气中往覆，弟子合家大小之身仙童、玉女、兵马、日月，悉如前法。黄箓大斋三时，行道宜用日入。常斋三时，可取人定，人定而用日入存思。又六时更从青始，次赤周白，此皆失法，青、白别有，皆非五脏六腑之仪也。夜半思玄云之气，匝满斋堂，灵龟、腾蛇备守上下；次思黑气从师肾中出，如云之升，灵龟、腾蛇在黑气中，仙童、玉女、日月兵马，悉如前法也。向晓思紫云之气，匝满斋堂，辟邪狮子，备守隐显，次思紫气从师胆中出，余如前法。其形如左。

　　凡师思云气，各从方来。青云出上。见从其方稍出，渐成蓊郁，氤氲充溢堂宇。然后思己身中藏气又出，与云色采合气同，明净香洁，覆庇家门，宫城山水，小大毕周。神官灵兽，齐整参罗，前后左右，四方内外，上下隐显，六时转隆，神灵普遍也。

上讲座存三色三一魂魄_{第十五}

上讲时，先存三色；次存三一。行道有六时，上讲但三时，食后、上脯、人定。三时入斋堂，捻香礼三拜，巡回依坐。竟，有众者，法师以板击席，仍放板膝前，同临目握固，存头气青；两手气赤；两足气白，三气绕身。其形如左。

初登高座先存礼三尊_{第十六}

讲义及读经，先静，竟，登起向太上座，三过上香，却后数尺，礼三尊三拜。又仍存经师、籍师、度师，各礼一拜，合六拜，乃登高座，其形如左。三尊者，道尊、经尊、真人尊。三尊通乎人身，人身欲与三尊同者，清斋、精思、礼拜、存之日一过，如此初下六拜，后重不须礼。一则二拜，叩搏愿念如法。羸者，心拜之。

登高座侍卫_{第十七}

登高座，安坐安坐者，大坐也，敛板当心，鸣鼓三十通，咽液三十六过。临目见左青龙、右白虎、前朱雀、后玄武、足下八卦神龟、三十六狮子伏前，头巾七星，五脏生五气，罗文覆身上。三一侍经，各千乘万骑，仙童玉女卫之。其形如左。

万遍竟云驾至 _{第十八}

能读五千文万遍，太上云驾下迎。万遍毕，未去者，一月三读之，须云驾至便升仙。其形如左。修行万遍之道，又存五云之星，转经之后，夜半至生气之时，饱服五牙之气，坐向月建之方，叩齿九通，咽液三十六过。临目存五星辰在头，岁在左肘，太白在右肘，荧惑在两膝间，镇在心中，久久乃止。行入常思不忘，千灾自然绝，万祸不能干。后当身上出水，身下出火，智慧六通，奄见五老，是五星精神，见之则变化自在，同升乎天也。

思修九宫法

守寸在两眉头入三分_{左黄阙紫户，右绛台青房}，天庭宫_{左明堂上}，雌宫，明堂宫_{两眉中却入一寸}，是雄宫，极真宫_{左洞房宫上}，雌宫，洞房宫_{两眉间却入二寸}，是雄宫，玄丹宫_{在丹田泥丸宫上}，雄宫，丹田泥丸宫_{两眉间却入三寸}，是雄宫，太皇宫_{在流珠宫上}，雌宫，流珠宫_{在泥丸宫后一寸}，是雄宫，玉帝宫_{在流珠宫后一寸}，是雌宫。

守寸紫户大神，名平静，字法王。青房大神，名正心，字初方。三呼其名字，祝曰：

紫户青房，有二大神，手把流铃，身生风云，侠卫真道，不听外前，使我思感，通利灵关，出入贞利，上登九门，即见九真，太上之尊。

明堂宫，左有明童真君，讳玄阳，字少青；右有明女真官，讳微音，字少元；中有明镜君；讳照精，字四明。三君共治明堂宫，并著绿锦衣，腰带四玉铃，口衔玉镜，镜铃并赤玉，并如婴儿之状。三呼三君名字，叩齿九通，则千妖伏息。

洞房宫，左有无英公子，右有白元君；中有黄老魂。三真共治洞房宫中。此飞真之道，在《金华经》中。

丹田泥丸宫，左上元赤子，名玄凝天，字三元先；右帝卿君，名肇勒精，字中玄生。二人共治丹田宫。此守三元真一，地真之要路，升空乘龙车之道也。

流珠宫，有流珠真神居之，又有日月中女子，名缠旋，字密真。别有《流珠经》，此太极公卿司命之道。

玉帝宫，有玉清神母居之，又有紫素、黄素、白素三素元君居之。上清神母姓廉，名衔，字荒彦；长九寸九分，著黄衣素灵之绥，头戴七称珠玉之髻，冠无极进贤冠，居无上之上，太极珠宫中七宫府，五灵乡，玄元里，下治兆身玉帝宫中。

天庭宫，有上清真女居之。真女姓厥，名回，字粥类。长六寸六分，著青宝神光锦绣霜罗九色之绥，头戴玉宝飞云之髻，冠玄黄进贤之冠，居无上之上，太上昆仑太幽宫中明堂府，九光乡，大化里，下治兆身天庭宫中。

极真宫，有太极帝妃居之。太极帝妃姓玄，名灵生，字伯元。长七寸七分，著玄罗五色凤文之绥，头戴七宝玄云之髻，冠无极进贤之冠，居无景之上，太清极玄宫中玉房府，三丹乡，丹元里，下治兆身极真宫中。

太皇宫，有太上君后居之。太上君后姓迁，名含孩，字合延生。长三寸三分，著七宝飞精玄光云锦霜罗九色之绥，头戴九玄玉精颓云之髻，冠玄黄无极三宝玉冠，居太清九玄之洞，无极真宫中丹精府，灵光乡，玄玄里，下治兆身太皇宫中。

四宫雌真一之道，高于雄真一。素灵所秘，是天元始生之阴，宫号帝妃也。叩齿十六通，祝曰：

太清阴神，号曰女灵。变景九玄，乘真隐冥。日吉天朗，告斋上清。心念目瞩，洞鉴神形。还守宫宅，玉华芳盈。五色变化，流黄紫青。运致飞霞，上造帝庭。毕，叩齿三十六过止。

玄丹宫，有中黄太一真君居之。太一真君厥讳规英，字化玄。貌如婴孩，坐在金床玉帐之中，著紫绿锦衣，腰带流火之铃，铃赤色，光声闻于十万里。左手把北斗七星之柄，右手把北辰之纲。乃存北极辰星，中有紫气满宫，溢出身外，身与紫气混合为一；又存日从天上下，入玄丹宫紫气中央；次存中黄太一真君，从北极紫气中下，入兆玄丹宫日中央坐，口吐紫气满玄丹宫中；又存己身，上入玄丹宫中，对中黄太一真君坐。因心起再拜膝前问道，求神仙长生之意，因存口吞紫气四十过。又存北斗七星，中有一赤气大如弦，下入己玄丹宫中；又存太一真君，与兆俱乘日入赤气道中，上诣北斗魁中，寝卧良久。行之十八年后，使玉童玉女。祝曰：

太上真皇中黄紫君，厥讳规英，字曰化玄。金床玉帐，紫绣锦裙，腰带火铃，斩邪灭奸。手把星晶，项生日真，正坐吐气，使我咽吞。与我共语，同晏玄丹，炼灌七魄，和柔三魂。神灵奉卫，使我飞仙。五脏自生，还白童颜。受书上清，司命帝官，所愿所欲，百福惟新。

头中诸真神，上治九天之上，下治头中泥丸。人身中百神，皆与天灵通同。久存呼之，则载人升天也其文在前。

帝君讳逢陵梵，字履昌灵，一名七灵，一名神丈人，居太极紫房中，为身中百神之主。帝君上治玉清天紫房宫，下治人头紫房宫中。太一名务猷收，字归会昌，一名鲜明，一名寄频。左无英公子，名玄充叔，字合符子，一名元素君，一名神公子洞房宫。右白元洞阳君，名郁灵标，字玄夷绝，一名朱精，一名启成在六合洞房宫。中央司命丈人君，名理明初，字玄度卿，一名神宗，一名灵华六合洞房宫。司命桃君，名孩道康，字合精延，一名命王，一名胞根六合洞房宫。帝君主变，太一主生，司命无英主精，白元主魂魄，桃康主神灵。人有五籍五符，禀之帝君，五神执之，各主其一，间关本命除死籍，上生名。常存五神，各捧一青玉案，上有我五符五籍。符长一寸，广五分；籍长五分，广一寸。存司命君左手把白玉简，右手执曾青笔，为我削除死录白简黑书，为我上生录白简青书。存符籍上有我州县、乡里、姓名、年如干，青文绿字，分明了了。五神各捧案、擎符籍，从六合宫中上入紫房宫中，对帝君前以呈帝君。帝君即命左玄一老子，名林虚夫；右三素老君牢张上；正一左仙人仲成子；正一右仙人曲文子，赍兆兆己符籍，上诣玉清太素、太上三元、上清高玄诸君、九天宫太素三元高玄并太上仙官也。

思九宫五神法

九天九宫，中有九神，谓天皇九魂，变成九气，化为九神，各治一宫，故曰九宫。太清中有太素、太和；洞房中有明堂绛宫，是曰六府。上曰天府，下曰洞台。三五之号，其位不同。一曰太清之中，则三五帝君。二曰三一丹田，神又五者，符籍之神太一、公子、白元、司命、桃君是也，合而名为三五。三五各有宫室，若三真各安在其宫，五神上见帝君，帝君左有元老丈人，右有玄一老君，此则无极之中、所谓九宫上一则真一也。九君所谓天之魂，自然成真子也，以为兆神者也。若兆知精存九君，深思三真，必能以兆一体周旋三五之中，反覆七九之里，使天帝之灵魂常治兆己，五神奉籍，周而复始，必将白日登度，何但不死而已哉！

存元成皇老法

以月二日、三日夜半安卧，闭目，存思太极中皇帝君，次思左有元成老子，衣青衣，冠五华白冠，左手持金液浆，右手持白幡，并在太极之中。有九名：一曰太清，二曰太极，三曰太微，四曰紫房，五曰玄台，六曰帝堂，七曰天府，八曰黄宫，九曰玉京玄都。要而言之，从人顶上直下一寸为太极宫，太极官方一寸耳，在六合宫之上。六合太一之神居焉。从两眉间却入一寸为明堂；却入二寸为洞房；却入三寸为丹田。其明堂之北，洞房之南，两眉间之上一寸为六合宫，宫方一寸。存三真毕，又存我魂一人如我之状，上入太极宫。二老因授青芝金液浆见与，以次存食芝而饮浆，青芝似莲华，浆似美酒耳。饮食都毕已，乃再拜帝君之前，而言曰：今日清吉，帝君在庭，赐以神芝，金液玉浆，二老度籍，太一奉章，长生久视，寿命未央。又存帝君答曰：幸哉奉时，月二日、三日复来。毕，因以取服，名受帝之药。存思太极之时，皆当从两眉间入焉。

两眉间为泥丸之玉门，名曰守寸黄阙紫房矣。

存帝君法

常以本命日，或正月一日，或以六戌日，正中时冠带入室，北向，再拜，咒曰：

高皇帝君，太上玉晨，皇天元老，无上大道，曾孙某甲，愿帝君长安兆身紫房宫中。其夜人定时，入密室正卧，冥目上向，存念北斗太极中央大明星，精耀正黄，光气来下在兆目前，引入口中，咽三十七过止。存使黄精和气，填满太仓、黄庭、中下丹田，下至阴室地户，周行匝体，悉令毕至。乃又念紫房宫中有五人，欻象成五帝，天皇帝君正在中央，太一来上当跪帝前，奉兆命籍，司命立后，除兆死录，存削去死录。死录，黑简白书也；生录，白简青书也。存见白玉之简，曾青之笔，司命进授此白简青笔于帝君，帝君伏南向而书之曰：某郡某乡里、某甲字，乞玉简记年，长生上玄，所向如愿，为真为仙，天下见者，皆曰真人。太一司命，保护甲身。永养日月，寿百万年。又心存籍简一枚，令长一寸，阔五分耳。思念书字，极令了了。又次存太一、公子、白元、司命、桃君五人，从六合宫上入紫房中，各奉书玉案，案上各有一符，符各有青绿色，以呈帝君。帝君以次取符，付向者共化之四帝。其一帝名曰雕梁际，字青平；其一帝名曰长来觉，字南和；其一帝名曰彰安辛，字西华；其一帝名曰保成曷，字北伐。存此四帝并共读五符，读五符毕，因授与兆。兆得符即跪帝君前，以次服之。毕，又存思四帝从虚空中上升三天，临去各告兆曰：子能常存我名字者，则辟万害，长生不死。我太上之子，三元之内真，度汝命籍，五符入形，故以永存天地，以致仙灵也。若春月则存青平帝，以青液之醴，盛以青玉碗一升见与，服之。服之毕，四帝俱上升天也。夏月存南和帝，四时仿此也。

存玄一老子法

又存帝君之左，有玄一老子，服紫衣，建龙冠；又存帝君之右，有三素老君，服锦衣，建虎冠。夫龙虎冠，象如世间远游冠，而有龙虎之文章也。玄一老子，名林虚夫，字灵时道；三素老君名牢张上，字神生道。二老并从，正一仙人在后，其左仙人仲成子，一名帝宾，字四华；其右仙人曲文子，一名光坚，字灵和。服色衣冠，亦如二老之状。

存司命法

又存司命，下至六合中，诣太一宫，司命合形太一。太一复上请帝君，度兆符籍。太一启帝君曰：符籍已度，司命合形，四帝赐醴，高上记生，乞得书名出录，以付二老君。于是帝君，忽于怀中出兆命籍，付左老子；又于怀中，出兆五符，付右老君。二老授符籍，而言于帝君曰：某甲生录已定，长存世上，帝符五行，上记太素宫。于是二老命二正一仙人仲成子、曲文子，赍某甲命籍、五符，上诣玉清、太素、太上、三元、上清、高玄诸君，九天宫宣令：帝度某甲生籍，使得神仙，号曰真贤。二老有命，皆使记焉。于是二人赍兆符籍，宣于九天，良久，都毕。又存司命、太一分形，各为一人，共游行太清，检御一体、百神上下既匝，各还其宫。名此为百神混合本命帝君大变之道。五帝定录之时，二老定生之会也。

（底本出处《正统道藏》太玄部。）

太一帝君太丹隐书

一名《太一别诀》

夫学道而无太一，犹视瞻之无两眼；存念而无太一，犹胸腹之失五脏；御神而无太一，犹起行之无四肢；立身而无太一，犹尸僵而无气矣。是为此经，开通万神，生成魂津，千涂百径，太一而立人焉。若学无师者，徒自烦劳也。今别复撰此经之波流，钞出其外际，未陈幽妙，靡该秘唱者，名为太一别诀。

如有可寻，以悟始涉未，令顿开深源者也，自使别诀微行，于学者涉粗迹以自觉焉。至于幽玄内构，合奇万津，流会真神，混合灵府，炜灿于神景之变，发曜于造化之外，焕如圆曜，寂如太无，郁起而空洞结云，凝思而千年继夜，可谓微乎深哉！太一之变也，皆理竭于此经，事悉于洞玄者矣。

夫人者，受生于天魂，结成于元灵，转轮九气，挺命太一，开关三道，积神幽宫，所以玄液七缠，流津敷泽，日月映其六虚，口目运其神器，云行雨施，德拟天地。胞胎内一，五因来具，立人之道，其如此也。故五因者，是五神也；故三道，是三真也；夫五神，天之魂也；三真，天之道也；九气，天之胎；太一，天之源；日月，天之眼；玄液，天之润；六虚，天之光；幽宫，天之府；神器，天之化；元灵，帝之变。凡此言九气者，乃混合帝君之变，变而化九，是谓九宫，九宫混变而同一矣。兆欲修己求生，当从所生之宗，所生之宗，谓元父、玄母也。元父主气，化理帝先；玄母主精，变结胞胎。精气相成，如阴阳相生，云行雨施，兆已道合。无名数起三五，兆始禀形七九，既匝兆体乃成和合，三五七九，洞冥象帝之先，当须帝营天皇之功，九变为灵，功成人体，体与神并，神去则死，神守则生。是以三元为道之始；帝君为道之跟；太一为道之变；九天为道之神；九宫为道之宅；玄液为道之津。修之三年，可以照镜三田以致神仙。朝适六合，夕守泥丸，坚执胎精，使心常勤。后学之子，须此为缘。见是经者，始可与言，九气陶注，太一运神矣。既得为人，人亦象矣。自无太一灵简，三元金名，司命隐符，五老紫籍，虽受天气而生，皆不得闻见至道矣。子又无玄宫紫札，上皇宝名、太一玉箓、东华隐图、三元铭神、大帝参魂者，虽受天之性，既得暂闻至道矣，亦不能修为，为不能久，久而不固，固而不专，专而不能洞也。适可隐存五岳，登行常生之涂耳，不得八景超霄，浮烟控晖，飞腾虚羽，踊跃太无矣。子又无琼台羽札、流云五校、太一金阁、五皇隐箓、后圣七符、空山石函、丹台素章、玄皇玉行、天母胞图、太上圆名、保真秀景、光练神驱之录者，皆不得见《洞真玄经》，睹帝一之变，又不得闻《消魔神智慧》之咏，又不得闻《太上隐书》八素之辞，又不得闻《大洞真经三十九章》金真玉光豁落七元也。存三守一，精思洞房会帝君，则化生九灵于子形中，辅子之神明，成子之仙真，保子之长生，固子之胎魂也。白元、无英、桃康、司命、太一混合五神，捧籍列符，五神各有所主，混合九变，三五化形，于是三宫镇真，百节受灵，帝君宝籍，宿命无倾。

九天九宫，中有九神。是谓天皇九魂，变成九气，化为九神，各治一宫，故曰九宫。太清中有太素、太和；洞房中有明堂、绛宫，是曰六府。上曰天府，下曰洞台。三五之号，其位不同。一曰太清之中，则三五帝君。二曰三一丹田；神又五者，符籍之神，太一、公子、白元、司命、桃康君是也，合而名为三五。三五各有宫室，若三真各安其宫，五神上见帝君，左有元老丈人；右有玄一老君，此则无极之中所谓九君。上一则真一也。九君所谓天之魂，自然成真子也，以为兆神者也。若兆之精存九君，深思三真，必能以兆一体，周旋三五之中，返覆七九之里，使天帝之灵魂常治在兆己，五神奉籍，周而复始，必将白日登晨，何但不死而已哉！

帝君混化周旋三五，太一万结成七九，其数合二十四也。天有二十四气，气之上，化也，变而则成真人，真人亦禀之，故体有二十四神，神有千乘万骑，云行八极之中。子若思存，念之慎勿忘，可以辟死求生，上超十方。于是神安气洞，上与天通，越出地户，过度天门，隐息四维，七星散分，飞行云房，日月殖根，守金藏玉，制御万神。仙王何人？我已成其真矣。此隐存之道也，并有经诀在《上皇中极宝景篇》中，子既有之，不得妄传，必须歃誓，审人乃宣。

夜半生气时，若鸡鸣时，正卧，闭目微气，存左目中出日，右目中出月，并径九寸，在两目耳之上，名为六合高窗也。日月使照一身，内彻泥丸，下照五脏肠胃之中，皆觉见了了，洞彻内外，令一身与日月光共合。良久，毕。叩齿九通，咽液九过，乃微祝曰：

太上玄一，九星吐精，三五七变，洞观幽冥。日月神光，下彻神庭，侠照六合，太一黄宁。帝君命简，金书不倾；五老奉符，天地同诚。使我不死，以致真灵；却遏万邪，祸灭消平。上朝天皇，还老返婴；太帝有制，百鬼敬听。

咒毕，乃开目，名为日月练根，三光校魂，以制御百神，辟诸鬼气之来侵，使兆长生不死，夕夕存之矣。

又存左目为日，右目为月，共合神庭之中，却上入明堂之中，化生黄英之醴，下流口中，九咽之以哺太一，常以生气时存之。毕，微祝曰：

日月上精，黄水月华，太一来饮，神光高罗。使我长生，天地同柯。毕，五日一行之。

口中舌上为神庭。存日月既毕，因动舌，觉有黄泉如紫金色，从舌上出，上流却入明堂之中，名为黄英之醴也。存思之时，当闭目绝念，常以月朔之夕生气之时，安卧，闭目向上，心存二十四星，星大一寸，如相连结之状。又存一星中辄有一人，合二十四人，如小儿始生之状，无衣服也。于是二十四星，直从天上虚空中来，下回绕一身外三匝。毕，次以咽之入口中，凡作二十四咽，咽时辄觉吞一星也，觉从口中径至脐中，名曰受命之宫也。又觉星光照一腹内，洞彻五脏。又存星光化为二十四真人，并吐黄气如烟，以布满脐中，郁郁然洞彻内外也。良久，微咒曰：

二十四真，回入黄庭，口吐黄气，二十四星，灌我命门，百神受灵，使我骨强，魂魄安宁，五脏受符，天地相倾。毕，名曰真气，入守命门，以辟灾祸百鬼之疾，令人长生不死。

太元混合以象一灵，虚生之子以为上帝君。又居泥丸之帝，以为三一之尊帝。尊帝者，是虚生之子也，是谓三帝焉。太一受生于空洞，变化乎八方，立景于三帝之间，流会乎万神之领。天地之尊，皆须太一而自运也。灵帝无太一，则玄灵不回气；尊帝无太一，则三一不居其宫域。故太一之神，并五神以通用，上合体于二帝。帝之为高，犹天皇帝君者也。尊形九魂，魄生三五，合会结成帝君将帝生也，受玄中上气，三五离合之所挺焉。是以帝生于无极之表，空成之中是于太清之域，治在玉清气紫微宫。光耀五色，华盖九重，前洞泥丸，后开幽门，下临六合，上连紫云，百灵宿卫，飞阁交通，玉殿朱陛，内有金房，中有太真，号曰天皇。凭虚而生，处无极之中，衣五色珠衣，冠九德晨冠。制御天地，时乘飞龙，六辔超虚，九道自通。此自然之精气，众真之帝君。兆常思而诵之，可以为仙王。

太极之中有九名：一曰太清，二曰太极，三曰太微，四曰紫房，五曰玄台，六曰帝堂，七曰天府，八曰黄宫，九曰玉京玄都。要而言之，从人顶上直下一寸，为太极宫，宫方一寸耳，在六合宫之上。六合宫，太一之神居焉。六合宫在明堂之北，洞房之南，两眉之间上一寸也。帝君主变，太一主生，司命主命，无英主精，白元主魂魄，桃康主神灵。人有五籍五符，禀之帝君，五神执之，各主其一，间关本命，除死上生，而无太一之事者，万不生也。

太一者，胞胎之精，变化之主。魂魄生于胎神，命气出于胞府。变合帝君，混化为人。故太一之神，生之神、生之母，帝君之尊，生之父。太一名务犹收，字归会昌，又一名解明，一名寄频。此《三元洞玄内宝经》之真名字，《外诀》、《杂钞》云云之名，皆非实非真也，今此名字，甚不可告人。自知之者，长生不死，辟却万祸，能致神灵，玉女来降己矣。夕夕当存太一在己身中六合宫，或存太一在兆左右，座卧背向无所不在也。皆以生气时存之。毕，咒曰：

太一之精，起于太清，魂魄受化，形影为灵，摄御百神，拘制三阳。帝君玄烟，合真会昌，内安精气，外攘灾殃，却除死籍，延命永长。衣服老少，变易无常，治在六合，周旋绛宫，下达洞门，上到玄乡。混合三五，游息天京，呼引日月，变化雄雌，摄兆符籍，胞胎之囊，死生之命，太一扶将。

存太一与兆形正同，衣服亦同也。是以兆之身，常当斋洁而修盛，以求会景于太一也。衣服中物，一不得假借于不同气者，诸如此类，皆当慎之。子既不能服食去谷，精思研真矣，当节诸臊秽腥血杂食，荤辛之菜一为禁绝。若能如是以愈矣，可以庶生命之长矣。

左[1]无英公子者，结精固神之主，三元上气之神，结精由于天精，精生归于三气矣。故无英公子，常摄精神之符命也，名玄充叔，字合符子，又一名元素君，一名神公子，常在玉房上清之内。夕夕存思之，毕，咒曰：

太上玉真，皇精相连，三元英气，太玄紫辰，九霄挺明，五华生烟，黄阙金室，中有大神。握固流铃，首建华冠，紫盖回飙，龙衣虎文，貌状婴儿，四灵洞均，出丹入虚，合形帝君，呼阴召阳，天道有真，名曰玄元叔，号为无英君，周流九道，散化五常，摄精生我，与道长存。

右白元君者，或曰洞房君也，主摄魂魄之气，检御灵液之神，故魂魄生于九灵之宫，神液运于三气之真，是以御之者，号曰白元洞阳君，摄持魂魄之符命焉。白元君，名郁灵标，字玄夷绝，又一名朱精，一名启成，治在玉堂上清之内。夕夕存思毕，咒曰：

太上神精，高清九宫，三气结变，正当神门。龙衣虎带，扶命还魂，腰佩玉书，黄晨华冠。把籍持符，呼吸混分，名曰郁灵，号曰白元。与我俱游，上到阳关，周旋九清六合之中。固养精液，泥丸上元，百神扶将，各镇宝宫。检御既毕，还安黄房。

中央司命君者，或曰制命丈人，主生年之本命；摄寿夭之简札。太一变魂而符列；司命混合而对魂。帝君司命之神，主典年寿魁柄长短之期，是以混合太一，以符籍而由之，故称丈人焉。名理明初，字玄度卿，一名神宗，一名灵华。白日治幽极宫，通御阴房，出入神庐两门中；夕治在玄室地户之中，幽宫之下，六合宫之上一界中耳。阴房者，是鼻之

---

[1]原文为"右"，据《洞真玄经》改为"左"。

两孔中也。司命出入，当由鼻孔，不两眉间也。夕在玄室，为玉茎之中，地户亦为阴囊中也。若女子存之，令在阴门之内，北极中。夕夕存思焉，存毕，咒曰：

皇一之魂，化成九名，混合三真，变景帝庭。幽极玄户，中有天灵，周旋七运，百神合成。摄筹把算，司命之精，龙衣虎裙，冠巾七星。常在我己，安存我形，号为丈人，名曰理明。上通符命，使我长生，三元六府，万关条平。摄御灵气，与兆合并，龙轮徘徊，共登太清。齐光日月，幽幽冥冥，刻命青绿，天地俱倾。

命门桃君者，摄禀气之命，此始气之君也。还精归神，变白化青，合规挺矩，生立肇冥，天地之资元，阴阳之灵宗，金门玉关，房户之宝，并制命于桃君之气也。故太一还景，帝君合魂。还景者，俱混洞以万变；合魂者，化精液而生也。精变之始，由桃君而唱，以别男女之兆焉。桃君名孩道康，字合精延，一名命王，一名胞根。白日治在金门五城中，是为脐中命门。下丹田之宫也，夕治在六合中，太一之右焉。夕夕存思。毕，乃咒曰：

玄元结精，虚气合烟，胞胎之结，阴阳之亲。太上三气，下入兆身，百节受灵，万神各陈，混沌为一，名为桃君，形如始生，晖晖冲天。衣服五色，华彩凤文，手执神符，合帝之魂。腰带虎书，赤巾丹冠，金床玉榻，正当命门。口吸精气，强我骨筋，右有神女，手把朱幡；左有玉童，书记帝言。阳气左行，混变未分；阴气右回，流形七旋。上诣泥丸，常游九宫，出入幽门，摄练魂魄，六府之间，领录万神，与我俱仙。

上三五浑合，化生五神之法。此五神者，禀五气之大灵，符玄命之宗也。上生虚无，下结一身，身中之生，须五神以起居焉。兆当夕夕存思而祝之焉。若不能暗讽，可白日按文而吟之，不必夜半要生气时耳。夫三魂生于五神；三真出于五灵，谓此道为混合三五之法焉。行之者，长生不死，名此道日察明堂历神紫宫，生化三五，朝胎上元者也。虽已得仙者亦当行之者，长生也。存思之时，坐卧任意。若座者，得向本命为佳。若不能顿思五神者，可以先存二神，后存三神，周匝复始，先后太一始也。

（底本出处《正统道藏》太玄部。）

镇神养生内思飞仙上法

太微天帝君，镇神内思，解脱散结，固魂凝魄，混合化玄，修真之道，开通六府，五宫受灵，咽气思真，芝芳自生，胃管结络，神澄体清，玉辇立至，白日登晨。常当清斋，沐浴烧香，入室夷心，弃累遗尘，豁然无滞，注念不眠，然后真形可睹，游神可还。每以平旦东向，平座临目，内存形色朗然，呼其正讳，还镇本宫，叩齿三十六通，乃存：

发神，名苍华，字太元，形长二寸一分；

脑神，名精根，字泥丸，形长一寸一分；

眼神，名明上，字英玄，形长三寸；

鼻神，名玉垄，字灵坚，形长二寸五分；

耳神，名空闲，字幽田，形长三寸一分；

舌神，名通命，字正伦，形长七寸；

齿神，名崿锋，字罗千，形长一寸五分。

面部七神，同衣飞罗裙，并婴儿之形。存之审正，罗列一面，各镇其宫。毕，便叩齿二十四通，咽气十二过。祝曰：

灵源散气，结气成神，分别前后，总统泥丸。上下相扶，七神敷陈，流形遁变，变养华元。导引八灵，上冲洞门，卫躯摄景，上升帝晨。毕，次思：

心神，名丹元，字守灵，形长九寸；

肺神，名皓华，字虚成，形长八寸；

肝神，名龙烟，字含明，形长七寸；

肾神，名玄冥，字育婴，形长三寸六分；

脾神，名常在，字魂庭，形长七寸三分；

胆神，名龙曜，字威明，形长三寸六分。

六腑真神，同著丹锦飞裙，处五脏之内，六腑之宫，形若婴儿，色如华童。存之审正，罗列一形，从朝至暮，思念勿忘，叩齿二十四过，祝曰：

五脏六腑，真神同归，总御绛宫，上下相随。金房赤子，对处四扉，幽房玄阙，神堂纽机。混化生神，真气精微，保炼丹田，与日齐晖。得与八景，合形升飞。毕，次思：

精血三真，名无生君，字黄宁子玄，镇我两乳之下源。

骨节二真，名坚玉君，字凝羽珠，镇我太仓之府，五肠之口。

心中一真，名天精液君，字飞生上英，镇我胸中四极之口。

九元之真，男，名拘制，字三阳，镇我左耳伏晨之户。

皇一之魂，女，名上归，字帝子，镇我右耳伏晨之户。

紫素左元君，名翳郁无刃，字安来上，镇我头面之境。

黄素中元君，名圆华黄，字太张上，镇我胸胁之境。

白素右元君，名启明萧刃，字金门上，镇我下关之境。

日中司命，名接生，镇我左手中。

月中桃君，名方盈，镇我右手中。

胎中一元白气君，名务玄子，字育尚生。

太一精魂，名玄归子，字盛昌，二神镇我五脏之上，结喉之本。

结中青气君，名案延昌，字合和婴儿。

元君精魂，名保谷童，字明夫。二神镇我五脏之下，大胃之上。

节中黑气君，名斌来生，字精上门。

帝真精魂，名幽台生，字灌上生。二神镇我九肠之口，伏源之下。

胞中黄气君，名祖明车，字神无极。

天帝精魂，名理维藏，字法珠。二神镇我小腹之内，二孔之本。

血中赤气君，名混杂子，字叔保坚。

司命精魂，名发纽子，字庆玄。二神镇我百关之血，绝节之下。

上玄元父君，名高同生，字左回明。

下玄元母，名叔火王，字右回光。

帝皇太一，名重冥空，字幽寥无。

九帝尊，名曰明真，字众帝生。

太帝精魂，名阳堂王，字八灵君。

九关魂，名绿回道，字绝冥。

天纪帝魂，名照无阿，字广神。七神镇我本命之根，塞我死路之门。存祝众真，从头至脐，无不朗然，便使金液流匜，玉华映魂，灵粕溢于穷肠，帝气充于九关，七祖披释于三涂，受更胎于南宫，镇存神于一身，布真气以固年。毕，叩齿三十九通。祝曰：气生于无，结生阳神，阳气外贡，阴气内成，二象番错，交结元灵。内真镇卫，九孔受生，保魂固魄，万神安停，保我三关，华芝充盈，与我同升，俱造玉清。毕，咽气三十九过，以镇三十九户，气泽匜润，流布一身。若能弃累，不拘世尘，静心夷意，朗睹虚房。昕想内视，镇神固魂，绝死气于九户，镇生宫于上关。回匜存祝，如面共言，昼夜三年，真神见形，皓华反根，朽齿牙生，五脏结络，内补充盈，役召六甲，驱策六丁，室致九霄之宾，神降二素之耕，神飞形举，白日登晨。

以上[1]上真之神，宝名内字，而镇在人身之内，运于九天之气，固人六腑机关。万积化生，皆由于神，神镇则生，神游则亡。勤心积感，则能举人身形，上升玄宫。求仙之道，不知形神内名，又不知填死户，长生岂可冀乎？夫修此道，不得冒履淹秽，食五辛酒肉之属，触忤正气，神则去矣。人知丰肴以甘口，爵禄以荣身，而不知甘口之食，是伤神命之斧，奢丽是消真之源，故神人爱幽寂而栖身，不显形于风尘者也。修生之家，且可慎乎！

（底本出处《正统道藏》太玄部。）

---

[1] 原文为"右"。

三九素语玉精真诀存思法

诀文曰：九天丈人，三天玉童，同时传太帝君、天帝君，天帝君传太微天帝君，太帝君以传南极上元君，天帝君以传西王母，太微天帝君以传，金阙圣君金阙圣君以传上相青童君，青童君传西城王君，使付后学应为真人者，承真相统，气系皇篇，至王君已经七千余劫。王君后封灵文于王屋山西穴玉室之内，有素灵之官侍香典文，其道秘妙，不行于世。若有玄名得遇此文，万仙来朝，天官卫身。勤行苦思，白日升晨。凡受上清道经三宝妙章、步虚升玄之道，而不先释五脏开理幽关，万气不固，真灵不欣，徒劳勤事，万不得仙。今撰玉诀，上帝妙言，以传后学，秘而奉真，慎勿轻传，殃灭子身。

每至本命之日，沐浴入室，东向叩齿九通，冥目，思东方青帝，少阳九灵真人，讳拘上生，身长九寸，头戴九元之冠，衣单青飞裙，手执青精玉板，乘青云飞舆，从青桂玉女十二人，从天清阳宫中来下，以青云冠覆我身。思九灵真人乘云气入我身中，安镇肝内，便三呼少阳九灵真人拘上生，齑青芝玉精，补养我身，便三味口三咽止。仰咒曰：

苍元浩灵，少阳先生，九气还肝，使我魂宁。幽府结华，藏内鲜明，练容固体，返白为青。化内发景，登升紫庭。敢有犯试，摧以流铃。上帝玉录，太清记名。毕，引气九咽止。

正南向，冥目，叩齿三通，思南方赤帝，太阳南极真人，讳融上生，身长三寸，头戴进贤之冠，衣绛章之衣，手执朱玉之板，乘赤云飞舆，从赤祎玉女十二人，从天兰台宫中来下，以丹云冠覆我身。思太阳南极真人，乘云气入我身中，安镇心内，便三呼太阳南极真人融上生，齑丹芝、玉精，补养我身，便三味口三咽止。仰咒曰：

赤庭绛云，上有高真。三气归心，是我丹元。腾我净躬，遥奏以闻。

心固神静，九灵闭关。金真内映，紫烟结云。太微绿字，书名神仙。飞行上清，朝谒帝庭。毕，引气三咽止。

正西向，冥目，叩齿七通。思西方白帝，少阴素灵真人，讳辱明子，身长七寸，头戴玉宝玄冠，衣素锦之衣，手执素玉之板，乘白云飞舆，从素灵玉女十二人，从天皇宫来下，以素云冠覆我身。思素灵真人，乘云气入我身中，安镇肺内，便三呼少阴素灵真人辱明子，赍白芝、玉精，补养我身，便三味口三胭止。仰咒曰：

素元洞虚，天真神庐。七气守肺，与神同居。保练玉藏，含华玉芝。澄诚明石，游御玄虚。白玉金字，九帝真书。使我飞仙，死名落除。游洞三清，适意所如。毕，引气七咽止。

正北向，冥目，叩齿五通。思北方黑帝，太阴玄灵真人，讳冥玄默，身长五寸，头戴玄冠，衣玄云之衣，手执玄精玉版，乘玄云飞舆，从太玄玉女十二人，从天玄阴玉虚宫中下，以玄云冠覆我身。思太阴玄灵真人，乘云气入我身中，安镇肾内，便三呼太阴玄灵真人冥玄默，宝玄芝、玉精，补养我身，便三味口三咽止，仰咒曰：

玄元北极，太上灵玑，五气卫肾，龟玉参差。宝华结络，胃藏朗开，神名玉台，年同二仪。上皇大帝，峙然不迷，役使六甲，以致八威。参龙驾浮，超然升飞，吐纳神芝，历劫不衰。毕，引气五咽止。

正向本命之上，冥目，叩齿十二通。思中央黄帝总元三灵真人，讳原华，身长一寸二分，头戴黄晨玉冠，衣黄锦飞裙，手执黄精玉版，乘黄霞飞舆，从中央黄帝玉女十二人，从天玉房宫中下，以黄云冠覆我身。思三灵真人，乘黄云入我身中，安镇脾内，便三呼总元三灵真人原华，资黄精、玉芝，补养我身，便三味口三咽止。仰咒曰：

黄元中帝，本命之神。一气侍脾，使我得真。五脏生华，结络紫晨。变景练容，保命长延。后物而倾，千神来臣。老君玄录，名书神仙。长生久视，与天同存。毕，引气十二咽止。

还东向，冥目，叩齿三十六通。思五气玉清高皇上宝真人，讳太虚，身长三寸，头戴玉晨之冠，衣五色无缝单衣，左手捧日精，右手执月光，镇我上府泥丸宫中，呼上宝真人太虚，赍五气流精陶灌我身，便五味口

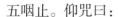

五咽止。仰咒曰：

高上真皇，五帝太灵，保我泥丸，玄映五形。三光朗耀，日月洞明，飞云流霞，陶注玉精。练容保魄，神魂自生，千变万化，升入紫庭。毕，引气五咽止。

五方命咒毕，摩两掌拭面目。如此五年，面发金容，五内华生，五脏保气，神仙道成。三宫感畅，真灵见形，乘空驾虚，白日升天。惟在密修，慎勿轻传。

（底本出处《正统道藏》太玄部。）

紫书存思元父玄母诀

《紫书诀》言，修行上真之道，当以三月、九月、十二月三日、十五日、二十五日，一年三月，月有三日，三过行之。此月是九天元父受化之月，日是游宴九天上宫值合之时也。每至其日，沐浴清斋，于隐寂之地，不关人事，正中时向东北之上，仰天思九天元父姓名，身长九寸九分，著玄黄素灵之绶，头戴七称珠玉之帻，冠无极进贤之冠，居九天之上，太极琼宫玉宝之府，丹灵乡洞元里中。时乘碧云飞舆，从十二飞龙、二十四仙人，白鹄侍轮，游于虚玄之上。存思分明，令如对颜，便九拜于元父三过，阴唤元父，甲今有言，乞与上升，奉侍帝灵。辄叩齿九通。仰祝曰：

高上帝尊，元始大神，含真胤气，形秀紫天。乘云驾浮，落景八烟，回轮曲降，道荫我身。得乘霄景，奉侍灵辕，今日八会，上愿开陈。所向所启，莫不如言，长享元吉，与帝同存。毕，仰咽九气止。如此元父感悦，帝尊欣喜，即命领仙，注子金名。九年精思，克遣琼舆，下迎子身，白日飞升，上造帝庭。此道高妙，非下世凡学所可参闻，自无金名玄图录字，上清莫得知见。若于机会遇得宝篇，皆宿挺合仙，但当宝录，密而奉行。轻说非真，罪延七祖父母，长闭地狱，万劫不原，身没鬼宫，万不得仙。

《紫书诀》言，凡修上真之道，当以二月、七月、十月五日、十六日、二十九日，一年三月，月有三日。此月是九天玄母合化始生之月，日是天元合庆变雌天德之日也。至其日，沐浴清斋，别室寂处，不关人事，夜半露出中庭，西南向，仰天思九天玄母姓名，身长六寸六分，著青宝神光锦绣霜罗九色之绶，头戴紫元玄黄宝冠，居九气无极之上，琼林七映之宫，玉宝洞元之府，九光乡上清里中。时乘紫云飞精羽盖，从十二凤凰、三十六玉女、白凤侍轮，游于太清之上，无崖之中。存思分明，朗然对前，便九拜于玄母三过，阴唤玄母，甲秽质贪真，仰慕上清，乞与昈接，得侍玉灵。叩齿九通。仰祝曰：

三合五离，混化二元。气凝成神，神变合魂。胎养九天，保固生门。阴精玄降，陶灌形源。练质染气，受化自然。今日何日？玄母开陈。八愿九会，上获天真。景向参微，得启玉晨。骨腾肉飞，乘虚络烟。上造紫辕，长辅帝臣。毕，仰咽气九过止。如此，玄母含畅，帝妃喜欢，天真下降，得见灵颜，即命青宫注上玉名。九年精思，帝遣玉女，乘云下迎，上升玉清，侍卫玄宫。此道高妙，非世所闻。若有金名，标侍帝简，得见此文，皆宿挺合仙，克得飞升，游宴九天也。慎勿轻泄，身没三官，七祖被考，长闭河源。

凡行此道，当精心苦念，目瞻灵颜，仰希玄降，以要飞仙，不得污秽。上干太真，身被禁闭，万不得仙。若天阴无日，亦可于静室行事，但使心目相应，口向相和，神无不感，道无不降，学无不成，道降神附，飞行太空也。

（底本出处《正统道藏》太玄部。）

紫书存思九天真女法

　　《紫书诀》言，凡修上真之道，常以九月九日、七月七日、三月三日，此日是九天真女合庆玉宫，游宴霄庭，敷陈纳灵之日。至其日，五香沐浴，清斋，隐处别室，不交人事，夜半露出，烧香北向。仰思九天真女，讳字，身长七寸七分，著七色耀玄罗桂、明光九色紫锦飞裙，头戴玄黄七称进贤之冠，居上上紫琼宫，玉景台七映府，金光乡无为里中。时乘紫霞飞盖、绿轺丹舆，从上宫玉女三十六人，手把神芝五色华幡，御飞凤白鸾，游于九玄之上，青天之崖。思毕，心拜真女四拜，叩齿二十四通。仰祝曰：

　　天真回庆，游宴紫天。敷陈纳灵，合运无间。上御玉宫，下眄兆臣。八会开张，九愿同缠。思微立感，上窥神真。流精陶注，玉华降身。万庆无量，长种福田。毕，仰引气二十四咽止。如此，真女感悦，神妃含欢。上列玉帝，奉兆玉名，记书东华，参篇玉清也。修之九年，面发金容，体映玉光，神妃交接，身对灵真，克乘飞盖，游宴紫庭。此法高妙，世所不行。若有金名，书字紫简，得见秘文，骨挺应仙。宝而密修，计日成仙。轻泄非真，罚以神兵，长役幽泉，七祖受累，万劫不原。

（底本出处《正统道藏》太玄部。）

第五编

服气

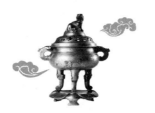

服气导引

元气论

混沌之先，太无空焉；混沌之始，太和寄焉。寂兮寥兮，无适无莫。三一合元，六一合气，都无形象，窈窈冥冥，是为太易，元气未形；渐谓太初，元气始萌；次谓太始，形气始端；又谓太素，形气有质；复谓太极，质变有气；气未分形，结胚象卵，气圆形备，谓之太一。元气先清，升上为天，元气后浊，降下为地，太无虚空之道已生焉。道既无生，自然之本，不可名宣，乃知自然者，道之父母，气之根本也。夫自然本一，大道本一，元气本一。一者，真正至元，纯阳一气，与太无合体，与大道同心，与自然同性，则可以无始无终，无形无象，清浊一体，混沌之未质，故莫可纪其穷极。洎乎元气蒙鸿，萌牙兹始，遂分天地，肇立乾坤，启阴感阳，分布元气，乃孕中和，是为人矣。首生盘古，垂死化身，气成风云，声为雷霆，左眼为日，右眼为月，四肢五体为四极五岳，血液为江河，筋脉为地里，肌肉为田土，发髭为星辰，皮毛为草木，齿骨为金石，精髓为珠玉，汗流为雨泽。身之诸虫，因风所感，化为黎甿。以天之生，称曰苍生；以其首黑，谓之黔首，亦曰黔黎。其下品者，名为苍头。今人自名称黑头虫也，或为裸虫，盖盘古之后，三皇之前，皆裸形焉。三王之代，然乃裁革结莎，巢橹营窟，多食草木之实，啖鸟兽之肉，饮血茹毛，蠢然无闷。既兴燔黍擗豚，抔饮窊樽，簣桴土鼓，火化之利，丝麻之益，范金合土，大壮宫室，重门击柝，户牖庖厨，以炮以烹，以煮以炙，养生送死，以事鬼神。自太无太古，至于是世，不可备纪。爰从伏羲，迄于今日，凡四千余载，其中生死变化，才成人伦，为君为臣，为父为子，兴亡损益，进退成败，前儒志之，后儒承之，结结纷纷，不可一时殚论也。且天地溟涬之后，人起出盘古遗体，散为天经地纬，天文地理，五罗二曜，黄赤交道，五岳百川，白黑昼夜，产生万物，亭育万汇，其为羽毛麟介，各三百六十之数，凡一千八百类。人为裸虫之长，预其一焉。人与物类，皆禀一元之气，而得生成。生成长养，最尊最贵者，莫过人之气也。澡叩预一裸，忝窃三才，渔猎百家，披寻万古，备论元气，尽述本根，委质自然，归心大道，求诸精义，纂集玄谭，记诸真经，永传来哲。达士遇者，慎勿轻生，以日以时，勤炼勤行，鹤栖华发，无至噬脐。同好受之，常为宝耳。

论曰：元气无号，化生有名；元气同包，化生异类。同包无象，乃一气而称元；异居有形，立万名而认表。故无名天地之始，有名万物之母，常无欲以观其妙，常有欲以观其徼。徼为表，妙为里。里乃基也，表乃始也。始可名父，妙可名母，此则道也，名可名也，两者同出而异名。同谓之道，异谓之玄，玄之又玄，众妙之门。又曰：有物混成，先天地生，寂兮寥兮。独立不改，周行不殆，可以为天下母，吾不知其名，字之曰道。乃自然所生。既有大道，道生阴阳，阴阳生天地，天地生父母，父母生我身。

夫情性形命，禀自元气。性则同包，命则异类。性不可离于元气，命随类而化生。是知道、德、仁、义、礼，此五者不可斯须暂离，可离者非道、德、仁、义、礼也。道则信也，故尊于中宫，曰黄帝之道；德则智也，故尊于北方，曰黑帝之德；仁则人也，故尊于东方，曰青帝之仁；义则时也，故尊于西方，曰白帝之义；礼则法也，故尊于南方，曰赤帝之礼。然三皇称曰大道，五帝称曰常道，此两者同出异名。

元气本一，化生有万。万须得一，乃遂生成。万若失一，立归死地，故一不可失也。一谓太一，太一分而为天地，天地谓二仪，二仪分而立三才，三才谓人也，故曰才成人备。人分四时，四时分五行，五行分六律，六律分七政，七政分八风，八风分九气。从一至九，阳之数也；从二至八，阴之数也。九九八十一，阳九太终之极数；八八六十四，阴六太终之极数也。

一含五气，是为同包；一化万物，是谓异类也。既分而为三为万，然不可暂离一气。五气者，随命成性，逐物意移，染风习俗，所以变化无穷，不唯万数，故曰游魂为变。只如武都耆男化为女，江氏祖母化为鼋，黑胎氏猪而变人，蒯武安人而变虎，斯游魂之验也。

夫一含五气，软气为水，水数一也；温气为火，火数二也；柔气为木，木数三也；刚气为金，金数四也；风气为土，土数五也。五气未形，三才未分，二仪未立，谓之混沌，亦谓混元，亦谓元块如卵。五气混一，一既分元，列为五气，气出有象，故曰气象。

张衡《灵宪浑天仪》云：夫覆载之根，莫先于元气；灵曜之本，分气成元象。昔者先王步天路，用定灵轨，寻诸本元，先准之于浑体，是为正仪，是为立度，而后皇极有所建也，旋运有所稽也。是为经天纬地之根本也。

圣人本无心，因兹以生心。心生于物，死于物。机在心目，天地万机、成败兴亡、得失去留，莫不由于心目也。死者阴也，生者阳也，阴阳之中，生道之术，而不知修行之路，常游生死之途，故墨翟悲丝、杨朱泣岐，盖以此也。夫太素之前，幽清玄静，寂寞冥默，不可为象，厥中惟虚，厥外惟无，如是者永久焉，斯谓溟涬，盖乃道之根。既建方有，太素始萌，萌而未兆，一气同色，混沌不分，故曰有物混成。然虽成其气，未可得而形也。其迟速之数，未可得而化也，如是者又永久焉，斯谓庬鸿，盖乃道之干也。于是元气剖判，刚柔始分，阴阳构精，清浊异位，天成于外，地定于内。天体于阳也，象乎道干，以有物成体，以圆规覆育，以动而始生；地体于阴也，象乎道根，以无名成质，以方矩载诞，以静而终死，所谓天成地平矣。既动以行施，静以含化，郁气构精，时育庶类，斯谓天元，盖乃道之实也。

夫在天成象，在地成形，天有九位，地有九域，天有三辰，地有山川，有象可效，有形可度，情性万殊，旁通感著，自然相生，莫之能纪。纪纲经纬，今略言之。四方八极，地之维也，径二亿三万二千五百一十七里，南北则知减千里，东西则广增千里。自地至天半于人极，地中深亦如之半之极，径围之数一半是也。计天地相去一亿一万二百五十八里半也，通四度之，乃是混元之大数也。天道左行，有反于物，则天人气左盈右缩，天以阳而回转，地以阴而停轮，是以天致其动，禀气舒光，地致其静，永施候明。天以顺动，不失其光，则四序顺节，寒暑不忒；地以顺静，不失其体，则万物荣华，生死有礼。故品物成形，天地用顺。夫至大莫若天，至厚莫若地，至多莫若水，至空莫若土，至华莫若木，至实莫若金，至无莫若火，至明莫若于日月，至昏莫若于暗虚日月至明，遇暗虚犹薄蚀昏黑，岂况于人乎哉。夫地有山岳川谷、井泉江河、洞湖池沼、陂泽沟壑，以宣吐其气也；天有列宿星辰三百四十八座，亦天之精气所结成，凝莹以为星也。星者，体生于地，精成于天，列居错峙，各有所属，斯谓悬象矣或云玄象，亦可两存。夫日月径周七百里三十六分之一，其中地广二百里三十二分之一。日者，阳精之宗，积精成象，象成为禽，金鸡、火鸟也，皆曰三足，表阳之类，其数奇；月者，阴精之宗，积精而成象，象成为兽，玉兔、蟾蜍也，皆四足，表阴之类，其数偶。是故奇偶之数，阴阳之气，不失光明，实由元气之所生也。

夫人之受天地元气，始因父精母血，阴阳会合，上下和顺，分神减气，忘身遗体，然后我性随降，我命记生，绵绵十月之中人皆十月处于胞胎，解在卷末也，蠢蠢三时之内人虽十月胞胎，其实受孕三十八腊。一腊谓一七日一变，凡三十八变，然后解胎求生。求生之时，四日之中，善慧聪明者，如在王室，受诸快乐，释然而生，如从天降下，子母平善，无诸痛苦，亲属欢喜，邻里相庆；凶恶悖戾者，如在狴牢，受诸苦毒，二命各争，痛苦难忍，亲族忧惶，邻里惊惧。凡在世人受孕日数，数则一定，善恶两分，为人子者，安可悖乱五逆哉！今生子满三十日，即相庆贺，谓之满月，皆以此而习为俗矣。气足形圆，百神俱备，如二仪分三才，体地法天，负阴抱阳，喻瓜熟蒂落，啐啄同时，既而产生，为赤子焉。夫至人含怀道德，冲泊情性，抱一守虚，淡寂无事，体合虚空，意栖胎息，故曰合德之厚，比于赤子。赤子之心，与至人同心，内为道德之所保，外为神明之所护，比若慈母之于赤子也。夫赤子以全和为心，圣人以全德为心，外无分别之意，内无害物之心。赤子以全和，故能拳手执握，自能牢固，所谓骨弱筋柔而握固，未知牝牡之合而峻作，精之至；终日号而不嗄，和之至。执牢实者，其由元气充壮，致骨弱筋柔。未知阴阳配合，而含气之源动作者，由精气纯粹之所然也。阴为雌牝，阳为雄牡，峻谓气命之源。气命之源，则元气之根本也。言赤子心无情欲，意无辨认，虽有峻作，且不被外欲牵挽，终无眹洷尾闾之虞，其气真精，往还溯流，自然自在，任运任真而已，故曰精之至也。终日号啼，而声不嘶嗄者，亦纯和之至也，故曰和之至也。嗄者，声物之破也。赤子以元气内充，真精存固，全和之至，乃不破散也。

《上清洞真品》云：人之生也，禀天地之元气，为神为形；受元一之气，为液为精。天气减耗，神将散也；地气减耗，形将病也；元气减耗，命将竭也。故帝一回风之道，溯流百脉，上补泥丸，下壮元气。脑实则神全，神全则气全，气全则形全，形全则百关调于内，八邪消于外。元气实则髓凝为骨，肠化为筋，其由纯粹真精，元神元气，不离身形，故能长生矣。

秦少齐《议黄帝难经》云：男子生于寅，寅为木，阳也；女子生于申，申为金，阴也。元气起于子，乃人命之所生于此也。男从子左行三十，女从子右行二十，俱至于巳，为夫妻怀妊，受胎气于此也。男从巳左行十至寅，女从巳右行十至申，俱为十月受气，气足形圆，寅申乃男女所生于此也。从寅左行三十至未，未谓小吉，男行年所至也；从申右行二十至丑，丑谓大吉，女行年所至也。然乃许男婚而女娉矣。如是永久焉，则元气无所复，精气无所散，故致长生也。夫天地元气既起于子之位，属水，水之卦为坎，主北方恒岳，冀州之分野，人之元气亦同于天地，在人之身生于肾也。人之元气，得自然寂静之妙，抱清虚玄妙之体，玄之又玄，妙之又妙，是谓众妙之门，乃元气玄妙之路也。故玄妙曰神，神之灵者曰道，道生自然之体，故能长生。生命之根，元气是矣。

夫肾者神之室，神若无室，神乃不安，室若无神，人岂能健！室既固矣，乃神安居。则变凡成圣，神自通灵。神乃爱生而室不能固，致使神不得安居，室屋于是空废，遂投于死地矣。若人自以其妙于运动，勤于修进，令内清外静，绝诸染污，则大壮营室，神魂安居。神之与祇，恒为营卫，身之与神，两相爱护，所谓身得道，神亦得道；身得仙，神亦得仙。身神相须，穷于无穷也。

夫元气者，乃生气之源，则肾间动气是也。此五脏六腑之本，十二经脉之根，呼吸之门，三焦之源，一名守邪之神，圣人喻引树为证也。此气是人之根本，根本若绝，则脏腑筋脉如枝叶，根朽枝枯，亦以明矣。问：何谓肾间动气？答曰：右肾谓之命门，命门之气，动出其间，间由中也，动由生也，乃元气之系也，精神之舍也。以命门有真精之神，善能固守，守御之至，邪气不得妄入，故名守邪之神矣。若不守邪，邪遂得入，入即人当死也。人所以得全生命者，以元气属阳，阳为荣，以血脉属阴，阴为卫，荣卫常流，所以常生也。亦曰荣卫，荣卫即荣华气脉，如树木芳荣也。荣卫脏腑，爱护神气，得以经营，保于生路。又云：清者为荣，浊者为卫，荣行脉中，卫行脉外，昼行于身，夜行于藏，一百刻五十周，至平旦大会，两手寸关尺，阴阳相贯常流，如循其环，终始不绝。绝则人死，流即人生，故当运用调理，爱惜保重，使荣卫周流，神气不竭，可与天地同寿矣。

夫混沌分后，有天地水三元之气，生成人伦，长养万物，人亦法之，号为三焦三丹田，以养身形，以生神气。有三位而无正藏，寄在一身，主司三务。上焦法天元，号上丹田也，其分野自胃口之上，心下鬲已上至泥丸，上丹田之位受天元阳炁，治于亶中，亶中穴在胸，主温于皮肤肌肉之间，若雾露之溉焉；中焦法地元，号中丹田也，其分野自心下鬲至脐，中丹田之位受地元阴炁，治于胃管，胃管穴在心下，主腐谷熟水，变化胃中水谷之味，出血以营脏腑身形，如地气之蒸焉；下焦法水元，号下丹田也。其分野自脐中下膀胱囊及漏泉，下丹田之位受水元阳气，治于气海在脐下一寸，府于气街者，气之道路也。三焦都是行气之主，故府于气街，街，乃四通八达之大道也。下焦主运行气血，流通经脉，聚神集精，动静阴阳，如水流就湿湿即源，湿言水行赴下也，浇注以时，云气上腾，降而雨焉。

《仙经》云：我命在我，保精受气，寿无极也。又云：无劳尔形，无摇尔精，归心静默，可以长生。生命之根本，决在此道，虽能呼吸导引，修福修业，习学万法，得服大药，而不知元气之道者，如树但有繁枝茂叶，而无根荄，岂能久活耶？若以长夜声色之乐，嗜欲之欢，非不厚矣，卒逢夭逝之悲，永捐泉垧之痛，是则为薄亦已甚矣。若以积年终日，勤苦修炼，受延龄之方，依玉经之法，遵火食之禁，知元气之旨，拘魂制魄，留胎止精，此非不薄矣，卒逢长久之寿，永住云霄之境，是则为厚亦已甚矣。故性命之限，诚有极也，嗜欲之情，固无穷也，以有极之性命，逐无穷之嗜欲，亦自毙之甚矣。夫土能浊河，不能浊海，风能拔树，不能拔山，嗜欲之能乱小人，不能动君子，夫何故哉？君子乃处士也，小人乃游子也，须知性分有极，生涯难保，若不示之以枢机，传之以要道，宣之以心髓，授之以精华，则片言旷代，一经皓首，不可得闻道矣。夫道者何所谓焉？道即元气也。元气者，命卒也。命卒者，惟中之术也。以存道为法，化精为妙，使气流行，运无阻滞。是故流水不腐，户枢不蠹。若知玄之又玄，男女同修，夫妇俱仙，斯谓妙道。

《仙经》云：一阴一阳谓之道，三元二合谓之丹，溯流补脑谓之还，精化为气谓之转。一转一易一益，每转延一纪之寿，九转延一百八岁。西王母云：呼吸太和，保守自然，先荣其气，气为生源。所为易益之道，益者益精也，易者易形也。能益能易，名上仙籍；不益不易，不离死厄。行此道者，谓常思灵宝。灵者神也，宝者精也。但常爱气惜精，握固闭口，吞气吞液，液化为精，精化为气，气化为神，神复化为液，液复化为精，精复化为气，气复化为神，如是七返七还，九转九易，既益精矣，即易形焉。此易非是其死，乃是生易其形，变老为少，变少为童，变童为婴儿，变婴儿为赤子，即为真人矣。至此道成，谓之胎息。修行不倦，神精充溢，元气壮实，脑既已凝，骨亦换矣。

《仙经》云：阴阳之道，精液为宝，谨而守之，后天而老。又云：子欲长生，当由所生之门，游处得中，进退得所，动静以法，去留以度，可延命而愈疾矣。又云：以金理金，是谓真金；以人理人，是谓真人；人常失道，非道失人。人常去生，非生去人。要常养神，勿失生道，长使道与生相保，神与生相守，则形神俱久矣。王母云：夫人理气，如龙理水。气归自然，神归虚无，精归泥丸。水出高源，上入天河，下入黄泉，横流百川，终归四海。气之与水，循环天地，流注人身，轮转无穷，运行无极，人能治之，与天地齐其经，日月同其明矣。

《古诜记》云：人之元气，乃神魂之肴馔，故曰子丹进肴馔正黄。是以神服元气，形食五味，气清即神爽，气浊即神病。故常谓勾修炼气，常令气清，所谓炼神炼魂，却鬼制魄，使形神俱安。夫魂降于天谓之神，魄本于地谓之鬼，鬼即属阴，神即属阳，所以炼魂神，服元气，千万不死，身得升天；食五味，祝淫鬼，千万皆死，形没于地。夫魂飞于天，魄沉于泉，水火分解，各归本元，生则同体，死则相悬，飞沉各异，禀之自然。何哉？如一条之木，以火燔之，烟即飞上，灰即下沉，亦是自然而然也。

《九皇上经》曰：始青之下月与日，两半同升合成一，出彼玉池入金室，大如弹丸黄如橘，中有佳味甜如蜜，子能得之慎勿失。注云：交梨火枣，生在人体中，其大如弹丸，其黄如橘，其味甚甜，其甜如蜜，不远不近，在于心室。心室者，神之舍，气之宅，精之主，魂之魄。玉池者，口中舌上所出之液，液与神气一合，谓两半合一也。

《太清诰》云：许远游与王羲之书曰：夫交黎火枣者，是飞腾之药也。君侯能剪除荆棘，去人我，泯是非，则二树生君心中矣，亦能叶茂枝繁，开花结实，君若得食一枝，可以运景万里。此则阴丹矣。但能养精神，调元气，吞津液，液精内固，乃生荣华，喻树根壮叶茂，开花结实，胞孕佳味，异殊常品。心中种种，乃形神也。阴阳乃日月雨泽，善风和露，润沃溉灌也。气运息调，荣枝叶也。性清心悦，开花也。固精留胎，结实也。津液流畅、佳味甜也。古仙誓重，传付于口，今以翰墨宣授，宜付奇人矣。

道林云：此道亦谓玉醴金浆法。玉醴金浆，乃是服炼口中津液也。一曰精；二曰泪；三曰唾；四曰涕；五曰汗；六曰溺。人之一身，有此六液，同一元气，而分配五脏六腑、九窍四肢也。知术者，常能岁终不泄，所谓数交而不失出，便作独卧之仙人也。常能终日不唾，恒含而咽之，令人精气常存，津液常留，面目有光。

《老子节解》云：唾者，溢为醴泉聚，流为华池府，散为津液，降为甘露，漱而咽之，溉藏润身，通宣百脉，化养万神，支节毛发，坚固长春，此所谓内金浆也，可以养神明，补元气矣。若乃清玉为醴，炼金为浆，化其本体，柔而不刚，色莹冰雪，气夺馨香，饮之一杯，寿与天长，此所谓外金浆也。可以固形体，坚脏腑矣。又常使身不妄出汗，汗是神之信，元调而运动微汗者，适致也，乃勿冲冷风。若极劳形，盗失精汗者，霖霖不止，大困神形，固当缓形徐行，劳而不极，坐卧勿及疲倦。行立坐卧，常能消息从容，导引按摩消息，令人起坐轻健，意思畅逸。又常伺候大小二事，无使强关抑忍，又勿使失度，或涩或寒或滑多，皆伤气害生，为祸甚速。此所谓知进退存亡，圣人之道也。

夫圣凡所共宝贵者，命也；贤愚所共爱惜者，身也。是故圣人以道德、仁义、谦慈、恭俭、天文、人事、预垂瑞兆以示君子也；礼乐、征伐、法律、刑典、鬼神、卜筮、梦觉、警象以示小人也。夫养生之要，先诫其外，后慎其内，内外寂静，此谓善入无为也。欲求无为，先当避害，何者？远嫌疑，远小人，远苟得，远行止，慎口食，慎舌利，慎处闹，慎力斗，常思过失，改而从善。又能通天文，通地理，通人事，通鬼神，通时机，通术数。是则与圣齐功，与天同德矣。夫术数者，莫过修神，淘炼真气，使年延疾愈；外禳邪恶，清净心身，使祸害不干。

《道德论》曰：大中之象，莫高乎道德，次莫大乎神明，次莫广乎太和，次莫崇乎天地，次莫著乎阴阳，次莫明乎圣功。夫道德可道不可原，神明可生不可伸，太和可体不可化，天可行不可宣，阴阳可用不可得，圣功可观不可言。是知可道非自然也，可明非素真也。

夫修无为入真道者，先须保道气于体中，息元气于藏内，然后辅之以药物，助之以百行，则能内愈万病，外安万神，内气归元，外邪自却。却灾害于外，神道德于内，内外相济，保守身命，岂不善乎？

《老子》云：功成名遂身退，天之道。又云：功成事遂，百姓谓我自然。又云：修之于身，其德乃真；修之天下，其德乃普。以身观身，以天下观天下，吾何以知天下之然哉？以此，夫何？故教天子则为事法天，教诸侯则以政理国，教用兵则不敢为主，教利器则不可示人，教处世则和光同尘，教出家则道与俗反，教养性则谷神不死，教体命则善寿不亡，教修身则全神具焉，教修心则虚心守道，教见前则常善救物，教冥报则神不伤人，所谓事少理长，由人备授。其得也者，则骨节坚强，颜色悦泽，老而还少，不衰不朽，长存世间，长生久视，寒温风湿不能伤，鬼神精魅不敢犯，五兵百虫不敢害，忧悲喜怒不为累。常以六经训俗，方士授术，此其真得道要矣。

真人云：圣人知元气起于子，生于肾，胞于巳，胎于午，故存于心，息于火，养于未土，生于申金，沐浴于酉，冠带于戌土，官荣于亥，帝王于子水，衰于土丑，病于木寅，死于震卯，墓于巽辰。墓即葬也，葬者藏也、归者，终也。元气，元始于水，归终于风，藏风于土，是谓归魂巽即风也，辰即土也，水之所流，归于辰也，故云地缺于东南，水流于巽户。《列子》云：海之表有大壑焉，号为尾闾，是大水泄去之所。人之元气，亦有尾闾之壑，故象于水焉。是知土藏其风，风藏其土，土藏其水，水藏其土，土藏其火，火藏其土火所以墓在戌土，水所以墓在辰土也，土藏其木，木藏其土，土藏其金，金藏其土，木所以墓在未土，金所以墓在丑土，土能藏木、金、水、火，而土自亦归于土，故墓亦在辰土，是谓还元返本、归根复命之道。

《老子》云：夫物芸芸，各归其根，归根曰静，静曰复命，复命曰常，知常曰明。是谓知常道之理，会可道之事，即知明白之路，达坦平之涯。故曰：知其白，守其黑，为天下式。知常容，容乃公，公乃王，王乃天，天乃道，道乃久，是谓公道。盗之公道，盗之天地，万物无不通容。

《阴符经》云：三盗既宜，三才既安。故曰食其时，百骸理；动其机，万化安。真人云：知此道者，即识真水真火、真铅真汞、真龙真虎、真牙真车、真金真石、真木真土、真丹真药、真神真气、真物真精、真客真主，既皆认得其真，然乃依师用师，依道用道，依术用术，依法用法，修之炼之，淘之汰之，研之精之，调之习之，仙人所以目八字妙门，一元真法，谓之虚心实腹，饥气渴津八字是也。诀云：常能虚寂一心，善亦不贮，岂况一尘秽恶！所谓静心守一，除欲止乱，众垢除，万事毕，恒使腹中饱实，所谓腹中无滓秽，但有真精元气，淘汰修炼不辍，自然开花结实矣。饥即吞气，渴即咽津，不饥不渴即调习，使周流通畅，不滞不隔，蠢蠢陶陶，滔滔乐乐，不知天地大小，不知日月回转，可以八百一十年为一大运耳。

夫修炼法者，言调和神气，使周流不竭绝于肾。肾乃命门，故曰命术也。神气不竭，则身形长生，炼骨化形，游于帝庭，位为真人，以养元气，男女俱存。《经颂》云：道以精为宝，宝持宜密秘，施人则生人，留己则生己生己永度世，名籍存仙位，人生则陷身，身退功成遂。结婴尚未可，何况空废弃，弃捐不觉多，衰老而命坠。天地有阴阳，元气人所贵。贵之合于道，但当慎无贵。夫能养其元，绵绵服其气，转转还其精，冲融妙其粹。

夫能服元气者，不可与饵一叶一花、一草一木、灵芝金石之精滞，砂砾之滓秽，同日同年而语哉！《老子》云：精者，血脉之川源，守骨之灵神，故重之以为宝；气者，肌肉之云气，固形之真物，故重之以为生。人之一身，法象一国，神为君，精为臣，气为民。民有德，可为尊，君有道，可以永久有天下。是以能养气有功，可化为精；养精有德，可化为神；养神有道，可化为一身，永久有其生。

《三一诀》云：修炼元气真神，三一存至者，即精化为神，神化为婴儿，婴儿化为真人，真人化为赤子。赤子乃真一也，一乃帝君也，能统一身，主三万六千神。帝若在身，三万六千神无不在也，故能举其身游帝庭。

《天老十干经》云：食气之道，气为至宝，一岁至肌肤充荣，二岁至机关和良，三岁至骨节坚强，四岁至髓脑填塞填塞，满塞也。天有四时，气应四岁，食气守一，功备四年，则神与形通。形能通神，如日明焉，不视而见形，不听而闻声，不行而能至，不见而知之，所谓形一神千，得称为仙，形一神万，得称婴儿，形一神万八千，得称真人，形一神三万六千，得称赤子，即真一帝君矣。与日月长生，天地齐龄，道之成矣。

夫元气有一，用则有二，用阳气则能飞行自在，朝太清而游五岳；用阴气即能住世长寿，适太阳而游洞穴。是谓元气一性，阴阳二体，一能生二，二能生三，三生万物。万物若不得元气，分阴阳之用，即万物无由得生化成长。故神无元气即不灵，道无元气即不生，元气无阴阳即不形。形须有气，气须有阴阳，阴阳须有精，精须有神，神须有道，道须有术，术须有法，法须有心，心须有一，一须有真，真须有至，至无至虚，至清至净，至妙至明。至至相续，亲亲相授，授须其人，非道勿与。

人能学道，是谓真学，学诸外事，是谓淫学，亦谓邪道。夫学道谓之内学，内学则身内心之事，名三丹田三元气。一丹三神，一气分六气，阳则终九，阴则终六，阳九百六，天地之极，亦人之极，至此谓之还元返本。夫云极者，元气内藏，尽无出入之息，兼为有窍作出入息处，亦皆并无出入之息，此名得道，谓之至无也。

《真经》曰：修炼元气，至无出入息，是落籍逃丁之士，不为太阴所管，三官不录，万灵潜卫矣。

夫称混元者，气也。周天之物，之混元。混元之气者，本由风也。风力最大，能载持天地三才五行，天地三才五行，不能大其风，风气俱同一体，而能开花拆柳，结实成果，莫不由其四气八风也。

夫修心是三一之根，炼气是荣道之树，有心有气，如留树留根。根即心也，存心即存气，存气即存一。一即道也，存道即总存三万六千神，而总息万机。总息万机，即无不为，而无不为，即至丹见矣。服至丹者，与天地齐年。

何谓至丹？至丹即丹田真神，真一帝君存身为主、众神存体，元气不散，意绝淫荡，气遵禀其神，禁束其故气，至无出入之息，能胎息者，命无倾矣。谓形留气住，神运自然。

罗公远《三岑歌》云：树衰培土，阳衰气补，含育元气，慎莫失度。注云：无情莫若木，木至衰朽，即尘土培之，尚得再荣。又见以嫩枝接续老树，亦得长生，却为芳嫩。用意推理，阳衰气补，固亦宜尔。衰阳以元气补而不失，取其元气津液返于身中，即颜复童矣。何况纯全正气未散，元和纯一，遇之修炼，其功百倍！切忌自己元气流奔也。

真人云：夫修炼常须去鼻孔中毛，宣降五脏六腑谷滓秽浊，洗漱口齿，沐浴身体，诫过分酒，忌非适色。遇饮食先捧献明堂前、心存祭祀三丹田、九一帝真、三万六千神君。恒一其意，专调和神气，本末来去，常令息匀，如此坚守，精气得固，即学节气。节气时先闭口，默察外息从鼻中入，以意预料入息三分，而节其一分令住，入讫，即料出息三分，而节其一分，凡出入各节一分，如此不得断绝。夫节气之妙，要自己意中与鼻相共一则节之，其气乃便自止，惊气之出入，人不节之，其气乃亦自专出入，若解节之，即不敢自专出入，是谓节之由人不由气也。

夫气与神，复以道为主，道由心，心由意，即知意为道主，意亦可谓之神也。大约神使其气，以意为妙，鼻失出口，亦劳闭之，舌柱齿，觉小闷，闷即微微放之，三分留一，却复闭之。如上所说，当节气令耳无闻、目无见、心无思，周而复始调习之。气未调和，常放少许出，意度气和，即如法节之。若意能一日节之，然如常息者，其气即永固，不假放节，但勤用功，即气自永息，不从口鼻出入，一一自然从皮肤毛孔流散，如风云在山泽天地，自然自在。

《仙经》云：元气调伏，常常服之，不绝不竭？自不从口鼻出。修炼百日已来，耳目自然不闻见也。修炼之人，切不得乱食。凡味即令元气奔突，又不能清净其心。不依教法，唯贪财色，嗜欲妒嫉，恣食辛秽，怀毒抱恶，不敬仙法，但务偷窃，违负背逆为凶者，三官书过，北阴召魂，未死之间，精神亡失，忘前忘后，如骇如痴，醉乱昏迷，横遭殃祸，延于九祖，形谢九泉，此盖失道，负神明矣。

真人曰：夫道者，无义而无恩。子不见《阴符经》云，天之无恩而大恩生，天之至私，用之至公，禽之制在气，生者死之根，死者生之根，恩生于害，害生于恩。故天与道，不私于人，乃万物而言恩，人与万物自有感仰之心，归恩于天道，不恃其功，至公至私，与物不怀其曲直，洪纤一体，贵贱同途，弃爱惜于坦然，绝去留于用意，是以顺天时者见生，逆天意者见杀。杀非以私，生非以公，但随人物逆顺，自然而致其生杀也，故曰无义而无恩。夫道可及者，虽仇雠而必化；道不可及者，虽父母而终不可言。盖夙分有无，一一出于天籍，且非一夕一朝而得偶会。生所化者曰死，死所化者曰生，生死之根，反复为常。盖善于生者，不为死之行；不善于生者，为死之行。得死之行为其死，为生之行得其生。故得生者，莫不由于气，气所以能化于生则生；化于死则死。故曰禽之制在气者，唯以气感，不以力为。气感自于虚无，而能制于万有，至于天地日月、星宿云雷，并赖气之所转运，使不失坠落。巍巍乎，荡荡乎，无始终，安其所动，乐其所静，是谓道气自然。若以身之禽制在气者，实由乎心，不能禽制者，亦心也。

夫居于尘世，唯利与名，于中能不谄不偷，无贼无害，于物不伤和气，每怀亭育之心，斯近仁焉。不贪不争，无是无非，斯亦近乎道焉。非内非外，宝而持之，自有阴灵书其福佑，灾害远去，祸横难侵，自感上天下察，益算延龄，大道之元，兹为始也。夫惠及人物曰恩，侵毁人物曰害，行恩则福生，行害则祸至。莫忌对镜求象，从感生疑，罔类之中，狂痴之鬼，乱则难宁六寸，倾动百神，斯须之间，本则亡矣，诚深诫之元气有六寸，内三寸，外三寸。人能保一寸，延三十年寿。若保固六寸，则万神备体，自然永保长生。失一寸，减三十年之寿。

《元气诀》云：天地自倾，我命自然。黄帝求玄珠，使离娄不获，罔象乃获者，玄珠气也，离娄目，罔象心也。元无者，道体虚无自然，乃无为也。无为者，乃心不动也。不动也者，内心不起，外境不入，内外安静，则神定气和，神定气和，则元气自至，元气自至，则五脏通润，五脏通润，则百脉流行，百脉流行，则津液上应，而不思五味饥渴，永绝三田，道成则体满藏实，童颜长春矣。

夫元气修炼，气化为血，血化为髓，一年易气，二年易血，三年易脉，四年易肉，五年易髓，六年易筋，七年易骨，八年易发，九年易形，从此延数万岁，名曰仙人。九年是炼气为形，名曰真人。又炼形为气，气炼为神，名曰至人。

《仙经》云：神常爱人，人不爱神。神常爱者，籍身以养灵也。人若造凶作恶，即陷坏身，身既毁败，神乃去人，神去人死，得不惊哉！所谓不知常，妄作凶也。黄帝求道于皇人，皇人问所得者，凡一千二百事，乃谓曰：子所得皆末事也。又曰：子欲长生，三一当明。夫三一者，乃上皇黄箓之首篇也，能知之者，万祸不干。

夫长生之术，莫过乎服元气，胎息内固，灵液金丹之上药，所以禽虫蛰藏，以不食而全，盖是息待其元气也。节气功成，即学咽气，但合口作意；微力如咽食一般。咽液咽气，皆如咽食，存想入肾入命门穴，循脊流上溯入脑宫，又溉脐下至五星。五脏相逢，内外相应，各各有元气管系连带，若论元气流行，无处不到。若一身内外疾病之处，以意存金、木、水、火、土五色，相刻相生，以意注之，无不立愈。又有妙诀，虽云呵、呬、呼、吹、嘘、嘻一六之气，不及冷、暖二气以愈百病。夫节气从容稍久，含气候暖而咽之，谓之暖气，可愈虚冷；若才节气，气满便咽，谓之冷气，可愈虚热。临时皆以意度而行。又或有病，但以呵呵十至三十，知其应验，酒毒、食毒俱从呵气并出。若人能专心服元气，更须专念于一，存而祝之，可与日月同明矣。

夫天得一以清，天即泥丸，有双田宫、紫宫，亦曰脑宫。宫有三焉，丹田、洞房、明堂，乃上三一神所居也。其名赤子、帝卿、元先，常存念之，即耳聪目明，鼻通脑实矣。地得一以宁，地即脐中气海，亦有丹田、洞房、明堂三宫，下三一神所居也，其名婴儿、元阳、谷玄，存念之永久，即口不乏津，腹实心寂，不乱不惑，自通神灵矣。神得一以灵，即心主于神，心为帝王，主神气变化，感应从心，非有非无，非空非色，从粗入细，从凡入圣，心为绛宫，亦有丹田、洞房、明堂三官，三一神所居也，其名真人、子丹、光坚，存念不绝，即帝一不离身心，身心安宁，遇白刃来逼，但当念一，一来救人，必得免难，道不虚言。其三丹曰其神九人，皆身长三寸，并衣朱衣、朱冠帻、朱履，坐金床玉榻，机桉金炉，常依形象存而念之一云男即一神，长九分，女长六分，其两存注之。夫元命者，元气也。有身之命，非气不生，以道固其元，以术固其命，即身形神气永长存矣。我命之神，即三丹田之三一神也。其形影精光气色，凡三万六千神，皆臣于帝一。一分二，谓阳气化为元龙，阴气化为玉女。诀云：气之所在，神随所生，神在气即还，神去气即散。若能存念其神，以守元气，气亦成神，神亦成气。修之至此，气合则为影精光气色，气散则为云雾风雨。出即为乱，入即为真，上结三元，下结万物，静用为我身，动用为我神。形神感应，在乎运用；神气变化，在乎存念。《三元经》云：上元神名曰元，中元神名还丹，下元神名子安，亦须如三一九神，专存念之。凡出入行住坐起，所遇皆然，精意专念，玄之又玄，道之极秘矣。

（底本出处《正统道藏》太玄部。）

服气精义论

天台白云撰

　　夫气者，道之几微也。几而动之，微而用之，乃生一焉，故混元全乎太易。夫一者，道之冲凝也。冲而化之，凝而造之，乃生二焉。故天地分乎太极。是以形体立焉，万物与之同禀；精神著焉，万物与之齐受。在物之形，唯人为正；在象之精，唯人为灵。并乾坤居三才之位，合阴阳当五行之秀，故能通玄降圣，炼质登仙。隐景入虚无之心，至妙得登仙之法。所学多途，至妙之旨，其归一揆，或飞消丹液，药效升腾，或斋戒存修，功成羽化。然金石之药，候资费而难求；习学之功，弥岁年而易远。若乃为之速效，专之克成，与虚无合其道，与神灵合其德者，其唯气乎！黄帝曰：食谷者知而夭，食气者神而寿，不食者不死。真人曰：夫可久于其道者，养生也；常可与久游者，纳气也。气全则生存，然后能养志，养志则合真，然后能久登，生气之域，可不勤之哉！是知吸引晨霞，餐漱风露，养精源于五脏，导荣卫于百关，既祛疾以安形，复延和而享寿。闭视听以胎息，返衰朽以童颜。远取于天，近取于己，心闲自适，体逸无为，欣邈矣于百年，全浩然于一室，就轻举之诸术，真清虚之雅致欤！若兼真之业，炼化之功，则仵云轺而促期，驰羽驾而憎远矣。服气之经颇览多本，或散在诸部，或未畅其宗。观之者，以不广致疑，习之者，以不究无效。今故纂类篇目，详精源流，庶蟪蛄之兼济，岂龟龙之独善耳。凡九篇如后：

五牙论第一

夫形之所全者，本于脏腑也；神之所安者，质于精气也。虽禀形于五神，已具其象，而体衰气耗，乃致凋败。故须纳云牙而溉液，吸霞景以孕灵，荣卫保其纯和，容貌驻其朽谢。加以久习成妙，积感通神，与五老而齐升，并九真而列位。经文所载，以视津途，修学所遵，自宜详覈。

服真五牙法，每以清旦，密咒曰：经文不言面当宜各向其方，平坐握固，闭目，即叩齿三通，而祝中央向四维。

东方青牙，服食青牙，饮以朝华。祝毕，舌料上齿表，舐唇漱口，满而咽之三；

南方朱丹，服食朱丹，饮以丹池。祝毕，舌料下齿表，舐唇漱口，满而咽之三；

中央戊己，昂昂泰山，服食精气，饮以醴泉。祝毕，舌料上玄，膺取玉水，舐唇漱口，满而咽之三；

西方明石，服食明石，饮以灵液。祝毕，舌料上齿内，舐唇漱口，满而咽之三；

北方玄滋，服食玄滋，饮以玉饴。祝毕，舌料下齿内，舐唇漱口，满而咽之三；

都数毕，以鼻内气，极而徐徐放之，令五过已，上真道毕矣。意调诸方，亦宜纳气，各依其数。即东方九、南方三、中央十二、西方七、北方五。又曰：先师益中央醴泉，祝曰：

白石岩岩以次行，源泉涌洞以玉浆，饮之长生，寿命益长如此语以下，乖本文，应不烦耳。此是《灵宝五符经》中法，《上清经》中别有四极云牙之法，其道密秘，不可轻言。

凡服气，皆先行五牙，以通五脏，然后依常法，乃佳。

东方青色，入通于肝，开窍于目，在形为脉；

南方赤色，入通于心，开窍于舌，在形为血；

中央黄色，入通于脾，开窍于口，在形为肉；

西方白色，入通于肺，开窍于鼻，在形为皮；

北方黑色，入通于肾，开窍于二阴，在形为骨。

又：肺为五脏之华盖第一，肺居心上，对胸，有六叶，色如缟映红，肺脉出于少商左手大指之端内侧，去爪甲二分许，舀者之中。心居肺下肝上，对鸠尾下一寸，色如缟映绛，心脉出于中冲左手中指之端；去爪甲二分许，舀者之中；肝在心下，小近后，右四叶，左三叶，色如缟映绀，肝脉出于大敦在足大指端，乃三毛之中；脾正掩脐上，近前，横覆于胃，色如缟映黄，脾脉出于隐白左足大指端侧，去爪甲角如韭叶；左肾、右肾，前对脐，搏著腰脊，色如缟映紫，左为正肾，以配五脏，右为命门，男以藏精，女以系胞，肾脉出为涌泉在足心，舀者之中。

凡服五牙之气者，皆宜思入其脏，使其液宣通，各依所主，既可以周流形体，亦可以攻疗疾病。令服青牙者，思气入肝中，见青气氤氲，青液融融分明，良久，乃见足大敦之气，循服而至，会于脉中，流散诸脉，上通于目。然次服诸方，仍宜以丑后，澡漱冠服，入别室焚香，坐向其方，静虑澄心，注想而为之。

服气论第二

夫气者，胎之元也，形之本也。胎既诞矣，而元精已散；形既动矣，而本质渐弊。是故须纳气以凝精，保气以炼形，精满而神全，形休而命延，元本既实，可以固存耳。观夫万物，未有有气而无形者，未有有形而无气者。摄生之子，可不专气而致柔乎！

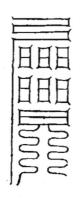

上太清行气符欲服气断谷，先书向王吞之，七日吞一，三七日止，合符三枚，皆烧五香左右。

凡欲服气者，皆宜先疗身疹疾，使脏腑宣通，肢体安和，纵无旧疹，亦须服药去痰饮，量体冷热，服一两剂泻[1]汤，以通泄肠胃，去其积滞。吐泻方在后。将息平复讫，乃清斋百日，敦洁操志，其间所食，渐去酸咸，减绝滋味，得服茯苓、蒸曝胡麻等药，预断谷为佳。服气之始，亦不得顿绝其药食，宜日日减药食，宜渐渐加气液，气液流通，体藏安稳，乃可绝诸药食，仍须兼膏饵消润之药助之。勿食坚涩、滓滞、冷滑之物。久久自觉肠胃虚，全无复饥渴。消息进退，以意自量，不可具于此述。

宜于春秋二时，月初三日后、八日前，取其一吉日为始，先服太清行气符，计至其日，令吞三符讫，于静室东向，得早朝景为佳。于东壁开一窗，令日中光正对卧，面此室之东，勿令他障隔。以子时之后，先解发梳头数百下，便散发于后矣。初服须如此，久后亦不须散发也。烧香勿用薰陆香，东向正坐，澄心定思，叩齿导引其法具后篇。又安坐定息，乃西首而卧本经皆云东首，然面则向西，于存息吸引，殊为不便，床须厚暖，所覆适温自得，稍暖为佳，腰脚已下左右宜暖，其枕宜令低下，与背高下平，使头颈顺身平直，解身中衣带，令阔展，两手离身三寸，仍握固，两脚相去五六寸，且徐吐气，息令调。然后想之东方初曜之气，共日光合丹于流晖，引此景而来至于面前，乃以鼻先拔鼻孔中毛，初以两手大指

---

［1］原文为"写"。

下掌按鼻左右，上下动之十数过，令通畅。微引吸，而咽之久久乃不须引吸，但存气而咽之，其气自入，此便为妙。咽之三，乃入肺中。小开唇，徐徐吐气，入气有缓急，宜自任性调息，必不得顿引，至极则气粗，粗则致损。又引咽之三，若气息长，加至五六咽，得七尤佳。如此，以觉肺间大满为度，且停咽，乃闭气，存肺中之气，随两肩入臂至手握中入，存下入于胃，至两肾中，随髀至两脚心中，觉皮肉间习习如虫行为度。讫，任微喘息少时，待喘息调，依法引导送之，觉手足润温和调畅为度诸服气方，直存入腹，不先向四肢，故致四肢逆冷，五脏壅滞。是以必须先四肢，然后入腹，即气自然流宣。此后不复须存在肺，直引气入大肠、小肠中，鸣转通流脐下为度，应如此，以肠中饱满乃止。则坚两膝，急握固闭气，鼓腹九度，就鼓中仍存其气散入诸体，闭之欲极，徐徐吐之，慎勿长。若气急，稍稍并引而吐之，若觉腹中阔些，极则止，如腹犹满急，便闭气鼓之。讫，舒脚，以手摩面，将胸心而下数十度，并摩腹绕脐，手十数度，展脚趾向上，反偃数度，乃放手纵体，忘心遗形，良久，待气息关节调平，讫，乃起。若有汗，以粉摩拭头面颈项。平坐，稍动摇关节，体和如常，可起动。其中随时消息，触类多方，既不云烦述，善以意调适之。

又服气所以必令停于肺上，入于胃至于肾者何？肺藏气，气之本也。诸气属于肺。天气通于肺，又肺者，藏之长也，为诸脏之华盖，呼吸之津源，为传送之官，治节出焉。又魄门为五脏之使，为四脏之主，通于十二经脉，周而复始，故为五脏使也。故令气停于肺，而后流行焉。胃者，五脏六腑之海也，水谷皆入于胃，六腑之大主也。五脏六腑皆禀于胃，五味入胃，各走其家，以养五气。是以五脏六腑之气，皆出于胃，变见于气口故也。肾者，生气之源，五脏六腑之本，十二经脉之根，左为正肾，右为命门，故令气致于肾，以益于其精液。天食人以五气，地食人以五味。五气入于鼻，藏于心肺；五味入于口，藏于肠胃。味有所藏，以五气和而生津液，气液相感，神乃自生五味，岂独其谷而五气中自有其味，又兼之以药，药之五味尤胜其谷。此虽只论肺肾，其气亦自然流通诸脏，故曰：呼出心与肺，吸入肾与肝，呼吸之间脾受其味也。呼吸之理，乃神气之要，故太上问曰：人命在几间？或对曰：在呼吸之间。太上曰：善哉！可谓为道矣。

　　凡服气，皆取子后午前者，鸡鸣至平旦，天之阴，阴中之阳也；平旦至日中，天之阳，阳中之阳也；日中至黄昏，天之阳，阳中之阴也；黄昏至鸡鸣，天之阴，阴中之阴也。人亦如是。又：春气行于经络，夏气行于肌肉，秋气行于皮肤，冬气行于骨髓。又：正月、二月，天气正方，地气始发，人气在肝；三月、四月，天气正方，地气定发，人气在脾；五月、六月，天气盛，地气高，人气在头；七月、八月，阴气始煞，人气在肺；九月、十月，阴气始冰，地气始闭，人气在心；十一月、十二月，冰复地气合，人气在肾。至四时之月，宜各依气之所行，兼存而为之。

　　凡服气，皆取天景明澄之时为好。若恒风雨晦雾之时，皆不可引吸外气。但入密室，闭服内气，加以诸药也。

　　凡服气断谷者，一旬之时，精气弱微，颜色萎黄；二旬之时，动作瞑眩，肢节怅恨，大便苦难，小便赤黄，或时下痢，前刚后溏；三旬之时，身体消瘦，重难以行已前羸弱之候，是专气初服所致。若以诸药，不至于此也，四旬之时，颜色渐悦，心独安康；五旬之时，五脏调和，精气内养；六旬之时，体复如故，机关调畅；七旬之时，心恶喧烦，志愿高翔；八旬之时，恬淡寂寞，信明术方；九旬之时，荣华润泽，声音洪彰；十旬之时，正气皆至，其效极昌。修之不止，年命延长。三年之后，瘢痕灭除，颜色有光；六年髓填，肠化为筋，预知存亡；经历九年，役使鬼神，玉女侍傍，脑实胁胼，不可复伤，号曰真人也。

　　《五灵心丹章》：行之十五日，心澄心通；五年当身心俱通。

　　《东方长生章》：一气和大和，得一道皆太，和乃无不和，玄理同玄际。右诵九十遍，气不调，存诵之便调。

　　《南方不饥章》：不以意思意，亦本求无思，意而不以思，是法如是持。右诵三十遍，饥时存诵之便饱。

　　《中央不热章》：诸食气结气，非诸久定结，气归诸本气，随取当随泄。右诵一百二十遍，热时存诵之便凉。

　　《西方不寒章》：修理志离志，积修不符离，志而不修志，己业无己知。右诵七十遍，寒时存诵之便暖。

　　《北方不渴章》：莫将心缘心，还莫住绝缘，心存莫存心，真则守真渊。右诵五十遍，渴时存诵之便不渴。

所主寒热等，本文如此。然放五脏之义，乃有所乖，唯渴诵北方章是。谓今为魂神不宁，诵东方章，寒诵西方章，饥诵南方章，渴诵北方章，热诵中央章，亦可以五脏行之，以义消息为之。诵既不论早晚，然以子午前为佳。诵五方数毕，即诵《大道赞》一遍：

大道无形，因物为名，乾坤万品，秀气乃成。既受新质，惟人抱灵，五行三才，秋杀春生。四九宝偈，除诵守精，修奉太和，不亏不盈。嚼之无味，嗅之无馨，察之无色，和之无声。坐卧无所，行走无程，游历太空，湛尔黄庭。动而不去，住而不宁，无营无作，无视无听。非聚非散，非离非并，非巨非细，非重非轻。非黄非白，非赤非青，道高黄老，晓朗其情。太上要章，封密金城，子得闻之，命合真星。

此《五灵章》既可通五脏气，每宜通诵之，仍各存藏位。其文有苦、寒、热、饥、渴者，始可别诵章尔。当面向其方坐，闭目澄神，闭口心诵，仍动舌触料口中，令津液生，微微引气而咽之，各入其藏中。此法专行，应至虚掇，兼以符水、药味，则不致羸顿矣。

服六戊气法：气旦先从甲子旬起，向辰地，舌料上下齿，取津液，周旋三至而一咽，止。次向寅，次向子，次向戌，次向申，次向午。又法起甲子日，匝一旬，恒向戊辰咽气，甲戌日则向戊寅，余旬依为之。此六戊法，亦是一家之义。以戊气入于脾，为仓廪之本固也。此直不饥，若通益诸体，则不逮余法矣。

服三五七九气法：徐徐以鼻微引气，纳之三，以口吐死气，久久便三气；次后引五气，以口一吐死气，久久便五气；次引七气，以口一吐死气，久久便七气；次引九气，以口一吐死气，久久便九气。因三五七九而并引之，以鼻二十四气纳之，以口一吐死气，久久便二十四气。咽逆报之法，因从九数下到三，复顺引之咽，可九九八十一咽气，而一吐之以为节也。此法以入气多，吐气少为妙。若不作此限，数渐增入，则阙于常数耳。死气者，是四时五行休死之气，存而吐之。自余节度，仍依常法。

养五脏五行气法：春以六丙之日，时加巳，食气百二十助于心，令心胜肺，无令肺伤肝，此养肝之义也；夏以六戊之日，时加未，食气百二十以助脾，令脾胜肾，则肾不伤于心也；季夏以六庚之日，时加申，食气百二十以助肺，令肺胜肝，则肝不伤于脾也；秋以六壬之日，时加亥，食气百二十以助肾，令肾胜心，则心不伤于肺也；冬以六甲之日，时加寅，食气百二十以助肝，令肝胜脾，则脾不伤于肾也。

上此法是五行食气之要，明时各有九，凡一千八十，食气各以养藏，周而复始，不相刻，精心为之。此法是一家之义，所在五脏事，事具在五牙论中。

导引论第三

夫肢体关节，本资于动用，经脉荣卫，实理于宣通，今既闲居，乃无运役事，须导引以致和畅，户枢不蠹，其义信然。人之血气精神者，所以奉生而周其性命也。脉经者，所以行血气也。故荣气者，所以通津血、强筋骨、利关窍也；卫气者，所以温肌肉、充皮肤、肥腠理、司开阖也。又：浮气之循于经者，为卫气；其精气之行于经者，为荣气。阴阳相随，内外相贯，如环之无端也。又：头者，精明之腑；背者，胸之腑；腰者，肾之腑；膝者，筋之腑；髓者，骨之腑。又：诸骨皆属于目，诸髓皆属于脑，诸筋皆属于节，诸血皆属于心，诸气皆属于肺。此四肢八环之朝夕也。是知五劳之损，动静所为，五禽之导，摇动其关，然人之形体，上下相承；气之源流，升降有叙。比日见诸导引文，多无次第，今所法者，实有宗旨。其五体平和者，依常数为之；若一处有所偏疾者，则于其处加数用力行之。

凡导引，当以丑后、卯前，天气清和日为之。先解发，散梳四际，上达顶，三百六十五过，散发于后，或宽作髻亦得。烧香，面向东，平坐握固，闭目思神，叩齿三百六十过，乃纵体平气，依次为之。先闭气，以两手五指交叉，反掌向前，极引臂，拒托之良久，即举手反掌向上极臂，即低左手，力举右肘，令左肘臂按著后项，左手向下力牵之，仍亚向左，开右腋努胁为之，低右举左亦如之，即低手钩项，举两肘，偃胸，仰头向后，令头与手前后竞力为之，即低手钩项，摆肘捩身，向左向右，即放手两膝上，微吐气通息，又从初为之三度云云。

符水论第四

夫符文者，云篆明章，神灵之书字也。书有所象，故神气存焉，文字显焉。有所生，故服用朱焉，夫水者，气之津，潜阳之润也。有形之类，莫不资焉，故水为气母，水洁则气清；气为形本，气和则形泰。虽身之荣卫自有内液，而腹之脏腑亦假外滋。即可以通肠胃，为益津气，又可以导符灵，助祝术。今撰诸符水之法，以备所用，可按而为之焉。符在本经。

服药论第五

夫五脏通荣卫之气，六腑资水谷之味。今既服气，则脏气之有余，又既绝谷，则腑味之不足。《素问》曰：谷不入半日，则气衰；一日，则气少。故须诸药以代于谷，使气味兼致脏腑而全也。清阳为天，浊阴为地；清阳出上窍，浊阴出下窍；清阳发腠理，浊阴走五脏；清阳实四肢，浊阴实六腑；清阳为气，浊阴为味。味归形，形归气，气归精，精食气，形食味。气为阳，味为阴。阴胜则阳病，阳胜则阴病，和气以通之，味以实之，通之则不愈，实之则不赢矣。今以草木之药，性味于脏腑所宜，为安脏丸、理气膏。其先无病疹，脏腑平和者，可常服此丸、膏，并茯苓、巨胜等丹服之药；若脏有疾者，则以所宜者增损之服；如先有痼疾，及别得余患者，当别医攻疗，则非此之所愈也。其上清方药，各依本经，禀受者自宜遵服。

安和脏腑丸方：

茯苓　桂心　甘草炙，已上各一两　人参　柏子　仁薯　蓣麦门冬

去心，已上各二两　天门冬四两

上捣筛为散，白蜜和为丸，丸如梧桐子大。每服三十丸，日再服，以药饮下之，松叶、枸杞等诸药可为饮也。

治润气液膏方：

天门冬煎五升　黄精煎五升　地黄煎五升　术煎五升，已上煎，各煎讫，相和著　茯苓二两　桂心二两　薯蓣五两　泽泻五两　甘草三两，炙

上并捣，以密绢筛令极细，内诸煎中；又内熟巨胜、杏仁屑三升，白蜜二升，搅令稠，重汤煮，搅勿令住手，令如膏便调强为佳，冷凝捣数千杵，密器贮固之。少出充服，每早晨以一丸如李核大，含消咽之，日再三。此药宜八月、九月合，至三月已来服之。若三月、二月中更煮一度，令稠硬，则经夏不复坏。

慎忌论第六

夫气之为理也，纳而难固，吐而易竭。难固须保而使全，易竭须惜而勿泄。真人曰：学道常如忆朝餐，未有不得之者；惜气常如惜面，未有不全之也。又曰：若使惜气常如一身之先急，吾少见于枯悴矣。其于交接言笑，务宜省约；运动呼叫，特须调缓；触类爱慎，方免所损矣。

夫人之为性也，与天地合体，阴阳混气，皮肤骨体，脏腑荣卫，呼吸进退，寒暑变异，莫不均乎二仪，应乎五行也。是知天地否泰，阴阳乱焉；脏腑不调，经脉之候病焉。因外所中者，百病起于风也；因内所致者，百病生于气也。故曰：恬憺虚寂，真气居之，精神内守，病从何来？信哉是言！故须知形神之性，而全之；辨内外之疾，畏而慎之。《素问》曰：天有宿度，地有经水，人有经脉。天地和则经水安静，寒则经水凝泣，暑则经水滞溢，卒风暴起，则经水波涌而陇起，或虚邪因而入客，亦由水之得风也。天温日明，则人血淖液而卫气扬；天寒日阴，则人血凝泣而卫气沉。血气者，喜温而恶寒，寒则泣而不能流，温则喜而去之。苍天之气清静，则志意治，从之则阳气固，贼邪不能容，此因时之孕也。

月始生，则人血气始精，卫气始行；月郭满，则血气实，肌肉坚；月郭空，则肌肉减，经络虚，卫气去，形独居。是以因天时而调血气者也。若此时犯冒虚邪，则以身之虚，而逢天之虚，两虚相感，其起至骨，入则伤五脏，故曰天忌不可不知也。八正者，所以候八风虚邪以时至者也。八正之虚邪，避之如矢射，慎勿犯之。假令冬至之日，风从南来，为贼伤也。谓从虚之乡来，乃能病人也。他节仿此。阳气者，一日而生外，平旦入气生，日中阳气隆，日西阳气虚，气门乃闭；是故暮而收拒，无扰筋骨，无见雾露，及些三时，形乃困薄。

久视伤血久卧伤气久立伤骨久行伤筋久坐伤肉，是谓五劳所伤也。忧愁思虑则伤心，形寒饮冷则伤肺，恚怒气逆、上而不下则伤肝，饮食劳倦则伤脾，久坐湿地，强力入水则伤肾。人有五气：喜、怒、忧、悲、恐也。怒则气上，喜即气缓，悲则气消，恐则气下，寒即气聚，热则气泄，忧则气乱，劳则气耗，思则气结。喜怒不节，寒暑过度，气乃不固。五味所入：苦入心，辛入肺，酸入肝，甘入脾，碱入肾。阴之生，本在五味，是故味过于酸，则肝气以津，肺气乃绝；味过于碱，则骨气劳，短肌，气折；味过于苦，则心气喘满，色黑，肾气不卫；味过于甘，则脾气濡，骨气乃厚；味过于辛，则筋脉沮弛，精神乃央。是故谨和五味，则骨正筋柔，气血以流，腠理以密。如是则气骨以精，谨道如法，长天有命。多食咸，则脉凝泣而变色；多食苦，则皮槁而毛拔；多食辛，则筋急而爪枯；多食酸，则肉胝膒而唇揭；多食甘，则骨痛而发落。此五味之所伤也。此论饮食之五味而药性亦有五味，服饵丸散，特宜慎之。服气之人，不宜食辛味，何者？辛走气，气病无食辛也。

五脏论 第七

夫生之成形也，必资之于五脏，形或有废，而脏不可阙；神之为性也，必禀于五脏，性或有异，而气不可亏。是天有五星，进退成其经纬；地有五岳，静镇安其方位；气有五行，混化弘其埏埴；人有五脏，生养处其精神。故乃心藏神，肺藏气，肝藏血，脾藏肉，肾藏志。志通内连骨体，而成身形矣。又：心者，生之本，神之处也；肺者，气之本，魄之处也；肝者，罢极之本，魂之处也；脾者，仓廪之本，荣之处也；肾者，封藏之本，精之处也。至于九窍施为，四肢动用，骨肉坚实，经脉宣行，莫不禀源于五脏，分流于百体，顺寒暑以延和，保精气而享寿。且心为诸脏之主，主明则运用宣通，有心之子，安可不悟其神之理邪？

脏有要害，不可不察。肝生于左，肺生于右，心部于表，肾位于里，脾为之使，胃为之市。心为之汗，肺为之涕，肝为之泪，脾为之涎，肾为之唾，是谓五液。心为噫，肺为咳，肝为语，脾为笑，肾为嚏。天气通于肺，地气通于肝，雷气通于心，谷气通于脾，雨气通于肾。五脏各有所合：心之合于脉也，其荣色也；肺之合于皮也，其荣毛也；肝之合于筋也，其荣爪也；脾之合于肉也，其荣唇也；肾之合于骨也，其荣发也。五脏各有腑，脏为阳，腑为阴。五脏者，藏精神而不泻也，故满而不能实；六腑者，受水谷而不留，故实而不能满。则小肠为心之腑，大肠为肺之腑，胆为肝之腑，胃为脾之腑，膀胱为肾之腑。六腑者，各有其应：小肠者，脉其应也；大肠者，皮其应也；胆者，筋其应也；胃者，肉其应也；三焦、膀胱者，腠理、毫毛其应也。

十二脏之相使者：心者，君主之官，神明出焉；肺者，相传之官，治节出焉；肝者，将军之官，谋虑出焉；胆者，忠正之官，决断出焉；膻中者，臣使之官，喜乐出焉；胸中，上焦之门户也；脾胃者，仓廪之官也，五味出焉；大肠者，传导之官也，变化出焉；小肠者，受盛之官也，化物出焉；肾者，作强之官也，伎巧出焉；三焦者，决渎之官也，水道出焉；膀胱者，州郡之官也，津液藏焉，化气则能此焉。凡出十二官，不得相失也。故主明则下安和，以此养生则寿，没世不殆；主明则十二官危，使道闭塞而不通，形乃大伤，以此养生则殆也。

服气疗病论第八

　　夫气之为功也，广矣妙矣。故天气下降，则寒暑有四时之变；地气上腾，则风云有八方之异。兼二仪而为一体者，总形气于其人。是能存之为家，则神灵俨然；用之于禁，则功效著矣。况以我之心，使我之气，适我之体，攻我之疾，何往而不愈焉。习服闲居，则易为存，使诸有疾痛，皆可按而疗之。

　　凡欲疗疾，皆可以日出后，天气和静，面向日，在室中亦向日，存为之，平坐，瞑目，握固，叩齿九通，存日赤晖紫芒，乃长引吸而咽之，存入所患之脏腑。若非脏腑之疾，是谓肢体筋骨者，亦宜先存入所主之脏也。闭极又引，凡得九咽，觉其脏中有气，乃存其气攻于所苦之处。闭极，微微吐气，其息稍定，更咽而攻之，觉疾处温暖汗出为佳。若在四肢，应可导引者，则先导引其处，已后攻之，纵是体上亦宜按念，令其气通。若在头中，当散发，梳头皮数百下，左右摇头数十过，乃吸气，讫，以两手指于项上急攀之，以头向上力拒之，仍存气向上入脑，于顶发诸孔冲出散去，一极讫，放手通气，更为之，以觉头颈汗出，痛处宽畅为候。若病在脏腑者，仰卧吸引，存入其处，得五六咽，则一度闭息攻之，皆以意消息其病，或久来痼疾，并有症块坚积者，则非气之所能愈，终亦觉积宽平也。兼药同疗亦无所妨，乃于药性易效尔。虽用气攻病，虽攻其处肤腠散出，然兼依《明堂图》，取其所疗之穴，而相引去之佳。既知其穴，宜依十二月，各用其律管，急按穴上，相而出之。则心存有所主，气行有所适矣。

　　黄钟十一月律也，管长九寸，空中，围九分，诸管并同；大吕十二月律也，管长八寸；太簇正月律也，管长七寸强；夹钟二月律也，管长七寸强；姑洗三月律也，管长七寸强；仲吕四月律也，管长六寸强；蕤宾五月律也，管长六寸强；林钟六月律也，管长六寸强；夷则七月律也，管长五寸强；南吕八月律也，管长五寸强；无射九月律也，管长四寸强；应钟十月律也，管长四寸强。皆取山阳之竹孔圆者，其节生枝不堪用。

手臂不援，虽云手臂诸有疾处，亦可为之。先以一手，徐徐按摩所疾之处，良久毕，乃瞑目内视，视见五脏，咽液三过，叩齿三通，正心微祝曰：

太上四玄，五华六庭，三魂七魄，天关地精，神符荣卫，天胎上明，四肢百神，九节万灵，受箓玉晨，刊书玉城，玉女待身，玉童护命，永齐二景，飞仙上清，长与日月，年俱后倾，超腾升仙，得整太平。流风结痾，注鬼五飞，魍魉冢讼，二气徘徊，陵我四肢，干我盛衰，泰山天丁，龙虎曜威，斩鬼不祥，凶邪即摧，考注匿讼，百毒隐非，使我复常，日月同晖，考注见犯，北辰收摧，如有干试，干明上威。

常以生气时，咽液二七过，接体所痛处，向王而祝曰：

左玄右玄，二神合真，左黄右黄，六华相当。风气恶疾，伏匿四方，玉液流泽，上下宣通。内遣水火，外辟不祥，长生飞仙，身常休强。毕，又咽液二七过，又当急按所痛处三十一过。常如此，则无疾也。

病候论第九

夫生之为命也，资乎形神；气之所和也、本乎脏腑。形神贞颐，则生全而享寿；脏腑清休，则气泰而无病。然且禀精结胎之初，各因四时之异；诞形立性之本，罕备五常之节。故躁扰多端，嗜欲增结，或积痾于受生之始，或致疾于役身之时。是故喜怒忧伤，自内而作疾也；寒暑饮食，自外而成病也。强壮之岁，唯知犯触；衰谢之年，又乖修养。阴阳互升，形气相违，诸疹既生，厥后多状，况乎服气之者，谷肴已断，形体渐羸，精气未全，神魂不畅，或旧疹因之以发动，新兆致之以虚邪，须知所由，宜详所疗。今粗具可辨之状，以代问医，则其气攻之术，希同勿药。

虚实之形，其何以生？自气血以并，阴阳相倾，气乱于卫，血流于经，血气离居，一实一虚。血并于阴，气并于阳，故为惊狂；血并于阳，气并于阴，乃为炅中；血并于上，气并于下，烦惋善怒；血并于下，气并于上，乱而善忘。阳虚则外寒，阴虚则内热，阳盛则内寒，阴盛则外热。五脏之道，皆出于经遂，行血气，血气不和，百病乃变化而生。气有余则腹胀餐泄，不厥。天之邪气，感则害五脏；水谷之寒温，感则害六腑也；地之湿气，感则害皮肉、筋脉也。又：邪之主也，或生于阴，或生于阳。生于阳者，得之风雨寒暑；生于阴者，得之饮食居处，阴阳喜怒。阳者，天气也，主外；阴者，地气也，主内。阳道实，阴道虚，故犯贼风虚邪者，阳受之；饮食不节、起居不时者，阳受之，则入六腑；阴受之，则入五脏。入六腑则身热不卧，上为喘呼；入五脏则填满闭塞，下为餐泄，久为肠癖。故喉主天气，咽主地气，阳受风气，阴受湿气。阴气从足上行至头，而下行循臂至指端；阳气从手上行至头，而下行至足。故曰：阳病者，上行极而下行；阴病者，下行极而上行。伤于风者，上先受之；伤于湿者，下先受之。

头者，精明之腑，头倾视深，精则夺矣；背者，胸之腑也，背曲肩随，胸将坏矣；腰者，肾之腑也，转摇不能，肾将惫矣；膝者，筋之腑也，屈伸不得则偻跗，筋将惫矣；髓者，骨之腑也，不能久立，行则掉栗，骨将惫矣。

肺热病者，右颊赤；心热病者，颜先赤；肝热病者，左颊赤；脾热病者，鼻赤；肾热病者，颐赤。病虽未发，见其色者，所宜疗之。故曰：疗未病之病。肺热病者，色白而毛槁；心热病者，色赤而络脉溢；肝热病者，色苍而密枯；脾热病者，色黄而肉濡；肾热病者色，黑而齿枯。

肝主春，足厥阴，少阳主治，其日甲乙，肝苦逆，急食咸以缓之。又曰：肝病欲散，急食苦以泻之，禁当风，肝恶风也。

心主夏，手少阴，太阳主治，其日丙丁；心苦缓，急食咸以收之。又曰：心病欲濡，急食咸以濡之，用酸补之，甘泻之，禁温衣热食，心恶热也。

脾主长夏，足太阴，阳明主治，其日戊己；脾苦湿，急食苦以渗之。又曰：脾病欲缓，急食甘以缓之，用苦补之，辛泻之；禁湿食、饱食、湿地、濡衣，脾恶湿也。

肺主秋，手太阴、阳明主治，其日庚辛；肺苦气上逆，急食咸以泄之。又曰：肺病欲收，急食甘以收之，咸泻之；禁寒衣饮冷。肺恶寒也。

肾主冬，足少阴、太阳主治，其日壬癸；肾苦渗，急食辛以润之，腠理致液气通。又曰：肾病欲急食苦以坚之，用辛补之，酸泻之；淬燰，无热食温衣，肾恶渗之；辛走气，气病无食辛；甘走肉，肉病无食甘；咸走血，血病无食咸；酸走筋，筋病无食酸，是谓五禁，勿多食也。

肺病者，喘咳逆气，肩背痛，汗出，尻、阴、股、膝、腨、胻、足背痛，虚则少气不能报自，耳聋、嗌干矣。

心病者，胸中痛，胁肢满，肋下痛，膺、背、肩胛间、两臂内痛，虚则胸腹大，胁下与腰相引而痛。

肝病者，两胁下痛，引入小腹，令人喜怒，虚则恐，如人将捕之，气逆则头痛、耳聋、颊肿。

脾病者，身重，肌肉萎，足不收，行喜瘈，脚下痛，虚则腹胀肠鸣，泄食不化。

肾病者，肠大体重，喘咳，汗出恶风，虚则胸中痛也。

肺风之状，多汗恶风，时欲咳嗽喘气，昼日善，暮则甚，诊在眉上，其色白。

心风之状，恶风，焦绝，喜怒，诊在口，其色赤。

肝风之状，恶风，喜悲，微苍、嗌干，喜怒，诊在目下，其色青。

脾风之状，多汗恶风，身体急堕，四肢不通，微黄，不嗜食。诊在鼻上，其色黄。

胃风之状，多汗恶风，食饮不下，隔塞不通，腹善满，失衣则胀，食寒则泄，诊在形，瘦而腹大。

首风之状，其头痛，面多汗，恶风，先当风一日病，其头痛不可出，至其风止，则小愈矣。

（底本出处《正统道藏》太玄部。）

胎息根旨要诀

　　古修胎息者，寻其所著，皆未达于玄门，据其文字所陈，悉皆互有得失。或云：无气是胎，闭气不喘是息。各执一门，未有所趣，迷误后学，疑惑益滋，而修生之人，性命已殆，足可悲哉！余今所得，实为简易，将来学人，保而深惜。夫云服气，即胎息之妙用也。切在分析内、外气，及在脏腑之气，统一身之所生，不可得而知也。此气须日日生之。凡粗气在荣卫之中，为喘鸣之气。气本粗者命促，气本细者命长。众气在脏腑之内，为运动之气。此两者并非修服之气。其胎息者，是天地阴阳二气，初结精之气，气结而为形，形既成立，则精气光凝为双瞳子。双瞳子者，即父之精气，号为纯阳之精，故能鉴视万物。又受母之阴气，而成玄牝者，即口鼻也。是知形为受气之本，气为成形之根，则此二气为形之根蒂者也。根蒂既成，则能随母呼吸，绵绵十月，胎体成而生，故修养者效之。夫云复其根本，此胎息之要也。古皆云：气海者，为气之根本。此说非也。为不知其所止，是以复之无益。古仙皆口口相受，非著于文字之中，盖欲贻其同志。所谓根本者，正对脐第十九椎，两脊相夹脊中空处，膀胱下近脊是也，名曰命蒂，亦曰命门，亦曰命根，亦曰精室，男子以藏精，女子以月水，此则长生气之根本也。今之所复其根本，修其所生，斯则形中母子，何不守之。

　　夫气为母而神为子，气则精液也。气无形质，随精液以上下，但先立形，则因形而住，气为其母而子不舍母，则依母而住，神气住形中，故能住世长生久视。故修生之人，常令神与气合，子母相守，自然玄牝无出入息也。庄周云：真人息以踵。言其息深深也。老子经云：深根固蒂，是为复命。此乃命门元气根本之旨也。将来君子，勿得轻泄耳。

（底本出处《正统道藏》太玄部。）

尹真人服元气术

夫人身中之元气，常从口鼻而出，今制之令不出，便满丹田，丹田满即不饥渴，不饥渴盖神人矣。是故人之始胎，不饮不啄，不饮不啄，故无出入息，即元气复，元气复即长生之道机也。所以然者，谓气在丹田中二诸脏不隔，周流和布，无所不通，以其外不入，内不出，全元气，守真一，是谓内真之胎息也。始生之后则饮食，饮食之后即腑脏实，腑脏实即诸脏相隔，诸脏相隔即丹田气亡其本也。居乎脏腑之上，行乎心胸之中，数寸往来，安得长久？是以未终其分，已有枯首蹇足、槁形丧气之患，所以至人、有已见乎，故复其气，还其本，使得延年长生者也。

夫服元气，先须澄其心，令无思无为，恬淡而已。故知绝粒者，乃长生之径路；服气者，为不死之妙门。深信不疑，力行无倦。经曰：绵绵若存，用之不勤。术曰：因其出息，任以自然，而出未至半，口鼻俱关，徐徐而已，气即上行，即举首以声咽之矣。仰息左，覆息右其注在调气篇载，以气送通下胃气又云：以意引气，送之至胃，胃中气转流下方，至丹田，丹田满即流达于四肢也，转下流至丹田，又从容如初咽下。咽下余息，息即丹田不隔，丹田不隔即入四肢，以意运行，即流布矣。大底气息不欲出于玄牝，但令通流，须出皆须调适，不得粗喘也。若隔气未达丹田，虽欲强为，终难致矣。是以初服者皆多防满，但资少食，必在勤行，勤心行即气自流转，自然之功著矣。所谓饮自然以御世，朝神以入微，始乎三五，成乎七九，若斯道者，岂虚语哉！谓气入腹中，皆三处有隔。初学之者，先觉胃中防满，噫气不休，但少食为之，即觉通于生脏，后自觉到丹田，然始觉气周行身中，身中调畅，即神明自然致矣。故须居于静处，克意行之，功业若成，所在可也。如其妄动，气即难行。初作之时，先覆仰，凡一日一夜，限取四时。四时不亏，即气息相接，气息相接，即丹田实，丹田实，即任意行之，中间停歇亦得。其四时，谓寅、午、戌、子时也。用仰势法，低枕卧，缩两肩、两膝，伸两手著两肋；用覆势法，以腹著床，以被搊胸，手足并伸。其仰咽，即令气从左下；覆咽，令气从右下。咽气之时，皆令作声，有津液来，亦须别咽，乃须出息气之。若用入息，即生风随入，不可不慎之。咽气中间，即别任意休息，待心喘俱定，然后乃可复为之。初用气时，必须安稳，坦然无事，气则流通。若心有所拘，即窒塞不流注也。慎无疑虑，亦勿畏其败失，亦勿虑其不成，但谋进取，勤勤之功，稍稍之效，自然至诚感神，神明自至矣。

夫服气断谷，不得思食，未能自静，切须捺之。若渴或热，即煮薜荔汤，饮之即定。汤中著少生姜，或煎姜蜜汤亦得。如觉心中满闷，即咬嚼些甘草、桂心、五味子等并妙。但服气不失其节，即气自盈满，纵出入行人事，或对宾客语言谈话，种种运为，百无妨废。及成之后，更不服气，气亦自足。穷神极理，妙不可言。须食即食，须休即休，复食复气，唯意所在。每日饮少许酒引气，切慎果子、五辛、邪蒿、葫荽、芸苔、椿等，此物深乱人气，慎勿食之。如能至心，三七日中，可以内视五脏，历历在目，神清形静。行之七日，其效验也已自知之，更须专精，二十日来不食，即腹中尽，腹中尽之后，吃一两杯煮菜、苜蓿、芥菘、蔓菁及枸杞、叶葵等，并著少苏油、酱、醋取味食之，勿著米、面，所欲腹中谷气尽耳。更四五日，除菜吃汁，又三数日后，即总停之。可三十日，即自见矣，所谓不寒不热，不渴不饥，修行至此，世为神人，即吾道成矣。

（底本出处《正统道藏》太玄部。）

服元气法

服元气于气海。气海者，是受气之初，传形之始，当脐下三寸是也。婴儿诞育时，惟脐带与母胞相连，其带空，中如管，则传气之所形，从此渐凝结也。人欲长生，必修其本，树欲滋荣，必固其根。人不知根本，外求修助，万无一成。气海者与肾相连，属壬癸水，水归于海，故名气海。气以水为母，水为阴，阴不能独生成，必以阳相配。心属南方丙丁火，是盛阳之主，既知气海以心守之，阳既下临，阴即上报，是以化为云雾，蒸薰百骸九窍，无所不达，亦能为津液，如甘雨以润草木。正气流行，他气自匿，用久转微，意思则久矣。初用与已成，不得同年而语。凡气困者，身皆有疾，沉结在内，或医药不能疗，尤须精诚，并去外想，闭气于气海，以手于脐下候之，气应之候，冲容如喘、如触，或鸣，或痛，如掣，如物动于掌下，亦须静候之。兼以目下注，是阳气照阴，阴气腾上又能为津液也。如此久久，鼻中喘息都无出入，只觉气海中时动用耳。初用意时，须平卧去枕，小努气海，便得满腹，作意勿令至心肺，至即心闷妨塞，即不能下照，下照是心守海也。良久，元气遍身，无处不暖。每关节难通，若至腰关，尤难过之，当稍以气闭，努之三两间，突然便过，过后即气常至腰踵。庄子云：息之以踵是也。已后筋骨常欲动用，每动有声，是气到无拥，常能如此，长生道也。窃用其道，不授口诀，反受其病。凡欲鼓腹，不在入气是要诀。欲过腰关，当侧卧缩两脚，兼拳两手，偃腰极努，如此，即不觉通也。不然，终成闭塞。若能常用不绝，虽在众中密为之，用心令熟，外事不扰，尤为佳也。若膈上并头面间有疾处，即上攻之，寻常即下至踵及气海中，微微用之，息自消矣。久候液当满口，如逆吃物，下消用之随尽。每用气后，必须微调息使散，若不散，他日为疮肿，终不为佳。须先以意在疾处攻击之，徐徐用意攻击令散，疾瘳已后，即不得注令留滞，当遣通遍身，微微如雾露是其常也。收散俱归海中。闭目为想，开目为存，存则不专乃著，著则气滞。觉应则止，谓之常，觉觉而味谓之滞，候应专静谓之守，流液满口谓之报，报与应一也。朝饮少酒，暮食少面，不可多之。

（底本出处《正统道藏》太玄部。）

中山玉柜服气经

碧岩先生撰黄元君注

录神诚戒序第一

昔大黄帝君太古无名，云大黄帝君者，则黄帝有熊也。会群仙于崆峒山，问道于广成子曰：夫人养生全真，游观于天庭间，止息于洞房中，得与众圣齐群，驻童颜而不败者，则何法最宝？广成子曰：夫人以元气为本，本化为精，精变为形，形虽好生，欲能竭之，故欲不可纵，纵之则生亏，制之则生盈，盈者精满气盛，百神备足。夫有死必有生，有生必形亏，亏盈盛衰，物之常理。日中移，月满亏，乐极哀来，物盛则衰，有生即死，是天地之常数也。圣人智通万物，以法坚身，在养育之门，无犯形本，则合于化元之道者也。

夫人体内有百关九节百关者；号百禄之神，为九节之用；九节者，一掌、二腕、三臂、四膊、五项、六腰脊、七腿胜、八胫踝、九脑，是谓九节也。合为形质，洞房、玉户、紫宫、泥丸、丹田以处泊古文作措薄。今论神炁栖息，故宜处泊。洞房等，皆天庭三田神正泊处也。百神守卫，六灵潜护百神者，百节之神，守固荣卫，保护五脏。藏亦有神，五神清则百节灵，五神伤则百节尫，清则少，伤则老。经云：贪欲嗜味，伤神促寿。金玉满堂，莫之能守。

六灵者，眼、耳、鼻、舌、身、意，亦谓之六识，常随心动，念则识暗，但闭之则宁，用之则成，察之则悟，任之则真。又有三魂伏于身，七魄藏于府，故云肝藏魂，肺藏魄，脾藏志，心藏神，肾藏精，此皆百神六灵之主也。宜防浊乱，轻躁动作，违之不守，自致败伤而已。保其玄关，守其要路道以真一为玄关，以专精为要路。既食百谷，则邪魔生，三虫聚虫有三名，伐人三命，亦号三尸。一名青姑，号上尸，伐人眼，空人泥丸，眼暗面皱，口臭齿落，鼻塞耳聋，发秃眉薄，皆青姑之作也，一本作青石。二名白姑，号中尸，伐人腹，空人脏腑，心旋意乱，肺胀胃弱，炁共伤胃，失饥过度，皮癣肉燋，皆白姑之作也，一本作白石。三名血尸，号下尸，伐人肾，空人精髓，腰痛脊急，腿痹臀顽，腕疼颈酸，阴萎精竭，血干骨枯，皆血尸之化也。一本作血姑。此三尸毒流，噬嗑胎魂，欲人之心，务其速死，是谓邪魔生也。尸化为鬼，游观幽冥，非乐天庭之乐也。常于人心识之间，使人常行恶事、好嗜欲、增喜怒、重腥秽、轻良善，或乱意识，令蹈颠危。其于一日之中，念念之间，不可绝想。每于甲子、庚申日，上白天曹，下讼地府，告人阴私，述人过恶，十方刺史受其词，九泉主者容其对，于是上帝或听，人则被罚，轻者，人世迍遭，求为不遂；重者，奄归大夜，分改身成，殃异而出，今俗传死次值符，雄雌殃注，破在煞星，此之是也。都由人不能绝百谷五味，诫嗜欲，禁贪妄而自致其殒殁。《内景玉书》云：百谷之实土地精，五味外美邪魔腥，臭乱神明胎炁零，三魂恍惚魄糜倾。要知成彼之三虫，由斯五谷也。贯穿五脏，环凿六腑，使丹田不华实，津液不流注，血脉不通行，精髓不凝住，胎魂不守宫，阴魄不闭户。令人耽五味，长贪欲，衰形神，老皮发。若不却粒绝味，禁嗜诫色，则尸虫全而生，身神必死灭。若三虫弭，尸鬼失，魂魄养，精髓固，形神保。天地者，非气术而不可倚矣擒制情欲，弭灭虫尸，使形神不枯朽，须服神气，还元返本，过此皆不可倚也。且我大仙，以气术为先，元炁是本；道以太和为宗，冲元是本。及吾归之于妙，寂之于玄，化之于无，用之于自然，自然轻举，升于玄玄，出入无间，其道恬焉。与道通灵，当有何患音还。《内景》云：勿令七祖受冥患。不许以道传非人，即七祖受冥殃也。今言当有何患，是亦依道奉行，保无殃咎也。

　　夫上清所崇，中仙以丹术为本，下仙以药术为首，量此二者，夫何以久？皆以勤形劳神，饵金服石，动费货泉，失于归寂，盖不得自然之理，乖于真道矣。昔大隗翁曰：生吾有身，忧吾勤劳，念吾饥渴，触情纵欲，过患斯起，遂亏于玄化之道也。此广成子述初古大仙要道，所得之秘旨也。于是大黄帝君谨心神，观想元气，用启玄理，先静丹元，观想自然，融于归寂也。乃感太一真君，持《玄元内景气诀妙经》一篇，授之帝君。迄后降中岳，复会群仙，宣是妙经，因名《中山玉柜服神炁经》。此碧岩受行是经于师奉传，然得分明，知其的实，故以告也。夫太一真君，是北极太和元炁之神，神通变化，自北极紫微宫，经过于天地间，滋育万物，在天则五象明焉，在地则草木生焉，居人则神识灵焉，在鉴则五行察，在化则四运变，听之不闻，视之不见，搏之不得，无状而与万物作状，故谓之玄，谓之象。所患无不应，所真无不证，所专无不用，所精无不动，是知道以真正为玄关，专精为要路，倚于此者，则无所不通也。碧岩所受，相次显示，使其将来，不滞迷惑。经曰：夫欲服气，服元气为本，以归寂为玄妙，若不得此门，及不知玄关要路，则终不能成就功德也经之要言，故不妄语。

　　夫求仙道绝粒为宗，绝粒之门，服气为本，服炁之理，斋戒为先，当持斋戒，然拣好日，晏静一室，安置床席。其斋以心清意静，无诸躁动，正可二七日。若不先斋，则不得神炁内助；若不存想，则神气不内补。夫欲修行，要当别置一室，好土香泥泥饰，明密高敞，床褥厚暖，衾枕新洁，不得使杂人秽污，辄到其中。其中地须锄深二尺，筛去滓砾，除诸秽物，更添好土，筑捣平实，更罗细土，拍踏令紧，既得稳便，勤须洒扫，务其清净。室中唯安书机、经柜，每一度焚香，念玄元无上天尊，又念太一真君。又可存乎三一、三、元、五脏、六灵、一身之神，冥心，叩齿，静默思之也。太一真君有五诫，诚心依之，克获神应：一者，不得与女人语笑同处，致尸鬼惑乱精神；二者，勿食一切杂薰腻、五辛、留滞冷滑之物，若食之，令三尸浊触五神；三者，勿入一切秽恶处所，夫吊死问病，至人不为，杀戮决罚惊魂，大怒大怖精神飞散，就中死尸，道家大忌。海之至大，尚不宿尸，人之至灵，尸之至秽也。或误冲见，当以桃皮、竹叶汤浴，讫，入室平卧，存想心家火遍身焚烧，身都炯然，使之如昼，然后闭气，咽新气，驱逐腹内秽气，攻下泄务令出尽，当自如故；四者，勿与一切众人争于是非，忿诤斗竞，及抱小儿，减人算寿，损志伤神；五者，勿得欺罔，一切事阴神不助，常慎言语，节度行止，勿对北旋溺，犯太一紫微，殃罚非细。若有违此五戒，于二七日间，眠梦之内，自有惊觉，觉悟于人，务人修善，其事秘密，无事勿泄于人。所言《内景炁诀妙经》一篇，良有是也。夫内景是内秘之事，唯自己心内知之，固不合漏泄他人也。

服气绝粒第二

要当用双日，只日则奇，双日则偶及本命日，预前更沐浴，于室内焚香机上，上安净水一碗，设衾枕。其诀例曰：卧至夜半起坐，鸣天鼓三十六过，静心神，为元气和，此炁子时生发于心脏间，上贯泥丸、丹田，眉间却行三寸是上丹田宫，周转于身，如紫云气；又想太一真君如婴儿，左手持玉诀，右手执灵符，游于紫云气间。然后平枕正卧，绝一切浮想，浮想若不除，则心神炁当闭不行，绝想止念既定，然待出息尽便闭，玄牝气鼓满，牙齿勿得相近，欲咽之时，齿牙微相近，仍须收息缩气喋音摄腹咽下，以咽得为度，咽得饱以为期，亦无时限，此法与诸家咽气不同。若不收息缩气，取喋咽下，则不入大腹中，又不入食脉中。

夫喉咙中咽入之气，自有三道：一入肠胃中脉；二入五脏中脉；三入食脉。若不依前法缩气喋腹，但空咽得其炁，只得独入肠中，不入食脉，即无所成益也。若直下入腹中，入肠胃，缘腹中多阻隔，致令上冲下泄，食退其肠，四肢渐似无力，体内不免虚羸。纵吃汤饮，饵服诸药，并亦不免口干、舌涩。若但依此法，候气满口，食久畜取，喋腹咽下，自当分入食脉及五脏，内息以此为都契。假令元气未达肠中，其食脉已先强满，与食无异，辄无虚羸，神妙无比。若不依此，一日纵三五十度咽气，其腹内未免欠乏，常有所思于食，即不可见其效矣。要坐服亦得，须依前法，以炁息畜咽入，咽入之时，仍须低头取势咽下，咽下即当时分入脏肠及食脉中，但解用气，食脉当时强满，满即自然饱足。如未曾学者，亦不过三数日便见次第。若咽物不得，纵咽不入于食脉，及心意妄思，即是凤生无分矣。

诸门咽气，皆先入肠中，冲排滓秽，经三五七日后，方达食脉。纵达食脉，且神劳力倦，思食之意未能全绝，假令坚守数日之间，尚多腹中久之。若遇此法，但持四十九日，自然绝思饮食，纵有百味佳肴，都不采览，神功若此，无以加焉。切在藏秘，勿示见人者也。

凡春夏秋冬，并不假暖气，日久自悟，诸理了然。若要汤药，杏仁、姜、蜜及好蜀茶无妨，力未圆可以调助，唯姜不得多著，性能坏物，善夺人志。曾有通服豉汤，此则未达深理，豉且本性太冷，久淹尘秽，只辟面毒及解伤寒，大约伤坏脏腑，正倾元气，特宜忌之。前云收息者，当低头纳气，炁入都亦无声，攻排滓秽，务令速退肠中滞食，纳得元炁，自然常饱，此是气与神合行之至也。三日后，亦不择行住坐卧，为之总得，亦不假致气，但咽强自下，人亦不知，自觉体理疎通，四肢过于常健。如此七日，神炁自足，不假久炼功夫，亦不要每日存想。自此一百日，三尸自除，忽尔一日，神自内现。但食气五十日，谷气方尽，便可绝诸汤药，其食出时，当有五色物出如似脓血。此物既尽，诸府通达，内视藏胃，如昼所见。若得至此，切不得慢泄于人，一旦神功通悟，亦不得辄怀怪异，尤须秘之，勿申于外。自然之功，外奸亦所不入，在阳不燋，托阴不腐，一切质碍，无不穿贯，不危不殆。若谷气未尽，即不到通地，如曾经受法之后，得遇此术，神气内辅，灵响外应，自然自在，无所拘束，要食亦得，不食亦得，食亦无损，绝亦无伤，再食再服，不拣月日，不论行住坐卧，处处总得。若不食多时，要得食者，可依前受法讫即食；若食多时，要得绝者，亦可受法讫，更依术为之，取以大成，诸绝为定。

夫至道无二，守之必成。但不错功，自然玄秘，世间吉凶善恶，无不晓达，上至天府，下至阴司，一切神灵，皆得使役，所有疾病，见无不理，所有异物，见无不识，颜如童女，光彩射人，行速如风，所去无滞，一年之外，自入玄门。玄门者，谓入胎息。道言：玄牝门，天地根，绵绵若存，用之不勤。又，玄之又玄，众妙之门也。

胎息羽化功第三

夫修胎息，于密室中厚设床枕，焚上好名香，兼请一至友为伴，缘初学人乍通玄路，见种种事，善恶境界，鬼神形容，自涉怪疑，心生妄乱，必恐＃＃闭息不固，事须要假相伴以安其意，切在清净心神，使寂然不动。自净其心，无想他事，善恶俱舍，出入两忘，有若处胎，了然绝息，即寂然不动也。可正施手足，平枕仰卧，待出息尽，欻然闭之，更勿令出，当得攻面，流下四肢，浑身稍热，处处自得，绝喘绝息，乃遣至下，筹记泄息数凡一出一入口鼻之气，名一息。以傍人出入，数其息也。不过五百息，内景自现。若却还口鼻中，当微微放出，功至千息，其效的然，当易换骨肉，炼髓如霜，即合于大元，通于天府。上清事固不可裁其功，元力固不可明其德，神仙之法固不可宣其言，道之术固不可示其要。所以虽言胎息，不说羽化者，良由此也。若依此术修炼，胎息得成而羽化亦成就，自有五神相伴，不假至友，此则不言之功，功已成矣。此《中山玉柜服神气经》，非至人至行，不可妄传，岂唯罪业一身，抑亦殃累七祖，切宜诚慎，勿示非人。

论曰：气功妙篇，气术之道数略同，专其精通，则世一二，且诸门咽气，或功繁语暗，理叙多端。若咽非候时，则心力多倦；若无时吐纳，食退气微；若坐想存神，志赢气惫，纵使宣明口势，吐纳开张，皆须日久月深，倦于赊阔。假令元气初得通于经脉，即经体尚虚，若元气未达经脉之间，即脏腑不免绵惙，致其转思食道，因此弥留。辩其理者，则勤苦而进轮；昧其趣者，则懈怠而退辙。实由不通元路，未契玄关，斋禁不齐于内神，制度有亏于外法。余今所录，至秘至神，是得自然之本原，洞了道术之根蒂。后代学者，宜自勉欤！

圣正规法第四

　　夫先圣先真之道术，通载则理合于幽微，若不逢立启之门，难达其玄牝，若获斯诀，可决成功。功满德圆，无所不可，上以升九天，下以游五岳。若居于尘世者，可以理百病，可以消众毒，可以鉴吉凶，可以察善恶，可以起垂死，可以救临危，可以役神灵，可以辟刀兵，可以却寒热，可以离世苦。若居于山谷者，可以登悬险，可以升虚空，可以涉江波，可以隐形踪，可以降毒蛇，可以伏猛兽，可以游九府，可以栖三岫。进可以飞九天，退可以沉九泉，永除饥渴，度绝缠绵，隐化无滞，盈亏自然，免三涂五苦之难，削黑簿丹籍之名，名书金简之科，功记玉皇之历，此玄元之圣力，上真之秘旨，功成之后，不思而自成，不呼而自至。言通雅正，语合幽微，至道无为，了然总会，一至于此，吾道成焉。

　　论曰：夫达士悟道，常畏于身。故吾有大患，为吾有身，故有其患，患在毁伤形体，莫若寄寓神精，譬于器中安物，物假器而居之，畏器之破坏，物乃不得安居。形体若也消亡，精神于何处安泊？神畏身死，物忌器破。若乃小心护惜，专意保持，身器两存，神物何虑？但以粗心大胆，弃掷坠扑，色欲劳形，纵性费力，炁因兹而破坏，身自此而毁伤，形如燋谷枯木，不可复生其牙叶，纵遇阳和之春，长为阴冥下鬼，毕于朽腐，可谓悯嗟，虽位极人臣，皆行尸走骨矣。言虽位极人臣，若不知道，皆是行尸走骨也。

　　夫玄元得之于自然，广成受之于上仙，黄帝修之于内景，余今遇之于中天中天，即中山，谓嵩岳也。碧岩于此，遇斯经焉。此经微妙，不可思议。述服气之神功，渐通达于胎息，之道若成，羽化之期自至，便能升于天府，名纪玉书，位为大仙，阶齐圣列。将来学人见此《中山玉柜服神炁经》，安心修行，请勿有疑，必然之理，通于神明，幸宜保敬，勿负余信。

　　　　　　　　　　　（底本出处《正统道藏》太玄部。）

服五方灵气法

诀曰：子若亏于仁，则青帝非真；子若亏于义，则白帝非真；子若亏于礼，则赤帝非真；子若亏于信，则黄帝非真；子若亏于智，则黑帝非真。且夫五气之道，体通神真，子不负道违真，即可修用。是以道君保而传之于至人，以助自然，以调元化，修之于身而感于天。天乃五行顺序，地乃五岳安镇，人乃五脏保和，神乃五灵运御。是故性亏五德，凶恶顺焉。真人存用五气法，先当勿食荤血之物，勿履淹污，绝除欲念，检身口意，三业清净，别造一室，沐浴盛洁，以立春日鸡鸣时，面月建寅方，平旦坐，调气瞑目，叩齿三十六通，叩齿欲深而微缓，漱咽津液，营目，左右各三，握固，临目，都忘万虑，放乎太空，无起无绝。良久觉身中通暖，当摇动支体，任吐浊气。即又调息，当抱守气海，朝太渊北极丹田真宫，稍用力，深满其太渊，则觉百关气归朝其内也。如此数过，复冥心太空，若东方洞然，无有隔碍，徐鼻引气使极，存见五脏，觉东方青帝真气从肝中周回，内外一体，念身中三万六千神，与青帝真气合。又调息咽液。良久，起立，再拜，事竟。如此，日日勿阙，至惊蛰面卯也，尽卯节。至清明日面辰，存黄气，从脾中周回，内外洞彻也。至立夏日面巳，存赤气，从心中周回，内外也，芒种日面午也。小暑面未，存黄气，从脾中周迴内外也。至立秋日面申，存白气，从肺中出，周回内外也，至白露日面西、至寒露面戌，存黄气，从脾中出，周迴内外也。至立冬日面亥，存黑气，从肾中出，周迴内外也。至大雪面子，至小寒日面丑，存黄气，从脾中出周迴内外也。此一周年，五气备全矣。其存想调息次第法，用如初说，营目叩齿亦如初数，不须等级可也。至明年立春，重习三日，或五日、七日、九日，如去年次第为用，以朝其气也。其气由心应手，当把览三才五行，万灵之目也。夫掌诀，以握固为总法，所以运魁刚，封五岳，关三晨，捉鬼道，揽河源，固真气，而幽显备统之也。事竟，即随息诀遣以散其气。凡指诀，女人尚右，男子即尚左，阴阳之体然也。大指属土，食指火，中指木，无名指金，小指水。从根节为孟，中节为仲，头节为季，指甲之目为五行刀支。刀支主杀也，斩邪诛逆用之。五气既全，当随五类，互相制伏，无不如意。握固法：以大指掐四指根人毕鬼道三过，随文闭气，握之指节具十二辰，亦随其相生相克类，例用之也。

诸步纲起于三步九迹，是谓禹步。其来甚远，而夏禹得之，因而传世，非禹所以统也。夫三元九星，三极九宫，以应太阳大数。其法：先举左，一趻一步，一前一后，一阴一阳，初与终同步，置脚横直互相承，如丁字所，亦象阴阳之会也。趻小虚相及，勿使步阔狭失规矩。当握固闭气，实于大渊宫，营目自三，临目，叩齿存神，使四灵卫己，骑吏罗列，前后左右，五方五帝兵马，如本位北斗覆头上，杓在前，指其方，常背建击破也。步九迹竟，闭气却退，复本迹，又进，是为三反。即左转身，都遣神气纲目，直如本意，攻患害，除遣众事，存用讫，却闭目存神，调气归息于大渊宫，当咽液九过。其禁敕符水等，请五方五帝真气，如常言。真师曰：先习五气一年，乃习三步九迹星纲，一年无差，然后行诸禁法，随意克中如神也。能清慎守道，久久飞仙度世，古人真仙圣王，皆得之以佐世治俗。但世传不真，妄生穿凿，唯按此行之，乃见其验。先师云：三步九迹如既济卦，得星纲真诀，又须条习五帝之气及握固掌诀，始合其宜，是以通彻真原也。若但受持符图宝箓，不得师传修用之门，终不获灵验，一如箓文。不尔，且谓尊奉供养而已。为之善缘，用资来业者梯级尔。

（底本出处《正统道藏》太玄部。）

谷神妙气诀

诀曰：玄气为吾篱落，元气为吾屋宅，始气为吾床席。天为玄气正清，从我头上而下入我舍，止我肝，关川九天，从我两目而出；水为元气正白，从我左右脉下入我舍，止我肺，关川九天，从我两鼻孔中而出；地为始气正黄，从我左右足下而入我舍，止我脾，关川九天，从我口中而出。愿其三气俱来覆被其身，周年竟岁，永无穷极。次舍人身中七十二生气，发为清城君，头为三台君，眉为八极君，两耳为决明君，左目为玄明君，右目为元明君，鼻为周天妙户君，口为列元玉户君，齿为八土君，舌为无极君，咽为校尉君，喉为九卿君，肺为华盖君，胆为长命君，胃为太仓君，大肠为食母君，小肠为导引君，左肾为玄妙君，右肾为玄元君，肠为越道君，三焦为玄老君，两膝为小车徘徊君，两足为雷电起君。愿狮子取口中七十二生气，常当在狮子身中，不得妄出。次念婴儿、真人、赤子三君，为我存泥丸、行绛宫、守丹田，不得妄出。婴儿字子元，治人丹田中，主人长生无为；真人字子丹，治人心中，主人万神长生；赤子字太上，治人头中，主人延年益寿，制灵不死长生。事毕。上一在人脑中，其神赤子是；中一在人心中，其神真人是；下一在人脐下一寸三分，其神婴儿是。凡人久生之道，一切由是，念之不止，即见神矣。脑为紫微宫，心为洞房宫，脐下三寸名丹田宫。人常念三宫中神气，则可长生久视，次念身中五宫、六腑、五脏，肝为木宫，心为火宫，肺为金宫，肾为水宫，脾为土宫，亦为五脏。肝为左将军府，肺为右将军府，心为前将军府，肾为后将军府，脐为中骑大将军府，头为上将军府。内者见外，外者知内。内，五行、六腑、五脏。五行者，肝为木，心为火，肺为金，肾为水，脾为土，谓之五行；肺为玉堂宫、尚书府，心为绛堂宫、元阳府，肝为清冷宫、兰台府，胆为紫微宫、无极府，肾为幽致宫、太和府，脾为中和宫、太素府，谓之六腑；肺藏魄，肝藏魂，心藏精，肾藏意，脾藏志，谓之五脏。五者在天为五星，在地为五行，在物为五色。在天为五星，五星者，东方岁星、南方荧惑星、西方太白星、北方辰星、中央镇星；在地为五行者；金木水火土；在人为五脏者，心脾肝肺肾；在物为五色者，赤青白黑黄。所以有间色者，甲己为妻夫，以黄入青为绿；丙辛为妻夫，以白入赤为红；丁壬为妻夫，以赤入黑为紫；戊癸为妻夫，以黑入黄为绀；故今有间色者。甲为木，乙为林，丙为火，丁为灰，戊为土，己为赭，庚为金，辛为矿，壬为水，癸为泥。夫木气有所生，火气有所长，金气有所杀，水气有所灭，何以明之？木气有所生者，春三月万萌皆簇地而生，故是知木气有所生；夏三月万木皆成大，故知火气有所长；秋三月万物皆死，故知金气有所杀；冬三月巢虫蛰蚁动皆飞走，故知水气有所藏灭。夫木气有所生，木荣有华，而死者何自？妻来女归，春三月木王，甲召乙归，得金，故亦有所游。夏三月有所长，土有所生，麦中死者何？辛为丙妻，金气出辛，为有所杀。椹所以先青后赤，至熟其黑者何？生故。先青后黑，火生，其气赤。熟黑者何，丁为壬妻，丙召丁归，得水气故令黑。枣先白至熟而赤者何？枣始入七月，被金故白，熟赤者，辛为丙妻，为庚召辛，得归火气，故令赤。金气有所杀，至秋八月，荠菱而生者何？乙为庚妻，以得木气，故有所生。乙为庚妻，以青入白为缥。夫五行更为夫妻者何？皆有威制，故土欲东游，木往刻之，故戊嫁己为甲妻；木欲西游，金往伐之，故甲嫁乙为庚妻；金欲南游，火往杀之，故庚嫁辛为丙妻。火欲北游，水灌而灭之，故丙嫁丁为壬妻，水欲南游，土往竭之，故壬嫁癸为戊妻矣。夫五行有相刑灭毁，或死者何？木之穿土不毁、火之烧金不灭者何？木火者仁，阳气好生不杀；金之伐木死，水之灌火死，皆阴气好贪；故所刑皆死。五行者，心为火行，肝为木行，肺为金行，肾为水行，脾为土行。为五脏，法五行，肝为木行，所以行水，而沉者何？己为甲妻，得地气令其沉。肺为金行，所以得水，而浮者何？辛为丙妻，得火气，故浮。脾者土，得水，正居中央，癸为戊妻。夫土者五行之中，癸助土，故脾得水，上不至上，下不至下，正在中央者何？癸为戊妻。夫土者五行之中义说之，以合五行意。木从亥生，盛于卯，死于未，亥卯为阴贼，不可与百官，百事不吉。水从申生，盛于子，死于辰，申子为贪狼，不可行用，辰日奸，未日邪，戌日为正，丑日为公，奸邪恶公正。

（底本出处《正统道藏》太玄部。）

辨杂呼神名

天公字阳君。

日字长生。

月字子光。

北斗字长史。

雷公字吾君。

西王母字文殊。

太岁字微明。

大将军字元庄。

已上，男知不兵死，女知不产亡，入水呼引阴，入山呼孟宇，入兵呼九光，远行呼天命。凡呼之，皆免难。

弩名远望，一名箄威，张星之主。

弓名曲张，一名子张，五星之主。

矢名续长，一名信往，一名傍徨，荧惑星之主。

刀名脱光，一名公详，一名大房，虚星之主。

剑名阴阳。

戟名大将，参星之主。

镶名钩伤，一名钩殃。

铧名牟，一名默唐。

楯名自障。

已上，有兵革即呼其名，所无伤害，能福于人，大吉良矣。

（底本出处《正统道藏》太玄部。）

三一服气法

夫欲长生，三一当明。上一在泥丸中，中一在绛宫中，下一在丹田中，人生正在此也。夜半至日中为生气，日中至人定为死气。常以生气时强卧、瞑目、握固闭目、闭口不息，心数至二百，乃口小微吐气出之，日增其数，数得满二百五十，即绛宫守，泥丸满，丹田成。数得满三百，则华盖明，耳目聪，身无疾，邪不干，司命削去死籍，移名南极，为长生。闭气之法：以鼻微微引内之，数满，乃口小微吐之，小吐即便以鼻小引咽之，如此再三，可长吐之。为之既久，闭气数得至千五百，则气但从鼻入，通行四肢，不复从口出也。自欲通之，乃从口出。如此不止，仙道成矣。饥取饱止，绝谷长久。

（底本出处《正统道藏》太玄部。）

服三气法

《华阳诸洞记》云：范幼冲，辽西人也。受胎光易形之道，今来在此，常服三气。三气之法：常存青白赤三气如纵，从东方日下来直入口中，挹之九十过，自饱便止。服之十年，身中自生三色光气，遂得神仙。此是高上元君太素内景法，旦旦为之，临目施行，视日益佳，其法鲜而其事验。

（底本出处《正统道藏》太玄部。）

延陵君炼气法

每服气余暇，取一静室无人处，散发，脱衣，覆被，正身仰卧，展脚及手，勿握固。净席一领，边垂著地，其发梳以理之，令散垂席上，即便调气。气候得所咽之，便闭气尽令闷。又冥心无思，任气所之，气闷即开口放出，气新出喘息急，即且调气，七八气已来，急即定，又炼之。如此，有暇且十炼之。止为新功，恐气未通，拥在皮肤，反致疾也。更有余暇，又炼之，即更加五六炼，至二十、三十或四十、五十，并无定限，何以为则？如服气功渐成，关节通，毛孔开，炼到二十、三十，即觉遍身润，或汗出，如得此状，即是功效。新炼得通润则止，渐渐汗出即好。且安心稳卧，不得早起冲风等。如病人得汗，良久将息，即可著衣；徐徐行步，小言爱气，省事澄思，身轻目明，百脉流注，四肢通畅。故《黄庭经》云：千灾已销百病痊，不惮虎狼之凶残，亦以却老年永延。夫炼气者，每夜头及午时任自方便，候神情清爽，即依前次第，迅坐修咽，勤勤致之，不得堕慢。忽有昏闷欲睡，即睡，不得昏闷欲睡之时强为，即却邪乱其意，意邪气乱，失正道也。如新服未有正气，即较昏昏，已后亦无昏沉矣桑榆子曰：所言须勤勤，不得堕慢。又说：任方便，不得勉强，消息之妙在于此矣。则知勤勤不在勉强，候未方便，宁循堕慢，藏修息游，乘自然以运，则气行矣。夫炼气者，即不得每日行之。十日、五日有余暇，觉不通畅，四体烦闷，即为之，常日无功，不用频也。桑榆子曰：阴阳合节，即不为灾珍。此云常日无功，若如所言，为之何害？但以不止于无功，将臻乎有咎。何以言之？借如炎帝勤稼而并功倍功，必反为大旱也。按摩亦然。

（底本出处《正统道藏》太玄部。）

太清王老口传法

此卷口诀，并是杨府脱空王老所传授。其脱空王老，时人莫知年岁，但见隐见自若，或示死于此，即生于彼，屡于人间蝉蜕转脱，故时人谓之脱空王老也。多游杨府，自言姓王，亦不知何处人耳。每逢志士，即传此说，云秘妙方若传非其人，自招其咎。此卷并学有次第，志人口诀，非初学法也。为当学人初兼食服，以此屡言食物。且食气秘妙，切资断食，使谷气并绝。但能精修此法，知腾陟仙道不远耳。

说隔结

凡人腹中，三处有隔：一心有隔，初学服气者，皆觉心下、胃中满，但少食，久作之，自觉，通下；二生藏下有隔，即觉肠中满，久而觉到脐；三下丹田中有隔，能固志通之，然后始觉气周行身中矣。游行身中，渐入于鸠。后觉鸠中气出，即能与人治病也。

初学诀法

初学时，必须安身闲处，定气澄心，细意行之，久而不已，气入肠中，即于行住坐卧一切处不妨。胃中气未下入肠中来，即不得，顾处作难。初服气，皆须因入息时即住其息，少时似闷满，其息出时三分，可二分出还住，少时咽之，咽已又作，至肠中满，休。必须日夜四时作，为初学人气未入丹田，还当易散，意欲得气入丹田，纵不服气，亦气不散。

四时者，朝、暮、子、午时是也。如觉心满闷，但咬少许甘草，桂亦得，其满闷即散。丹田未满，亦不至满闷也。元气下时，自然有少闷。秘之，勿妄传非其人。

凡初服气，日夜要须四度。朝、暮二时，用仰覆势，夜半及日中，唯用仰势。其仰势：用低枕，仰卧，缩两脚，竖两膝，伸两手著两肋边，即咽气，只咽十咽，气即满丹田中，待一时咽了，然后以意运入鸠中。其覆势：以腹坦床，以意撑胸令高，手脚并伸著床，即咽十咽，每咽皆以意运，令缘脊下，从熟藏中出。

说覆仰法

每朝、暮服气，先覆后仰，每咽气，皆须一下下作声，寻声运入丹田中，缘脊下亦须作声。若解作声，每势只十咽即足，如不能作声，三十、五十咽亦不足。要须解作声，始得不解作声徒劳耳。

凡咽气，皆喉中深咽，不得浅，浅即发嗽。

凡咽气，每一回咽，中间十息、五息，亦非事停歇，从容任意。不解用气，咽浅即当时患嗽。

凡咽气，不得和唾咽，气须干咽，中间有津液来，别咽之。咽液，亦须用出息咽之，若用入息，恐生风入，极须用心也。

凡初受服气法，要诵祝；受法了，已后平常自用气，亦不要诵祝。与人疗病，当应诵祝。

服气杂法

凡服气，四度外，或非时腹中觉气少，气力不健，任意咽多少亦得。

凡初服气，气未固，多从熟藏中下泄。宜固之，勿令下泄，以意运令散。

凡初服气，必须心意坦然，无疑无畏，不忧不惧。若有畏惧，气即难行。

凡服气，若四体调和，必须意思欣乐自足，不羡一切余事，即日胜一日，欢快无极。

凡服气，不得思食，坦然无所念始得。若然忽思食，必须抑捺，如不在意抑捺，心即邪矣。如渴，煮薜荔汤，汤中著生姜少许，更煮一两沸，吃一碗，其渴即定薜荔者，落石根是，子亦得。或姜蜜汤亦得。若能自抑捺，纵终日对嘉馔，亦无所欲。

凡服气但不失时节，丹田常满，纵出行人事，亦不可废。若久久行惯，纵失一时两时，亦无所苦。

凡服气成者，终日不服气，气亦自足，至妙不可穷尽。

凡服气，得脐下丹田常满，叫唤读书，终日对人语话，气力不少，出入行步，无倦怠也。

凡初学服气，气未坚，亦不可过劳，劳即损气。仍须时时步行少地，令气向下，大精。

凡服气成，欲得食，即纵食，食亦不障气，纵饱食，咽气，气还作声，直至脐下。一成已后，兼食行气亦无妨。

凡初服气，欲行以气推腹中粪令尽，且勿食，二十余日弥佳。若入头即食，理不得妙。

凡服气日别吃，少酒亦好，如或思食，吃少许姜、蜜即定，仍不得多睡，能百种不吃最妙。但至诚感神，百无所畏。

凡服气，纵体中及心胸间不好，亦非他事，久久行气，自可散也。

凡初服气，小便黄赤，亦勿怪，久久自变色如常。

凡初服气，不用吃果子，恐腹中不安稳，又恐淬秒，腹中气难行。且欲空却腹藏，令气通行，但能忍心久作，自觉精神有异，四体日日渐胜，神清气爽，不可比量。若久久行气，眼中自识善恶，视人表知人里，能志心学，三七日即内视肠胃分明，如心不忘，久行始通，能内视五脏，历历使用，妙不可言。如能坚固行气，肌肤不减，亦不销瘦。若作不如法，或无坚固之志，即似瘦弱也。

凡人身中元气，常从口鼻中出，今制令不出，使脐下丹田中常满，即不至饥。若神识清明，求出不得。

凡服气丹田满，如闷，即运气令从四肢及顶上出，第一勿令从口鼻出，若从口鼻出散，虽餐百味饮食，但得虚肌，身受诸病，渐入死地。

凡人饮酒食肉，一时虽勇健，百病易生，瘴疠蛊毒，逢即被伤。能服元气，久而行之，诸毒不能伤，一切疫病无得染。但恐不能坚持，如能坚持，久而自知其妙。

凡初服气，气闷多从下泄，闷须制，勿令泄，以意运令散即好。

凡初服气了，或气冲上，从口欲出，即须咽液送令下，咽液勿咽入息，恐外气入。

凡初学服气或太多，肠或胀满，搅转作声不安稳，即须数数以意运气，逐却肠中宿粪即好。必须数数逐却粪，令肚空，其气在内，即得安稳。如未逐粪，间仍搅转不安稳，任下泄一两下宽快，虽下泄失气，续更咽添之，若泄一下，即咽一下添之；若两下或至三下、四下，还须计数添之。意者，常令丹田气饱足为佳。

凡服气周遍，不须闭气想，但依平常，以意运之。如饥，抑捺却自定；渴，即任饮水，蜜浆、薜荔饮无妨。如有气冲上，即咽令下，能咽气，咽唾送之令下亦得。凡满闷，只从心胸间即冲上耳。

凡服气，宜日服椒三、两服。每一合椒，净治，择去目及蒂，以酒、水、薜荔饮、菜汁送之令下，益气及推肠中恶物。此是蒙山四秘。

辨肠转数法

凡仰咽气，入子肠运入鸠中；覆咽气，运令从熟藏中出。凡人有熟藏、生藏，行之一月日，气始入，盘屈肠中作小声，绕肠转鸣如是。凡人盘屈肠转数多者，为上圣人；十二转已下，或十转、九转、七、五、三、两转者，是贱人。肠粗而短，聪而无智，粗属聪，长属智。候得肠长为上。如肠短更细，不是类也。

凡人肠长者，气易固；肠短者，气难固。

凡初服气，肠中搅转作声，即须右胁著床，以右手搪头，以左手牵左脚令屈，直身及直右脚，咽气令咽入右脚中，出肠中。即可久行气，每下作声，声绕盘屈处，作声皆自记得，屈数其声，流转幽幽，隐隐然小声，即是流通好也。人肠中又有四缘，又有节次，有二十四次，久行气，每气下即觉有节次，次数亦自记得。

凡元气与外气不相杂。若咽生气，须臾即从下泄出去，不得停肠中。

凡肠，贤士大肠十二节，小肠二十四节；上士大肠九节；中士大肠七节。其气每至节，经过皆自觉，至节须用气即过，其洗肠多饮浆。

服气十事

凡服气，总有十事，所谓心为神气，肝为禁气，肺为杀气，脾为道气，肾为元气，并阳气、阴气、和气、外服气、内服气，名为十事。今时正咽者，只是内服气一事耳。至如外服气者，譬如别人在别处，患左脚肿痛，禁之，自引外气运入己左脚中，彼人即自瘥，所谓遥禁法。以此而论，妙不可解。

凡若运气，得应头脑中，即头脑中热气上，运气向脚亦如此。若先运阳气，即觉脚冷，然后始热应。何故如此？缘阳气排阴气出，所以如此。先运阴气，亦阳气先出，脚如火热，然后始脚冷。他皆仿此。若能运气入头中，始免面瘦。已上九条。

服气轨则，即须得知，已取其精妙，久而自佳。腹中食尽后，并不过三七日，即自得其要。兼食行之，事似迟。至于腹中谷气，四十日始应得尽，亦有更出者，待舍后自看，若有脓血、黑物、黄物等出，即是谷气尽也。如斯物未出，即不能令气遍身周行体中。岁除日夜，以净饮食酒、獐、鹿脯等，于无人处铺设，四拜，诵祝或七遍，二七、三七遍，祝曰：

无你婆帝，无你俱沙谛，多写无你归婆僻毗二切，能持 褶婆莎诃。

事讫，吃诸饮食，不尽者，致东流水中。

凡运气十五日已前，可令气从头及手出；十五日已后，从两脚心出。常用气时喘息，喘息出时出尽，即闭气，令气极，更莫令入，即咽之。有强壮人作即多，有寻常人作即少，大都三四下，即得坐卧不饥。右胁著床卧，展右脚，缩左脚膝，左手攀右膝头，可经四五端，攀膝头用少力，时左胁著地卧，又如前。少时仰卧，手攀两膝，即以左右手攀膝，用少力，余如前。三事总须高枕作之，治病等用由此三者。如欲逐食，令出即作，兼取安稳。气极者，寻常初仰卧，看气与心、脾骨齐，即休取饱，即服气者别服，气即弱。肚高即胀满，大都三下、两下，取卧者自料量，看气出极即闭之，勿取入息。良久即气攻头上，度更热，即得鼻中喘息。从月一日至十五日左畔，十六日至月暮右边。用此得冷时用热气，寒不能寒，得热时用冷气，热不能热，得热时用热法，如冷时用冷法，依热法不至热，即引入息自然冷，出息始得作热，入息极作热不得此是自法。左畔肝，肝气青，左边著青气；右边肺，肺气白，右边著白气。气上即孔合，气下即孔开。乘开咽气，自然粪尽。常用气时，因喘息出尽，即闭气令气热，更莫令入即咽之，有强壮即多大精，三四下即得，气出极即闭之，勿取入息，良久即气攻头上，即诸处热，即得鼻中喘息。

又前言服气吃诸汤药等，为初学人气于三丹田中不住，多有反出，或两胁胀满，以此药散气。或言初学人力微，服饵助道，或言益气道也。且初学不可不知，久久总不用为妙。譬如婴儿居胎中，湛然不动，服何药物？有何人言事须服药者？未悟其深妙，此不可不与商量道耳。但如婴儿，他皆仿此。莫错用心，特宜大慎，不然入邪也。方中有祝，后人加之，古本无矣。王老报书已具，寻来问，非夫至人，岂能致此？甚善！甚善！此可谓元气通流，不死之道，复何疑哉！

夫寒热之气者，用气则得，此事用功，毕要在口诀，非笔所能传也。五通他智者，但行之不已，三尸自除，三尸既除，五通何远？可悬解于心也。忌死秽者，《黄庭内景》云：玄元真一魂魄炼，至忌死气诸秽贱。若能避之大好，如必不可避之，见讫，即存心家火气，从顶而出，遍烧其身，讫，即取桃皮四两，竹叶一斤，以水煮，取汤沐浴，此亦可以解秽。初见之时，仍须闭气。若涉深水，能闭气内息，此已得道气扶身，鱼龙岂能为害！夫行道之人，入水不避蛟龙，此之谓也。更不假外助，今往往亲见状若鬼神者，夫气通之后，则心合正真，而鬼神不能藏形，固是常理，复何足怪。但凝心内照，莫取莫说，自然降伏诸魔，得未曾得，岂在一二所论也。

夫神仙法者，与此法了无有异。此法精思静虑，安形定息，呼吸绵绵，神气自若，百病不生，长存不死，所谓身安道隆度世法也。

神息法

神息法者，观心遗照，动念即差，当用心之时，气自无滞，当用气之时，心亦不生，两法相须，事同唇齿，何谓不相应！善思念之，勿有疑虑。夫隐景藏形者，当勤修此法，使退皮炼骨，身合太无，则所遇咸适，虽山河石壁，无有拥遏之者，此必然之理。

上已后口诀，并学有次第，今口诀非初学人法，为当学人初兼食服，以此屡言食物，且服气秘妙，切资断食，使谷气并绝，知腾陟不远也。

服气问答诀法

问云：或有心腹不好，或痢疾等，于气如何？答曰：但能绝食服气，其疾不过数日必愈。

问云：或有心腹不好，或有病患，或须止痢，或须冷，或须热，亦拟自问得当否？故不敢隐，今仆实未通，愿悉传授。答曰：生藏在脾上，熟藏在脾下近脊，所以覆咽寻声缘脊，从熟藏中下耳。凡咽气，仰排水，覆排食，食藏在右，水藏在左，凡咽气久，即自至鸠。仆虽当时咽未至鸠头，每五更皆须自应鸠或云，皆自应鸠，鸠健一如见敌耳。凡覆想缘脊下，只以意想腹中近脊，寻声不入熟藏中，出仍令声从右边下。

问：咽气满，下泄不得，禁亦非事，舍后有脓？答曰：自肠中先有滞结，所为不须忍，觉欲出即放令出，肚中即不鸣。

所云想气使出顶及四肢，久行之，即自觉，只凭想即是。凡咽气只得丹田气，拍之彭彭即得，纵心头未满亦得，如欲心头饱满，只是多取气即得。如虫行？答曰：久自觉，更无别法。

问曰：如何得似吃食时一种，初学只合如此，久久即共吃食一种，所云运气偏得从顶及四肢出，有妨碍不？答曰：非有妨碍，始令出，任其自出耳。但运遍身即休，不假以意令出，他气自出，如行人事。气少即咽，亦不须候时。攻击病及与人疗病，久行气得通始得，如何初学即有所望？内视肠中粪尽讫，闭目内视，即自见肠中粪极。难尽，从断食二十余日始尽。初断食，三七日，即须别吃一两顿煮菜，推宿粪令下。如得每顿吃一碗苜蓿、芥、姜、蔓、菁、菘、芜，在炼若苦汁著少油、酥最好，任少著盐、酱汁作味，勿著米面等。且欲肠中谷气尽，吃菜可四五日，已后即除却菜吃汁，又数日，然后总须停。每须，吃少酒任性，肠中空讫，即吃一顿酒，令吐心胸中痰极精。

姑婆服气亲行要诀问答法

此法传自李液家言。姑婆者，液之姑婆也。

所云：食讫今排粪尽，若为用气排粪？答云：其肠中先来已经荡涤净讫，不食日久，若遇难事，要须食讫，即用气排之。凡生藏在脾上，熟藏在脾下，可咽气从生藏排下，过至熟藏，其粪即尽。如不用作粪，即当时排之，其食不变色而出。候食出，可饮一碗薜荔饮洗涤，肠中常令净洁，其气即易流行。

问：所云若不须于口鼻出，气即闭之，不限时节，于诸处出息若为？答：其闭气内息，先以略说讫，但得谷气尽，肠中空，闭气令气热，更莫令外气入，即得鼻中喘息，余闭法日久当自悟。

问：若为得隔塞开通？答：凡服气，欲得速流通，无隔塞，会须百物不食，即得咽气入子肠，一月日始入盘肠。其盘肠转数多者，为上圣人；十二转已下，或十转，或九转、七转、五转、三两转者，是贱人。肠粗而短者，聪而无智。其气须上即上，须下即下，须左即左，须右即右。若为所云用气自由，但行之日久，自得通畅，小小口诀，非笔所宣。

问云：常眼暗如隔数重纱，自气入头入眼极明彻若为？答：其眼漠漠如隔纱者，只为用气不坚，致令如此。但能运气入头，溜入眼中，从胸前过，注入肝中，即得眼目精明，光色异众。

问云：今服内气，与元气循还身内，无处不通，亦无饥渴，兼自通得内气，其法不可卒言者何？答：凡服气，欲得循环身中，百物不食，肠中滓秽既尽，气即易行。但能忍心久作，自觉神情有异，四体日胜一日。肠中既净，即闭目内视五脏，历历分明，知其处所，讫，即可安存此五脏神，常自卫护。久行气人，眼中别人善恶，视人表知人里。但日久行之，亦能驱使此五脏神，以治人病。其内息法，用气日久即得多，时若兼食饮、酒浆等，即内息不成，其深奥义之处，不可卒陈。

问云：其宿有患处，作意并气注之，不过三日、五日必愈者何？答：其愈病法，肠内及四肢有患处，但用气法攻其病处，想气偏攻其病即散，必请不疑。自服气来，症瘕、脚气，皆悉除愈。初攻病时若痢五色脓，亦勿畏之，病出之候。

问云：须肥用气即肥，须瘦用气即瘦，若为？答：若须瘦，即用元气运令入头，即甚枯瘁。

敢问冬月单衣不寒若为？答：先运阳气，即觉两脚冷极，然后始热，为以肠气排阴气从脚而出，所以先冷而后热，阳气以至，遍体熏熏如春月也。

敢问：从八月九月来，鼓声动即行，冒寒即面项极痒不可忍，以手搔，随手即隐轸起，如风轸，脚及胫亦，何也？答：所云秋来患如风轸者，此为正气来入皮肤，与谷气竞，又为元气弱，排皮肉间风邪未出所致。旧云初服气时，令服椒粥，今请勿服为上，其椒粥能动心起，面亦滓秽。

敢问咽气不已，盛夏沸子浑身者何？答：所云夏日沸子，此为身中有五谷、水浆等津液，所以得生。但空腹服气，表里虚疏，此疾如何得有！

敢问忽患痢若为？答：其痢元因肠胃内有食而生，绝食日久，何得有痢！若遇难须食，登时逐出，亦不令变色，亦不至痢。如兼食服气，误食非宜之物得痢者，则须绝食以气排之，其痢即止。

敢问常腰里气一道向上，又一道气向下；从开元十八年二月十一日，从项一道向脑后至脚，从顶一道经面亦至脚，何也？答：此是气欲通彻经脉之候，其经脉甚难通彻，若能通讫，气即无滞。

敢问语笑哭泣，于气若何？答：喜怒亡魂，卒惊亡魄，哭泣之事，至人不为。但元气及丹田气常足，纵终朝读经书，亦无疲倦。

敢问今数面肿，何也？答：其面肿者，只为饮食侵肺，痰水上冲，气壅不行，所以如此。其食中尤忌葫荽、芸苔、韭薤、菠薐、葱、蒜，此物皆木之精，能损脾乱气，必不可食。

敢问夏月热气攻头，头里闷，若为去得？答：此为丹田气隔塞不通所致。宜速并气攻之，令前后经脉开通，即无所疾。

敢问从十月十日至今日，每初夜卧，玉枕连项颈极痒，何也？答：此为风疾所致。但服气日久，风除其疾即愈。

敢问闭气攻病，待十咽，小肠烹烹满，然后始得闭气攻为当，总不须咽即闭，如何？答：其用气人常令下丹田气足，然后始闭气，偏攻病处，亦不须数咽数闭。

敢问盛冬极风雪寒时，鼓声动，须要入朝，若为咽即能御得此极寒风雪气？答：但用和气运想，使周身而行，风雪亦不能为害。

敢问咽讫小肠烹烹，早晚得吊问哭泣了，哽咽得否？答：其吊死问疾，忧患哭泣，道家所忌，必不得已而为之者，可登时于一净室处，晏坐安心，用元气排恶气出尽，然后依法服元气使足，即服丹田中气，气足即运气，令入四肢体中。

敢问今年十月行至灞桥北，荡东北寒风，登时眼肿、面肿，一宿始可；十一月冬至后行人事至永崇，坊荡冷即眼痒，以爪甲搔之，当时两眼皆肿，不知当此若为禁御得眼之不肿？答：凡服气人，皆居山薮，法即易成，岂有荡风触寒，便致于病！只为头面素多风疾，气排未尽，风在皮肤，所以如此。但正气流行，得入毛发，旧发换，新发生讫。此疾若眼肿甚者，以气偏注于肝，肝受正气，即眼目精明，亦无肿痒。

敢问咽十咽、五咽，即小肠烹烹，一食久拍之，声已无矣。若为得终一夕小肠常烹烹？答：其初用气人，令朝暮子午服者，为气微弱，不能久固，所以令四时服，欲得气相续也。但无谷气，即正气常存。

敢问固气不令泄之时，用力固为当以渐，固又用力固，即小肠微痛，并若为治？答：凡初用气，甚难固，其气多从熟藏出，但用想固之，勿令数泄。其小肠微痛者，是用气时取气伤多，生风入腹故也。每觉微痛，即泄故气，以新气补之，即愈也。

敢问从数年以来，常患背痒，今年十一月初背痒自定，移于两臀痒，脚及胫亦痒，何也？答：此是正气初入背间，排风邪下之候也，排此风邪至两臀，令下出尽，病自愈。

敢问从冬至后来，每初夜卧时，气从顶习习下至脚，夜半后先腰脚暖，此气渐上至顶，何也？答：此是元气初行，可引此气周身而行，甚善矣。

敢问有时两鼻孔里气，直上头而满面气行，何也？答云：气直上冲头者，此是逆行气之候。凡气从后向前行为顺，从前向后行为逆。

敢问初夜仰卧即三五咽，两手一时热气出如烟，须臾，浑身连头面至脚，通同一家，热气络绎行，如春月雨晴后，瓦上及地上阳气相似，连臀连曲䐐脚跟，皆热气行遍，皆从两脚大拇指甲及两脚心下出，左手极汗，何也？答：此是和气初行，循环经络，节气令度，日久行之，自通玄妙，非纸笔之所陈。

敢问有时脑连项颈自凉，冷气行甚觉好，何也？答曰：此是正气行于心肝之间，若觉伤寒、鼻塞眼热、白精不明，可用此气，登时即愈。此法亦疗时行黄病、疟疾等，极效。

敢问有时口里暖气游扬，行即入齿前，透过齿后，经过六七齿，三十余度，皆入齿内外行，何也？答：此是气欲入骨，先有此候。但坚行之，勿惧而不服。

敢问有时玉枕连项颈，暖气突突出，何也？答：此为丹田中食气多，拒正气不得环流所致。但腹中谷尽，即诸法易成，必不虑饥渴、羸弱等患。其法深妙，与人疗病腾陟等杂术，行之日久，作皆必成，诸无疑也。

王老真人经后批

太上道法，遍满万物，但所学者，百不失一。不用功夫，则坠落其身，将父母遗体，埋于太阴，骨腐于蝼蚁，宁不痛哉！

一法与万法皆同，不须看诸方术，徒役使其心，但久用功，自到微妙，是将载于纸笔。只如婴儿居胎中，岂解寻诸方术邪？前早具述，恐道者犹有错失，抄诸丹方，故再言也。然在励身持心，诀至微妙矣，即是胎息之宗，原初学之梯蹬。若有看此法，不见秘妙之言，无由得道，故今附此诀于后，必不得容易传示非道之流，定招殃咎，宜大慎之焉。

（底本出处《正统道藏》太玄部。）

太清调气经

《仙经》云：从半夜子时服九九八十一，鸡鸣时八八六十四，日出时六六三十六，食时五五二十五，禺中四四一十六。夫前法是世人及旧经相传，妄为习服，虚役岁月，徒履艰辛，功效无成，久而反损。盖由不服元气，不识深根，诸如此流，举世共矣。遂令久服无验，神谢气萎乎。慕道之流，虚损性命，逡巡之际，即枉正年，甚可哀矣！深非正道，不可依行。

又旧经云顿休粮服气法，昼夜计十二时，五百四十咽，如此十二时，周而复始。

夫人壮年之时，凶荒于利欲，未知正气，奚思摄养，息志安神？及渐年衰，五脏已损，不渐修补，卒即绝食，元气未充，俗食已绝，两未相接，遂致危亡，思欲全身不可得也。又云以咽多为限，以饱为功。

夫人初服气，百日之内微通，及周已往，关节始开。初顿服即致饱，及成气疾，腹肚胀闷，绝非正道。初宜少服，三年后任意多服，但初功人，支节未开，肌肤犹闭，顿即多服，腹肚胀闷，如何得安？又云日中已前为生气，日中已后为死气，生气可服，死气不可服，是何言也？

夫人每日虽三顿食，或以为客他乡，或公事驱迫，节候失时，遇食即餐，岂候时节，气亦如此，但有即服，无思生死之气。

又云鼻长引气，口满即咽，然后一吐须少，每引须多。夫服气之道，本名胎息。胎息者，如婴儿在母腹中，十个月不食而能长养成就骨细，筋柔握固守一者，为无思虑故，含元气之故，忽出母腹即吸纳外气，有啼叫之声，知干湿饥饱者，即失元气也。今鼻引而咽者，外也，不堪服之。又云：取生气趁五方，以心面相当，存思想念，初从东方青气，次南方赤气，次西方白气，次北方黑气，次念中央黄气，皆须以心想念五方气色，服之。此即非正也。

夫服气者，先以无思无虑，绝缘息念，即兀然和气自至，因而咽之，各归其位，无所不定。且五方各在五脏，何须思念？有念即有缘起，缘起即心不定，心不定即气不安，气不安即无自然，无自然即气失度，气失度即纳邪气，纳邪气即病有所生，病有所生即百痾相注。故《黄庭经》云但思一部寿无穷。非各别住，俱脑中列位次，坐向外方，所存在心，即相当，斯之谓矣。其想五方者，不堪服。又云咽满服百令彭彭声，即是妙也。凡服气初须少服为通畅，所以候百毛孔开，每闭气无所不发汗遍身，顿服千气亦不壅滞，令彭彭声者，是不通畅壅塞耳。令人面黄，损五脏，失心也。又云：十五日前从手出，十五日后从足出。

夫如存想者，为有苦处，或时用之，无病不合偏有思念。故《黄庭经》云物物不干泰而平。谓无想念耳。又云初服气欲休粮，满二十一日即免饥，闭气九十息一咽，腹半满，勿令大出，莫系之念，使上通发，下通足。又云：想足却上经肾，至喉，仍想五色气闭之夫初顿绝者，前已申讫为五脏顿绝则损人，岂有二十一日而能成功免饥？如三年功成元气即住，气海即凝，须绝即绝，岂限日数动念之理？

又云：十息一息一屈指，至一十七息一咽，或委气四九三十六，三百六十息一转侧。

夫正气咽之时，绝思去念，存心于无为之境，委形于无为之身，安能屈指记数？但行住坐卧任性自然，肚空有便即服，岂劳转侧记数也。又云：口无津液，即以枣一两颗，肉吃留核，含之令引液。夫如初功人，或无智无功，未能引得真津液，纵以此引得些些，终是不真之津，亦不得用。气䗰而咽之，良久更服，又鼻但长引仍须相续连连而下，如瓶注水。据此直是杀人之法也。安可全神？满者，亦杀人也。

又云：但闭气自然饱又云有病即闭气攻之，依五脏吐。夫有病，即使攻之，亦不知如何攻之，复攻多少，使气亦是杀人之事。不解节候，又云：固气勿下泄，必须固之仍以意运令散。是何言哉！人上有七窍，下有二窍，若为上焦不通有冷热者，只为三焦气不和而病，如初攻者，先须气通泄，上服下应，有泄即不可固之，并别申之于后。服气法：凡服气先须察气候，识病状，入气有一，出气有六，须知六气，然后服之。六气虽旧经中具说口势，六气之候如何察之？但闻其方，谁识其候？今具录如后，凡欲学服气者，为三焦不通，咽气不可住在上焦，即恐心胸闷不通泄，先学调理气候，识辩六气，除五脏恶气，然后服之，即得清气下、一咽咽有益也。

凡调气者先须依门户，依门户者，鼻为天门，口为地户，常从鼻入口吐，即为顺气，口入鼻出，即为逆气，逆气即壅，顺气即宣通，依阴阳分理也。既知门户逆顺，阴阳分理，必须依此修行，无问行住坐卧，鼻常引纳，口常呵吐，引则纳清，吐即出浊。浊者，因五脏而出之。何为五脏有浊气？为食五。五味者，各一脏，每脏浊气皆同出口。

又有六府之气，同凑一门，众秽所冲，合成浊气。既有浊气，如何察知？凡夜睡皆缘口合，则五脏气塞壅，即在喉中，每至睡觉时大开口察量，即有荤秽之气，自不堪闻，因此察知，即知气浊恶也。

凡口中干苦涩乳，颊无津液，或咽喉中痛不能吃食者，皆热状也。即须大开口呵之，每呵必须依门户出入，呵十气二十气，即鸣天鼓者，叩齿是也。叩齿七八下，以舌漱华池而咽津液。《黄庭经》云：漱咽灵液灾不干。此之谓也。又依喘息，气任自然出入，调之三数下，又开口大呵，呵了又调，如此消息，察热气退尽即止。如何得知？喉中清水甘浆生，即热气退，五脏凉也。《黄庭经》云：玉池清水灌灵根，审能修之可长存。此即甘浆清水是也。常能调察此候，五脏必无病生。如能察准此候，三焦自得通，即服气——有益，功无虚施。

夫气者主心，心邪则气邪，心正则气正。今所举手动足，喜怒哀乐，莫不由心，心之动念，莫不是气，气感意，意从心，如此气全即身全，气绝即神灭，神灭即身死。故医家先诊脉者，则五脏四时，脉并气候，察知病源，始寻方药。人但察得气候，则五脏自和，即脉调气顺。何以得知？五脏主于五气，又主于五方，脏气调即四时顺理，况能自察口鼻，取舍斯须，冷热自不入也。

又经云：何以知其冷热？入气有一，出气有六。其六者，呬、呵、呼、嘘、吹、嘻，此是六气。六气者，五气各主一脏，余一气属三焦。呬属肺，肺主鼻，鼻有寒热不和，依咽吐纳，兼理皮肤疮痏，有此病，依状理之。呵属心，主舌，干涩气不通是热，以呵去之。大热大开口，大须作意量事王之，过度即损人。呼属脾，脾主中宫土，如气微热不和，腹肚胀满，气闷不通泄，以呼理之。嘘属肝，肝主目，如目温热，可以嘘调理之。吹属肾，肾主耳，如腰脚冷，阳道衰弱，吹调理之。嘻属三焦也。凡以前气大都虽有此理，所是五脏六腑三焦，冷热不调，都属于心，心主呵，但以吐纳理之，万病皆愈，亦不一一须六气调之。

又调气一依门户出入，或多即恐喉中干，如觉干即合口，任鼻中出入，即口中津生，喉中润，漱取咽之。又察之，如口中无热秽气，五脏得和，不须调，即行住坐卧以舌拥咽之，面色光矣。

又旧经云：取子时候生王气，又取六时节候，数而服之，初服极热，多更无次第节量，渐渐修行。为人不解者多，但依方即用，不寻师诀，将为真法，然及服之时，损伤者众矣！或因病生，或却损正寿，诸如此例，其数富繁。或言气之无功，或言卒行无益，悠悠岁月，何有成期；或不遇先师，修心都退，二疑之际，即误此生。今为薄以致功，皆曾修习损益二理，并身经过，从兹广历岁年，真谬俱见，以后修行者更无差错，取益日胜，愈疾如神，验之斯须，减否立效。

又初功人皆为三焦未通，服气多在上焦。不过，气住则心胸间闷，闷即损人，未解调理，深须作意。其初服人先须饭食，节候吃物，反触修行次第，真心不辗，下却三尸，舍荣去贵，节色远财，然始近道，日渐成功，长生益寿必无虚弃。苟不能依此，徒暂知之，终无成耳。

夫修真之人，亦有三等，任时取理，其状不一，亦不能固执。略申如下：上等之士，本性幽闲用志清雅，发言合道，行之无瑕，如此之人者，有前世之资，以石投水，无可比之，喻上智早发心人也。中等人，或身居荣禄，或势望高远，或霸业厚姻，或名位有望，二疑进退，倏忽虚损，闻道则寤寐不安，思即终朝不息，两心交战，胜者即全，逡巡之间，十失六七矣！喻中智发心晚也。下等之士，二时已过，蹉跎暮年，筋力衰微，心神已丧，虽食禄，如衣锦夜行，日落西倾，俄然风烛，追神念道，其如噬脐，静而思之，感叹何极？如此之类，仍能精心励志者，犹十救可一二矣！其八十已上人，罪分已定，祈之他生。为此三等之人，先贤遗叹，表示后人，幸察深根，发志坚固，成功不退，福寿无涯，岂不善矣！

夫服气者，本名胎息。胎息者，如婴儿在母腹中十个月，不食而能长养成就，骨细筋柔，握固守一，为初受正气，无思无念，兀然凝寂，受元气变化，开节脏腑，皆是自然。忽出母腹，即吸纳外气而有啼叫之声，即知干湿饥饿，似有所念，即失元气。今人所服者，如婴儿在母腹，是名胎息，服内气耳。旧经云：鼻引外气服者，深非正法也。

夫欲服气者，取夜半后睡觉及五更睡觉，依前调气吐纳，察量气候，漱咽灵液，即仰卧，展手及足，下著枕即息，心定无绝念，任气依门户喘息出入，兀然闭口，内已有气，即却引上入口，微鼓而咽之下，仍以意送，即以手摩将心上，令气下，即更调气六七度，即更咽一气，依前以手摩将之，如咽二十气，且止，至明即更随时任坐卧，取方便安稳，更咽十余咽，每一咽隔，调气四五十下，即徐徐咽，非事勿并咽之，每一咽必须以手摩令下，仍以意送向下，便察之，如上焦通，即咽下过脐，如未通即在心胸间住，候至食时，如觉上空下泄，气通即任吃饭，如未饥且勿食，如食，不得令饱，饱即妨服气，食了，候心上及腹中微空，即更服二十咽，已下，又即夜食，食了，候心上空，又服二十咽，即止。任行住坐卧，此以前一日服气，节候与百日同，每服一咽，皆记手摩令散。一咽皆隔十息已下为妙。初服三焦未通，关节未开，关节未开，恐却壅塞，不得多服，每十日加三五咽，百日满；百五十日更加四五咽，二百咽，周年已后，气已通，关节已开，皮肉润，毛孔开，但候腹中空，即三咽五咽，任意连连咽之，亦无定限，仍不得过三百咽；待三年后，气得周还大通，五脏养成，骨髓坚益，皮肤满实，即不限咽数多少，仍须绝粮亦得。如未满三年，为人先犯五劳七伤，脏府抽损，百关焦枯，不能渐渐修补，顿即绝根以希延寿，又加不能绝心世网，营营六性，财色依然，唯知饿肚，谷气渐绝，药味不充，新疾互生，万病俱臻。思欲不死，安可得乎？又服气之后，须知食次第，每日早食时，吃少淡水粥，即和得脾气，日晚足津液，日午吃一两个淡面饼，煮葱薤羹并得，仍不得热吃，至晚间饥，煮少淡面馎饦，硬和面煮三二十沸，吃之，每吃饭并不得饱，必须减三五口，恒令内欠欠然，始好。如一顿并饱，即气道被壅不通，妨一日之功矣！特忌酥油粘腻食，生菜、萝卜、陈臭等一切荤气物并不得吃。初时三五十日能不有些些饥馁，思食已后，调得气，候腹中渐渐滋润，百味并不思之，其所言吃粥及饼饦等，并任临时方便，要吃即吃，不必日别依此吃也。大分食次第如此，自取稳便，淡水粥时复一湌亦佳耳。又初服气三焦通，胃口开，五脏和，甘津生，玉池美，吃食甜，犹如初病可人，贪不知足，一切物无不美者，必须节之，如信情任之，必大损也，乍可觉，数数食耳。

夫每吃食了，其食皆有毒，并有五味热气。每初食了，即须开口呵吐之，约口中热气退，即止，永无患也。又须节盐及辛酸等味，不可吃。初即以难及，一二十日有津液灵泉出，入咸辛不得，为服气。后五脏润，正气下趁尽宿恶气，宿恶气下泄，即伤胃净，不得食冷热粘腻生硬物，如妄吃一口，即物所住处微微觉痛，用功深处，后并亦自知，但食软熟之物，必佳，仍须食了，即须呵之。

又每吃饭，先吃三二十颗生椒，水下即吃饭，食了觉伤，饱即更吃一二十颗椒，亦好。其椒通三焦，趁下恶气，兼消宿食，理引正气，如觉气上心胸间闷，即含三两颗椒，登时即散，此椒功不可言也。又忽饱闷气满，即须静坐调气，少时即散下泄。

旧经云：固气勿令下泄，往时初学者依此固气，少时肚闷交虑见死，下有二窍通上，口鼻出入上下应为五脏先有宿恶气须下出何得固却？固却即气不通泄，气不通泄即觉痛，所以故气未出，新气乍入，两气相冲而能为患，不须固之，以通泄为妙，又每日空腹随性饮一两盏酒大妙，不可令至昏闷，如日能涓涓饮三五盏，大助气道；其酒仍须清好，始堪饮之，不得多，一吐即数日气不平复。又遇乐欲得多饮，即有法也。人所以饮酒昏醉闷乱者，盖为酒有麴蘖之毒，毒气入四肢即醉；如正饮时，十人、五人同坐，时时盏至，每吃一盏了，即开口呵吐七八气，其酒毒即出散，如酒并到，即大张口呵之，如随盏可微吐之。

凡常喘息中接出气，呵而送之，如能终席调理不辍者，凡曰能饮三升，是日能饮一斗矣！仍加不醉，亦免中酒复不失酒味，终日饮亦不退矣。更候至睡觉，依前漱咽调理平常如故。又忽有泄气来下，时节无期，或正吃食时，或对宾客，或骑鞍乘，或对尊亲，或有气来，如何为计？必须求方便下泄却，若固一气不泄，便逆上脏胃中搅痛，瘥心胁即良久不散，一吐里气乱闷痛。如公私无暇，不得摄养，则莫吃荤辛，纵泄下气，气亦不多臭，若是绝谷后纵有一泄两泄，亦不臭也。

又有产生秽恶气，一切重病不可冲之，深损正气，如忽须出入街中，遇逢恶气，即闭气过之，不然须饮酒，令有酒气及吃少荤辛物，亦能辟之；如恶气已入，觉不安稳，即须调气趁却，又不用大作声歌哭叫呼，如人事不免吊，问即须小作声，不可令泣过耳。又忽气逆上冲喉来，勿放令上，便咽令却下，更纳取气，咽之三五咽，即定，仍亦以手摩，令下散也。即含椒及饮酒便散，如忽苦咽不下，亦不须逼咽，令上焦壅也。作意消息，临时自察，如气未散且勿食，又忽食饱即不得咽之，咽之即被食隔不下，便成病。

又每一咽即住口绝鼻，喘息定，以心送向外，察其气左边下历二十四节，历历闻之如水度坎声，极分明有坎节也。如不鸣即吃油腻不依节候之状，如不早消息，即更服气相逼，必当病生，尤须慎之。

又人初服者，皆贪其功，并欺其气，乃将多服为功。每日或加十气、二十气，觉且安稳，又更加三十、五十气，日渐增之，将为得在，不知气未通润，因结成病，腹内已有病，身仍未觉，及至有征不安，仍将可在，日加一日，积以结成。一结成气病，两胁卒难方药也。如三年功成，纵有触犯，并不妨。服气日至千咽已上亦不惧矣！至九年功终不退，关节相连。

《黄庭经》云"千千百百自相连，一一十十如重山"者即是筋骨相连著也。如此五脏，已后可入水不溺，内气不出，外气不入，即十日、二十日亦得，大寒大热一无惧惮，或老或少并皆不恒。夫气须握固令为，初气未行，未得握固，待半年或百日，觉气通畅，手掌中汗出，即得握固也。

《黄庭经》曰：闭塞三关握固停，含漱金醴吞玉英。遂至不饥，三虫亡，意常和平，致忻昌。夫气海在脐下，人皆为三焦不通，凡喘息不得过脐，又加气急喘不定者，为气未下，只拥在上焦心胸，如人初咽十日、五日，上焦未通，十日外至二十日，即合觉，下历关坎，过入气海，鸣幽幽声，微觉气转也。至气海，气而长，气候和好也。

又旧经不仔细，但说及解禁忌，使后人多从此损却正气，中道虚休，令此皆因修行，曾有损益，故重细述。

又调气皆须细意出纳，不得耳闻，闻即粗损正气。唯大热呵少许不畏觉，热定即须细理之。又人初服未解咽，以一咽为候，兼大鼓口，引气满口，始蹙而咽之。解咽之后，上焦又通，即不鼓，但兀然闭气合口，更不引吐，连咽得三咽，一吐即更咽，又至八九咽一吐，或至二十咽一吐，或至三十咽一吐，此即是气下，至气海通畅，筋脉通矣！此者有时作意试察气候长短，通与不通，亦不要长依此多咽，多咽亦不是好，不安稳也。如取安稳，一闭口一咽，咽入以心送向下至气海，然更咽不须吐气，常行也。又初服未知节度，不免用心送下，至及已后，知气将息次第，即息绝念，但无思任意咽，即各依分位，更不要以手摩心送。又经云：何不言之教？万物作焉而不为，生而不为有功成，功成而不居。不言之教者，心处自然，无为无念，五脏六腑而养；生而不有者，生道气于身，身不恃有，兀然成功，功成不居，无见外行，见即人知，人知即我生，我生即名至，名至即祸来，祸来即气亡，气亡即灭矣！故《黄庭经》云：

子能知一万事毕。又都举半夜及五更并每日三时服气时节，兼吃食次第者，为初功人未解，具载之；但深知之，后并临事，细意自取方便，勿执耳。执即忧生，忧生即击之心，系心即心劳，劳即功退矣！志之！志之！《仙经》曰：夫人临终而始惜身，罪定而思迁善，疾成方求其药，天网已发，无可追之。故贤人上士，惜未危之命，惧未祸之祸，修未病之病，此真为上士，真名保爱。亦云上年、中年、下年，上年二十已上，三十已下，中年四十已上、五十已下，下年六十七十也，其八十已上，罪位已定。上年为卑，悟解正道，识达玄微，体实骨坚，筋全肉满，发心履道，无不成功。中年者，悟道已晚，筋肉骨髓各有其半，处在进退，功效即微。下年者，六十七十，骨髓筋脉十有二三，日暮功矣，犹可救之。八十已上者，脑竭髓尽，万关干枯，神谢气亡，尸行鬼步，无可救也。故先贤上士，知风烛之难摄，志心弃俗舍劳，惜身为宝，遂逸志幽岩，摄心归道。道者，气也；气者，身之根也。鱼离水而将死，人失道而难全。养生务于修气，修气者务于保精，精气两全，是名真宝。又人有三丹田，上元、中元、下元。上元丹田，泥丸脑也，一名帝乡；中元中丹田，心也，亦名绛宫真人；下元下丹田，气海，亦名精门。此三元各有神，一神亏即气漏精泄，泄即气散。精者身之根，根者气之位，精全即气全，精泄即气泄，唯精与气，直须全耳。

《黄庭经》曰：长生至慎房中急，何为死作令神泣。若当决海百渎倾，叶去树枯失青青。故先贤志道，莫不爱气保精而得全也。炼气法又因服气功余，暇取静室无人处，散发脱衣，覆被正身仰卧，脚及手并须展勿握固，净席头边垂下著地，其发梳通理，令散垂席上，即调气，气候得闷，即口放令出，初气出喘急，即且调气七八下，或十气已来，急气即定，定又炼之，如此有暇，且十炼而止。为初恐气未通，拥在皮肤，不好，更有余暇，又炼之，即更加五六炼，又渐加炼至二十、三十或四十、五十，并无限。何以为则？如服气不久，功渐成，关节通，毛孔开。炼至二十、三十，即合遍身润，汗出。如得此状，即是功效也。初炼气得通润，且止，渐汗出即好也耳。安稳外不得早起冲风，如病人得汗，将息良久，取净衣著，无风处徐徐行出步，少言爱气，省事澄思，即身轻百脉流注，四肢通畅。故《黄庭经》云千灾已消百病痊，不惮虎狼之凶残。亦以却老年永延。夫炼气者，每日夜头及午时，任得方便，候神情清爽时，即依前次第峻坐修，咽勤勤常须致之，不得堕慢，恐昏闷，须睡不得强坐，强坐即却邪乱其意，意邪即气乱，失正道也。初服未有正气即昏，昏已后亦无昏沉也。夫炼气者，即不得每日行之，十日、五日有余暇，觉不通畅，四体烦闷，即为之，常日恐无功，亦不用频也。

委气法：夫养气、委气者，候四体清和，志无思念，或因坐或因卧，任气依门户调息，凝然委身，如委一衣放在将上，无筋无骨，无神无识，纵心纵耳。如此委衣亦忽为主，寂沉寂沉，放形委体，澄神炼气，即百节开张，筋脉通畅，津液流注，因此便咽下十气，或至二十气亦得。每一咽皆须兀然任气，不得与意相争，良久气便从百毛孔出，不复更口吐也，纵有十无一二复止，即更调理，数十息至百息已上，忽因喘息，便又微含气咽入，即更调息。调息稍觉四肢皮肉关节，一如沐浴相似，每有暇不得仰卧、侧卧，或坐或立，即委气委身，行之其功日进，精满气全，神安魄定，志闲思远，道泰德宁，三尸自亡，六尘亦灭。故《黄庭经》云：闲暇无事身体安，虚无之居在惟闲。但无为养气，委身委心，放形放思，与道合体，即自知异候。《黄庭经》曰：高拱无为魂魄安，清净见神与我言。此之谓也。夫委气者，忽觉四体不和，身有壅塞，气候不调，即委之，或外或坐，澄神委气息念，寂寂安心，久久凝定，即觉气之流行，无所不到也。

闭气法：夫上智之人，志坚思远，一人修理，无少遗功，神定气调，绝其外病。又有中智之人，或家私未终，或心有进退，不依禁忌，调摄乖宜，气壅不和，反生其患。如有苦处，可入静室仰卧，熟调气，展手及足，各相去四五寸，仍须卧处厚软，冬月暖盖被，静心坦然，即便咽气，因即便闭气，口鼻不动，以心念苦处，以意相注，使气极即吐，吐讫又闭，每闭初吐后气急即调六七下，气调顺，又闭之，想念攻之，或十或二十、三十、四十、五十，攻之所苦处，觉汗出，通润，即止。如未可，每日五更或夜频意攻之以瘥为限。如病在左手，直入左手；在右手，直入右手；如在头，直上头。分明见验，方知心能使气，气意相从，使气如神，忧悲哀乐不得在心，忧则伤神，乐则失志，有疾依此无不除之也。

休粮法：夫人欲休粮者，但依前修行三年之后，五脏养成，体实肉满，百神归位，血脉通流，气道宣畅，周游无碍，轻举日新，得至如此，渐不用闻五味之气，常不思食，须绝更无难也。又有世人贪乐爱利，未能绝志，遂多寻方书，服药断谷。药初入腹，暂似充饱，药尽饥生，循还无益，加以常系心于药物，求和合于终朝驱营，驱营无少暂息，力微智竭，烦扰渐多，不招其祸？又虽服药物，何能顿绝于物？或吃果子以助力，或飧药物而求饱，唯加调理以自保养，宁思逐药物之劳，疲炼煮之弊？勤勤岁月，虚役精神，返老还龄，何可能得？唯不食米，何名为休粮乎？其中有下士未能顿绝世务者，且服药相助，亦有小益，上士不理此道。凡服气功成休粮，但肚中空即咽气，不问早晚，更无滞碍，须咽即咽，亦无限数，自觉有节候，亦不得多咽，为久服乃至绝粮，并自解，不烦具载。如初功欲得药助兼气，服亦得，服药者多不服气，但以药物为事。

《黄庭经》云：百谷之实土地精，五味外美邪魔腥。臭乱神明胎气零，从此反老得还婴。又有在仕之人，身居荣禄，世务未宁，慕道思真，不能息志也。怀心岁月，虚积勤劳，候绝色尘，蹉跎衰暮，岂能固执不渐修之？其在仕之人，为公务驱迫，不可得日依三时修养，但取夜半或五更，候睡觉即依前法漱咽津液，调取气候，去却下焦，热即咽取四十、五十咽，初从一二十咽，日加五咽，至五十咽已来且止。及明纵有公事，但存真立志行矣。

（底本出处《正统道藏》洞神部方法类。）

太上老君养生诀

五禽 第一

老君曰：古之仙者，为导引之事，能鸟申挽引肤体，动诸关节，以求难老，名曰五禽之戏。挽引蹄足，以当导引。体中不快，起作一禽之戏，故令汗出，因止。以身体轻便，普施行之，年九百余岁。耳目聪明，牙齿完坚。夫为导者甚易，行者甚希，悲哉！

虎戏：四肢距地，前三踯，却三踯，长引肤，乍前乍却，仰天即返伏，距地行前却各七。

熊戏：正仰，以两手抱膝下，举头左僻地七，右亦七，踯地，手左右托地，各七。

鹿戏：四肢距地，引项反顾，左三右三，左申右脚，右申左脚，左右申缩，亦三止。

猿戏：攀物自悬，申缩身体，上下七，以脚拘物倒悬，左七右七，坐左，右手拘脚，五按，各七。

鸟戏：立起，翘一足，申两臂，扬扇用力，各二七。坐，伸脚起，挽足指各七，申缩两臂各七。

夫五禽戏法，任力为之，以汗出为限，轻身消谷气，益气力，除百病，陀行之年过万岁。教传弟子广陵吴普，亦得延年长寿。

服气吐纳六气第二

呬字：呬主肺，肺连五脏，受风即鼻塞，有疾作呬吐纳治之。

呵字：呵主心，心连舌，五脏心热舌干，有疾作呵吐纳治之。

呼字：呼主脾，脾连唇，论云：脾温即唇焦。有疾作呼吐纳治之。

嘘字：嘘主肝，肝连目。论云：肝盛即目赤。有疾作嘘吐纳治之。

吹字：吹主肾，肾连耳。论云：肾虚即耳聋。有疾作吹吐纳治之。

嘻字：嘻主三焦，有疾作嘻吐纳治之。

养生真诀第三

上士修之，全真延命；中士修之，无诸灾咎；下士修之，免身枉横；愚者轻之，早陨性命。

老君曰：一人之身，一国之象也。胸腹之设，犹宫室也；肢体之位，犹郊境也；骨节之分，犹百官也；腠理之间，犹四衢也；神犹君也，血犹臣也，气犹民也。能治其身亦如明君能理国焉。夫爱其民，所以安其国；爱其气，所以全其身。民弊则国亡，气竭即身谢。是故至人上士，当施医于未病之前，不追于既败之后。故知生难保而易丧，气难清而易浊，若能审机权可以安社稷，制嗜欲可以保性命。且夫善摄生者，要当先除六害，然后可以保性命，延驻百年。何者是也？一者薄名利，二者禁声色，三者廉货财，四者捐滋味，五者除佞妄，六者去妒嫉。去此六者，则修生之道无不成耳。若此六者不除，盖未见其益，虽心希妙理，口念真经，咀嚼英华，呼吸景象，不能补其短促。盖捐于其本而妄求其末，深可诚哉！所以保其真者，当须少思少念，少笑少言，少喜少怒，少乐少愁，少好少恶，少事少机。夫多思即神伤，多念即心劳，多笑即脏腑上翻，多言即气海虚脱，多喜即膀胱纳客风，多怒即腠理奔浮，多乐即心神邪荡，多愁即发须憔枯，多好即志气倾覆，多恶即精爽奔腾，多事即筋脉干急，多机即智慧沉迷。斯乃伐人之生，甚于斤斧，蚀人之性，猛于豺狼。无久坐久行，久视久听，不得强食，不饥而食即脾劳，不得强饮，不渴而饮则胃涨。体欲常劳，食欲半饱，劳勿过极，饱勿过半。冬即朝莫空心，夏即夜勿饱食，早起勿在鸡鸣前，晚起不在日出后。心内澄则真神守其位，气内定则邪物去其身。身行欺诈即神悲，行争竞则神沮，轻侮于人当减算数，杀害于物必当中夭，行一善即魂神悦，行一恶则魄神欢，常以宽泰自居，恬寞自守，即形神安静，生录必书其名，死籍必削其咎。养生之理尽在于斯矣！

服气诀

老君曰：玄牝门，天地根，绵绵若存，用之不勤。言口鼻，天地之门，以吐纳阴阳生死之气。每旦面向午，展两手于膝上，徐徐按捺两节，口吐浊气，鼻引清气，所谓吐故纳新是蹙气，良久徐徐吐之，仍以手左右上下前后拓，取气之时，意想太和元气下入毛际，流于五脏，四肢皆受其润，如山之纳云，如地之受泽。若气通，便觉腹中汩汩转动。若得十通，即觉身体润择，而色光泽，耳目聪明，令食有味，气力加倍，诸疾去矣。

又法：夜半后日中前，气生可为之，余时气死即不须调服。调气了之时，须床铺厚软，枕高下共身，平仰卧，舒展脚，握固去身四五寸，两脚亦去四五寸，微微鼻引太阳气，从鼻入，以意送此气通遍身体，即闭气，至极，然后细细从口吐之，勿令耳闻吐气之声。若患寒热及瘴患、脚肿等疾，不问时节，即须调之。若当日不愈，明日更调，不过三两日必愈。若患心中冷痛，呼而吐之，热既吹之；若患脚痛即嘘而吐之，肺若痛即咽而吐之。夜半后二十四调之，鸡鸣时十八，平旦十二，日出十二，多调弥佳。欲作此法，先导引十八势，按摩二十四。人仗导引以去五脏病。

心病者，体有冷热。相法，心色赤，梦中见人著赤衣，持刀杖及火来怖人。疗法，用呼吹二气去之，呼去冷，吹去热。

肺病者，胸背胀满，四肢烦闷。相法，肺色白，梦见著白衣人男女作亲，妇人共相抱持，或作父母兄弟妻子。疗法，呵气去之。

肝病者，愁忧不乐，头眼疼痛。相法，肝色青，梦见著青衣人，把青刀杖或狮子虎狼来怖人。疗法，用嘘气去之。

脾病者，体上游风，习习情闷疼痛。相法，脾色黄，梦见黄物，或作小儿击腋人，或如旋风绕人。疗法，用嘻气去之。

肾病者，体冷而阴衰。相法，肾色黑，梦见著黑衣人持刀杖来怖人。疗法，用呬气去之。每作皆三十六通，但能习之不愈者，仍须左右导引按摩。

论曰：形者，神之主。气者，神之命。是以形神所假，资气而存。故调畅四肢，周游六腑。苟有壅滞，便即生疾。是故人体虚无，成之者气。若调息得所，即诸疾自消。若吐纳乖方，乃众疾咸起。善摄生者，先须知调气之法焉。所谓呼吸生先，期于寿而乐有喜。斯之谓欤！

（底本出处《正统道藏》洞神部方法类。）

太上养生胎息气经

上清《道德》并《黄庭经》、《养生要集》，人能依此，去万病，通上清神仙。凡服气法，存心如婴儿在母胎，十月成就，筋骨和柔。以冥心息念，和气自至，呼吸如法，咽之不饥，百毛孔开，入息不拥滞，常取六阳时食生气，气力日增。

六阳时法

夜半子时，服九九八十一。

平旦寅时，服八八六十四。

食时辰时，服七七四十九。

正中午时，服六六三十六。

晡时申时，服五五二十五。

黄昏戌时，服四四一十六。

夫服气，舌须玄，玄须依门户出入。鼻为天门，服气魂魄归天门；口为地户，服气魂魄归地户。《黄庭经》曰：百谷之实土地精，五味外美邪魔腥。玉池清水灌灵根，子能修之补命门。欲获长生，从鼻入口出，即为顺气。修依此，真心不辗，下却三尸，舍荣去爱，日渐成功，然始近道。

凡真人本性幽闲，用心清雅，发言合道，心行无瑕，漱咽灵津，腹中百味自足，通三焦，理正气，气自周遍，大通五脏，骨髓坚溢。

夫道为万气之主。道者，气也。气为精门，人若守精，如屋有人，其量百世；人若无精，如屋无人，祸及其世。气者，保于精。精者，气也。精气两全，是曰真人。人有三丹田：上丹田泥丸脑，赤帝子卿，字元先；中丹田心，真人光坚，字子丹；下丹田婴儿谷玄，字元阳子，气精门也。三宫各有三神，神舒气漏，气漏精泄，精泄即神丧。精者妙物，真人长生根。长生根者，气之位。精全气全，精泄气泄。唯精与气，须保全真。先贤至道，爱气保精而能长生。

夫色动于情，制不自由，安能固哉此一倾危，如山崩海竭。山者，气之宝，宝者，肾也。肾为命根，根无精则叶痿，叶痿则枝朽，枝朽则身枯矣！思欲再生，焉能救也。

凡入气为阴，出气为阳，此二者服日月精华。气者，虚无；虚无者，自然无为；无为者，心不动也。外无求，内自然安静，安静则神定，神定即气和，气和即元气自至，元气自至即五脏滋润，五脏滋润即百脉通流，百脉通流即津液上应，津液上应即不思五味，无饥渴，延年却老。气化为血，血化为髓，一年易气，二年易血，三年易脉，四年易肉，五年易髓，六年易筋，七年易骨，八年易发，九年易形为真人。炼九还已通，神仙玄妙，不可具载。

上清气秘法

东方青牙，青牙者，肝。服食青牙，饮以朝华。朝华，上齿根也。以舌表舐唇，漱而咽之。南方朱丹，朱丹者，心。服食朱丹，饮以丹池，丹池者，下齿根。以舌表搅齿根，漱而咽之。西方明石，明石者，肺。服食明石，饮以灵液，灵液者，唇里津。以舌搅齿七匝，漱而咽之。北方玄滋，玄滋者，肾。服食玄滋，饮以玉饴，玉饴者，舌。以鼻道引元气，入口呼吸而咽之。中央戊己，昂昂泰山，泰山者，守精也。服食精气，饮以醴泉。醴泉在齿根玄膺前，华池在舌本下，一名玉英，又名金梁，已上漱而咽之，各三通也。

凡服气法：常以夜半子时寅时起，正衣冠，以金梁叩玉英，调华池，漱醴泉及灵液，缩鼻还之，上至头，下引入口中，变为玉泉，引气至于舌根，咽而送之，令喉中鸣，腹中鸣，引气入丹田，如儿生能啼，谓长生根也。饥食自然气，渴饮华池浆，使长饱也。

上清法

精是吾神，气是吾道。畜精养神，饮气芳香；谓婴儿在胞中。幽隐握固，阴成其形；谓炼精补脑，一名炼漱满津液，口中五味皆至。朝食阳暮食阴，五脏生灵芝玉英，视人从表知里，神仪清朗。须仰排水藏，覆排食藏，次倚壁翘一足，拳两手，以舌搅口中，候津液满口，即想气咽入脐，至脚为度，彻视肠胃，指能吹灯，谓九九八十一，天地之终始。能炼九还，即血化为精，精化为筋，筋化为玉，玉变仙骨。此得自然目视千里，得之为身之秘宝，延年却老，乘云驾鹤，登仙可翘足而待之。非其气像，不合道者，勿传。谓泄漏灵文，传之非道，九族受殃。凡咽气用力，闲口举舌，令舌下空，名咽元气。日日减食，朝朝进气，时时饮好酒一杯，谓初学人，天地之间，圣人在其中，得其道也。不智、不道、不仁在其中，得其殃。立天之道曰阴与阳，立地之道曰柔与刚，立人之道曰仁与义。天地含精，万物化生，道不可以情求，不可以语诘，万物任天，归乎自然矣。

检时含景补泻图[1]

圣人欲得长生，房中之事能杀人，我命在我，有万病者皆由恣意，不知保惜。今人唯知服药，不知爱保精髓。保精髓者，以致延命。饮玉泉即玄液也。禀八尺之质，含万有之心，生命之器，灵秘长生之术，如宝守之，安神炼形，履水不溺，入火不焚，谓气运于内，神应于外，淘炼五脏，吐纳补泻真元。

肺脏图 用呬为泻，呼为补

夫肺，兑之气，金之精，其色白。肺主魄，化为玉童，长七寸，白兽。其神存，其形全。肺合大肠，上主鼻。多怖惧，魄离肺也；不耐寒，肺薄；颜色鲜白，肺无他病；大肠鸣，气拥也；频嚏不祥。肺主七官京门。立秋日，平旦面正西坐，鸣天鼓七通，饮玉泉浆，三咽，瞑目正思，兑宫白气入口，吞之三，则童神安，百邪不能殃，兵刃不能害，延年益寿，谓补泻神气，安息灵魄。

心脏图 用呵为泻，嘘为补

夫心者，离之气，火之精，其色赤。其神朱雀，化为玉女，长八寸。欲安其神而全其形，合乎中和。心合小肠，主血脉，上主舌。血拥惊舌，不知味；心乱多嘘。心主九宫惊门，和而形全。立夏日，平旦面向南端

---

[1]《正统道藏》中此文无图。

坐，叩金梁九通，漱玄泉，三咽，精思注想，吸离宫赤气入口，三吞，以补灵府，离玉女，神平体安，百殃不害，神至灵也。

肝脏图用嘘为泻，吹为补

夫肝，震之气，木之精，其色青，肝主魂，其神如龙，化为二玉童，一青一黄。各长七寸，一负龙，一持玉浆。欲安其龄，合乎太清。肝合乎腠理，上主目，目热肝伤也。肝主春用事，含春精气，万物繁茂，顺阳之道。立春日，常以寅时面向东，平坐，叩齿三通，闭气七息，吸震宫青气，三吞之，致二童肝，养精之妙也。

脾脏图用呼为泻，呵为补

夫脾者，坤之气，土之精，其色黄，像覆盆。其神如凤，化为玉女，长六寸。合太阴，上主口，颜色湿润无他也。脾无定位，寄王四季，各一十八日。清旦正坐中宫，禁忌五息，鸣天鼓七，吸中宫黄气，入口吞之，饮玉醴以致其妙。人禀天道，经营正气，守我房中之精，保命得长生。存想华池，饮玉液，和气相胜，百脉调畅，闭息精源，含真却老，此名守真长生秘诀。

肾脏图用吹为泻，咽为补

夫肾，主精，坎之气，其色黑。其像圆，一名而曲。其神如白鹿，化为玉童，长一尺。万物治其精，顺其志，全其真，合乎太清。肾合骨，上主耳。腰不能伸，肾冷。立冬日，面北向，平旦坐，鸣金梁五通，饮玉泉三，吸玄宫黑气吞之，以致玉童之馔，神和体平，而能长生矣。

胆藏图用嘻为泻，嘘为补

夫胆，金之精，水之气，其色青。其神如龟，化为玉女，长一尺，其神勇。胆合膀胱，颜貌青，无其他。常以孟月端坐，正思北玄，吸黑气入口，九吞，饮玉泉之浆，气之致也。喜怒损性，一展乐伤神，神伤侵命，损性害生，养性以生气，保神以安心，气平，体和，精全心逸。此炼真秘言，灵宝长生之诀。

夫气为身之主，主之者守精。精是身之至，道通神仙；精是命根，保精重气而能长生，道之宗也。人自失道，非道失人。凡服气，静室安坐，寂然瞑目，努腹鼓腮，令气满口，即气肠开，叩齿咽之，九下为一息。春夏服冷气，秋冬服暖气，每夜至五更，即以两掌掩口，著力掌中，取津液拭摩面，皮光泽，时时含枣蜜汤助之，日日减食，朝朝进气，气即易成。

凡修行切勿令人知，人知即我生，我生即名至，名至即祸来，祸来即不安。至道性余至静则廉，知之修炼谓之正真。玉不琢不成器，人不学不知道。水性不杂即清，不动即平，谓之真性抱一，闲旷寂然，外无内虚，至道无为，无所不为，虚无合体，自然合真，湛然长久？

夫大道法天象地。古人述古，从凡入圣而变仙骨。呼吸阴阳，胎息日月，闭口含虚，合口上下灵液自至，徐徐咽之。学道之人，服气犹如世人思食，道即成矣。道法内修，可保全形。全道安神，仙道有异，真人至道，道自依人，人能弘道，非道弘人，气道高妙而获长生。凡咽气皆连三咽，二干一湿；干谓云行，湿谓雨施。顺天之道，鼻引气魂，魄归天门，口嗜五味，魂魄归地户。又云：鼻通玉池上清，口通人门太和，漱满灵液，五脏清爽。玄妙之道，不遗万物，万物自生，气为百行，自成气之道。道，其生也若劳，其死也若休，而不休曰弊，精用不已曰劳，劳即竭，竭即死。所谓纯一而不杂，静一而不变，此养道气之至。纯素之道，与神为一。一，真人所谓自然。气可以和六腑，宁心神，使得长生。此文不死之道，子有仙相，得吾《气经》，内有黄庭真人、中华玉女、扶桑大帝，君得之，镂金书，炼真之秘言焉。

（底本出处《正统道藏》洞神部方法类。）

高上玉皇胎息经

玉皇天尊曰：胎从伏气中结，气从有胎中息。气入身来谓之生，神去离形谓之死。知神气可以长生，故守虚无以养神气。神行即气行，神住即气住。若欲长生，神气相注。心不动念，无来无去，不出不入，自然常在。勤而行之，是真道路。

（底本出处《正统道藏》洞真部本文类。）

胎息经注

胎从伏气中结，

脐下三寸为气海，亦为下丹田，亦为玄牝。世人多以口鼻为玄牝，非也。口鼻即玄牝出入之门。盖玄者水也，牝者母也。世人以阴阳炁相感，结于水母，三月胎结，十月形体具而能生人。修道者，常伏其炁于脐下，守其神于身内，神炁相合而生玄胎，玄胎既结，乃自生身，即为内丹，不死之道也。

气从有胎中息。

神为炁子，炁为神母，神炁相逐，如形与影。胎母既结，即神子自息，即元炁不散。

气入身来为之生，神去离形为之死。

《西升经》云：身者神之舍，神者身之主也。主人安静，神即居之；主人躁动，神即去之。神去炁散，安可得生？是以人耳目手足，皆不能自运，必假神以御之。学道养生之人，常拘其神以为神主，主既不去，宅岂崩坏也。

知神气可以长生，固守虚无以养神气。

道经云：我命在我，不在天地。天地所患人不能知至道，能知而不能行。知者但能虚心绝虑，保炁养精，不为外境爱欲所牵，恬淡以养神炁，即长生之道毕矣。

神行即炁行，神住即炁住。

所谓意是炁马，行止相随，欲使元炁不离玄牝，即先拘守至神，神不离身，炁亦不散，自然内实，不饥不渴也。

若欲长生，神气相注。

相注者，即是神炁不相离。《玄纲》云：锱铢阳炁不灭不为鬼，纤毫阴炁不尽不为仙。元炁即阳炁也，食炁即阴炁也，常减食节欲，使元炁内运，元炁若壮，即阴炁自消；阳壮阴衰则百病不作，神安体悦，可觊长生矣。

心不动念，无来无去，不出不入，自然常住。

神之与炁，在母腹中本是一体之物，及生下为外境爱欲所牵，未尝一息暂归于本。人知此道，常泯绝情念，勿使神之出入去来，能不忘，久而习之，神自住矣。

勤而行之，是真道路。

修真之道，备尽于斯。然圣人之言，不可妄乎！凡胎息用功后，关节开通，毛发疏畅，即但鼻中微微引炁，相从四肢百毛孔中出，往而不返也。后炁续到，但引之而不吐也。切切于徐徐，虽云引而不吐，所引亦不入于喉中，微微而散。如此，内炁亦下流散矣。

胎息铭

三十六咽，一咽为先。吐唯细细，纳唯绵绵。坐卧亦尔，行立坦然。戒于喧杂，忌以腥膻。假名胎息，实曰内丹。非只治病，决定延年。久久行之，名列上仙。

（底本出处《正统道藏》洞真部玉诀类。）

胎息精微论

老君曰：知道者天不杀，含德者地不害。道德相抱，身不衰老。内食太和，元炁为首。清净自炼，忘身放体。志无念虑，安定脏腑。洞极太和，长生久视。诸炁不动，意如流水，行之不休，得道真矣。

每入静室，守玄元炁。玄元者，一炁也。玄中有玄是我命，命中有命是我形，形中有形是我精，精中有精是我炁，炁中有炁是我神，神中有神是我自然。德以形为车，道以炁为马，魂以精为根，魄以目为户。形劳则德散，炁越则道叛。精消魂损，目动魄微。是以守静爱炁，全精宝神，道德凝密，魂魄固守，所谓含道不言。得炁之真，肌肤润泽，得道之根，手足流汗。精之充溢，不饥不渴，龟龙胎息，绵绵长存，用之不竭。饮于玄泉，登于太清，还年反婴，道之自然。至道不远，近在己身，用心精微，命乃永存。

今之修道者，或服五牙、八方、四时、日月星辰等炁并悮。但思自顶鼻而入，虽古经所载，为之少见成遂，亦非食谷者所能行致尔。是以修炁者多不得其诀，虚精勤矣。既得其门，复悟其诀，要在精勤无退懈耳。

凡胎从炁中结，炁从胎息生，胎因炁中成。炁清则凝而结，炁浊则散而出。胎成即万病自遣，神灵居之，三一守中，尸虫亡坠，即渐通仙灵矣。今之学者，或传古方，或受非道，皆闭口缩鼻，贵其炁长，而不知五脏壅闭，畜损正炁，殊非自然之息。此繁劳形神，无所益也。道曰若抑塞鼻门，拟习胎息，殊无此理。口鼻炁既不通，则畜损肺脏，有何益哉？

饵内炁者，用力虽微，而速见功成，全在安神静虑，不烦不扰，即炁道疏畅，关节开通，内含元和，终日不散，肌肤润泽，手足流汗，长生之道，诀在此矣。内炁满，无饥渴。初习即小难，久久甚妙。炁既不竭，神真不乱，道亦如炁至，诚修之，乃通灵。发黑齿坚，眼瞳英明。筋骨全实，壮勇胎神。面貌光泽，行步举轻。心自无欲，神不贪荣。玄父赤子，固际无倾。魂魄守元，三一自真。永宝其道，静安其神。神自通灵，道曰永宝。胎息元炁克成，自为真人。胎息之妙，穷于此也。

内真妙用诀

诀曰：欲得长生，当修所生。所生之本，始于精炁。精炁结而成形。形为受炁之本，炁是受形之根，炁不得形则无因而立，形不得炁则无因而成。则元炁所禀之时，伏母脐下，混沌三月，玄牝具焉。玄牝者，口鼻也。玄牝既立，如瓜之有蒂，阴注母炁，始于此也。母呼亦呼，母吸亦吸。绵绵十月，炁神备遂，解胎而生。母虽知贪悦于子，当不知形耗体枯，分神减炁，为子之用矣。既生七日，情见于外，变婴而为孩，指颐而能笑。先真议者，以为失道而后德。丧朴之本，便终于此。何况十五成童，二十弱冠，目眩五色，耳听五音，役智运神，问不容息。如此则纯朴之根荡然而尽。是故圣人知外用之无益，所以还元反本，握胎息之机，得长生不死，其理明矣。

《中胎经》云：形中子母，何不守之？且形中以炁为母，以神为子。形炁先立，而后有神。神由炁生，故为子矣。且圣人不思外事，不视外色，不听外声，常使神与炁间，合行循环于脏腑之间。御呼吸以上下，久久修习，则神自明，炁自和。若神自明，可照彻于五脏；炁自和，则通使于四肢也。故黄帝三月内视注心，一神则神光化生，缠绵五脏，斯言可推而得也。《黄庭经》云：仙人道士非有神，积精所致和专仁。皆其事也。

今之世人，神与炁各行，子母不相守，炁虽呼吸于内，神常运于外。如此常使炁逐秽浊，而神不虚明，神不虚明，则元炁渐散。转而相喻者，以神为主人，身为宅舍，主人不营于内，日用于外也。自然令宅舍空虚渐见危坏矣。况非道之人劳神役炁，无一息而住于形中，而犹冀长生，不亦远矣？先生曰：若知神炁之所主，子母之运行，则修生之道了然见矣。若炁无所主，但任运呼吸者，唯主通治脏腑，消化谷食而已，终不能还阴返阳，填补血脑。则知凡人呼吸与圣人之呼吸殊矣！是故《南华经》云：凡人之息以喉，真人之息以踵。踵犹根也。又云，其息深根，深根固蒂，皆其义也。先生曰：凡人任自然之息；至近而役之，其所利唯化食而已。至人以神为宰御，呼而下流，吸而上之。上至泥丸，下至茎端，二景相通，可为救老残。至若呼不得神宰，则一息之中不全，吸不得神宰，亦一息之中生病。神炁当不全，若能能息之中，神炁常合，则胎从服炁中结，炁从有胎中息，胎息内结，求死不得。尹真人曰；若神能御炁，则鼻不失息，斯言至矣！《黄庭经》曰：日月布列设阴阳，二神相会化玉英。此谓阴阳二炁会合之时。言二景相观之后，情欲既动。精炁悉降于茎中，若不知道者，精炁皆被情欲所引，求制不得，遂有畎浍之忧，尾闾之患。若为道之士神与炁合行，随呼吸以上下，不使停壅于下宫，是为神交而精不散，神虽会合，常味于无味。《黄庭经》云：子丹进馔肴正黄，淡然无味天人粮。又云：意中动静，炁得行道，自持我神明光。以次推之，虽有情欲动于精炁，而精炁以道自持，自然不动。《道经》云：化而欲作；吾将镇之以无名之朴。无名之朴，则胎息妙用矣。若习胎息日久，则神炁自正，和柔可使。《道经》曰：专炁致柔，能如婴儿乎？若胎息未成，则真神不御于精炁，谓精炁无主，自然随欲而动。情欲既动，而精炁自散。虽欲苦制，亦终无益。若胎息道成，精炁有主，故使男子茎中无聚精，妇人脐中不结婴。虽有情欲，终不能与神争也。是谓胎息之真，反精为神。其文毕矣！

胎息神会内丹七返诀 亦名留精回炁补脑

损神终日谈虚空，不如归命于身中。绵绵不住道自通，烟升云降何濛濛。七元三老从此功，我真不西亦不东。常令体里轻如风，服之以后必腾空。世人见一不识一，一回存想一神出。只知一心望一切，不知一日损一日。劝君求真须识真，世上道经多误人。开图阅篆并乱神，此法不能留此身。惜哉自有不自亲，明昧汩没于泥尘。

夫修真学道者，切在存神固炁，养精保身，骨坚髓实。精神者，命之本也，道之源也。元炁者，神之根。身者，炁之宅。心者，神之舍。精大用则竭，炁大用则绝，神大用财衰。是以人之存者，神也。神之存者，炁也，精也。炁衰财神弱，炁壮则神强。傥使神衰炁弱，宅岂能全？治炁养神，切须固守，以至魂飞魄落，则追悔何为？立招伤败。此可喻之于灯。灯以油为母，母若既尽，灯何存焉？黄帝内丹，七返之门。内丹者，津水唾血精脑炁是也。夫欲养神，先须养炁。夫欲养炁先须养脑。夫欲养脑，先须养精。夫欲养精，先须养血。夫欲养血，先须养唾。夫欲养唾，先须养水。水者，五华之津液。元炁之精华在人口中牙齿之傍，则名水也。《黄庭经》曰：灌溉五华植灵根，七液洞流冲庐间。体生光华炁香兰，却灭百邪玉炼颜。此咽津之妙用致此。津液在口中则名水，及咽下到肺即为唾。唾色白，故象于金，缘肺中唾属金，常被心脉来铄。其唾流入心则化为血。血色赤，象于火，缘心中属火，常被肾来克，其血流入肾则化为精。精色滋，故象于水，缘肾中精属水，常被脑脉来克，脾炁应脑为泥丸。泥丸是土，有两条脉下彻肾精，其精在肾，谓精，流入泥丸则为脑。脑色黄，故象于土也。脑有二条脉，夹脊降到脐下三寸，是名炁海。脑实则炁海王，王则元炁盛，盛则清，清则神生。故水能长养万物，水竭则万物枯干。《黄庭经》云：玉池清水灌灵根，审能修之身长存。此言全论养命之道也。悲夫！世人耽迷嗜欲，任意施泄，《黄庭经》云：元炁败丧精神散，大期之内自求短。又曰：若当抉海百渎倾，叶去树枯失青青。炁亡液漏非己形，长生至慎房中急。何为死作令神泣？房中之术百数，妙在还精补脑。初修道之人，元炁未通，难见妙旨。

（底本出处《正统道藏》洞神部方法类。）

胎息秘要歌诀

闭 气

忽然身染疾，非理有损伤。敛意归闲室，脱衣卧本床，仰眠兼握固，扣齿与焚香，三十六咽足，丹田气越常，随心连引到，损处最为良，汗出以为度，省求广利方。

布气 与他人攻疾

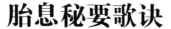

修道久专精，身中胎息成。他人凡有疾，脏腑审知名。患儿向王气，澄心意勿轻，传真气令咽，使纳数连并，作念令其损，顿能遣患情，鬼神自逃遁，病得解缠萦。

六气 疾瘥即止，不可过，过即败心气

一呬：呬法最灵应须秘，外属鼻根内关肺，寒热劳闷及肤疮，以斯吐纳无不济。

二呵：呵属心王主其舌，口中干涩身烦热，量疾深浅以呵之，焦腑不和自消灭。

三呼：呼属脾神主其土，烦热气胀腹如鼓，四肢壅闷气难通，呼而理之复如故。

四嘘：嘘属肝神主其目，赤翳昏昏泪如哭，都缘肝热气上冲，嘘而理之差奔速。

五吹：吹属肾脏主其耳，腰膝冷多阳道止，微微纵气以吹之，不在外边求药饵。

六嘻：嘻属三焦有疾起，三焦所有不和气，不和之气损三焦，但使嘻嘻而自理。

调　液

人因食五味，壅滞闭三焦，热极苦涩盛，冷多淡水饶，便将元气疗，休更问壶瓢，热随呵自退，冷宜吹始销。口中频漱咽，津液自然调，若得如斯验，冷兼热罢朝。

饮食所宜

修道欲得见真的，庖馔之中堪者吃，淡粥朝餐渴自销，油麻润喉足津液，就中粳米饭偏宜，淡面馎饦也相益，好酒饮时勃气销。生椒服之百病息，食前宜咽六七咽，以食为主是准则，饭了须呵三五呵，免教毒气烦胸臆。

饮食杂忌

密室避风隙，高床免鬼吹，藏精身有益，保气命无亏，喜怒情须戢，利名心可隳。真神兼本属，禽兽爪头支，此等血肉食，皆能致命危。荤茹既败气，饥饱也如斯。生硬冷须慎，酸咸辛不宜。雨云风罢作，雷电晚休为。萝卜羹须忌，白汤面勿欺。更兼避热食，瓜果勿委随。陈臭物有损，死生秽无裨。须防咽入腹，以气勿多疑。

休 粮

千日功夫如不辍，心中渐得尸虫灭，重教充实三丹田，转得坚牢百骨节，只欲思惟断食因，懒将品味以餐啜，腹虚即咽下脐轮，元气便将为休绝，饱即宁心勤守中，饥来闭咽无言说，如斯励力久成功，方信养生在秘诀，岂并凡常服药人，终朝修炼无休歇。营营药力尽空成，矻矻忍饥守不彻，争似常服太和精，便能清净生光悦。如贪外美乱正元，百疾临身自尫劣。

慎 守

精气切须坚慎守，益身保命得长久，人多嗜欲丧形躯，谁肯消除全永寿，未病忧病病难成，已灾去灾灾遭否？临终始解惜危身，不及噬脐身已朽。胎息纵然励力修，欲情不断也殃咎。阴丹体得道方全，如此之人还尠有。

九载功变

气并血脉共肉髓，筋骨发形依次起。欲遣衰老却童华，一年一变九载矣。

先端坐，澄定闭目息，气然后鸣天鼓四八通，以舌掠上唇，外九遍，次掠下唇外九遍，又掠上唇里九遍，又掠下唇里九遍，即上唇外为南方，下唇外为北方，上唇里为东方，下唇内为西方，即以舌柱为中方，待津满口，即数努两显，内气二十一遍，微从鼻演出些子，便咽，咽时须喉中鸣，即喵喵也，象津气入下丹田，如此三遍五遍。又咽时须俟气出便咽也。

（底本出处《正统道藏》洞真部玉诀类。）

庄周气诀解

庄子曰：指穷于为薪火传也。穷，尽也。为薪，犹前薪也。将以指尽前薪之理，故火传而不灭；心得纳养之中，故命续而不绝。夫养生乃生之所以生也，不知其尽也。夫时不再来，命不一停，故人之生也，乃一息一得耳。向息非今息，故纳养而命续；前火非后火，故薪传而火续。由夫纳养得理，其极世岂知其生而尽哉！

《阴符疏》曰：太公贼命以一销，天下用之以味，何也？一者，心禀于自然变化之元。故善贼命者，用销息杜欲还真，故曰长年转成神化，是一销之义也。疏曰：太公圣人谓之五贼，天下谓之五德。人食五味，死无有怨而奔者，心之所味亦然。夫圣人以至真之体，观乎五者，皆欲也，故谓之五贼；天下之人食五味者，死无有怨而奔者，心之所味亦然，盖言众庶贪溺五味终也，五欲使自为也。人皆欲其生，欲其养，欲其成，欲其通，欲其安。随而与之，因而制之，天下奔逐其性，咸获所欲，特谓造化自成，我不知自为利也。其天下之人不达其要者，但以味适口，充腹饱胃，以养其性命，恐隔滋味而已。然其腑藏长欲蒸心乱神，反资百疾，以至夭殂。故太公曰：人食五味而死，无有怨而弃之。不食五味者，仙真也。广成子以为积火焚五毒。五毒者，五味也。若去五味，尽可以长生。以此验之明矣！予以为积火则心，积炼其心，阳和气充，布气流液，如心在阳，故五味消，滋味自淡也。

夫欲神仙，当先营气，能益能易，名上仙籍；不益不易，不离死厄。但能握固，闭气吞液，气化为血，血化为精，精化为神，神化为液，液化为骨，胎结丹田，绵绵长存，行之不倦，神光体溢。

凡咽气皆须喉中徐徐咽，不得泄，泄即令人发烦，每咽从容，中间隔十息停歇，又一咽弥佳。若但咽之，则易奔出。

初服气必须心意坦然，无疑无畏，必大胜。若怀疑惑，即正气难行，盖须安心决志耳。

凡服气四体调和，必须情意欣乐自足，不羡一物事，日畅一日。

凡食谷服气，虽得食，食不得饱，饱即气住，气住即逆出。弥忌荤辛，须坦然奔滋味，自抑捺，不抑捺即心不正，气不行也。

凡服气日，别饮少药酒亦妙，并煮薤，食之益气。若气不下，吃少许姜蜜汤。能游心于玄漠，百物不思，至诚感神，则自然饱足，绝粒久视，一无所妨。

服气纵体中胸心间不安，亦非害事，久久日胜一日矣。

服气次不得食肉及一切果子生菜，若未能全断肉味，须除十二属，亦恐腹中不安稳。又滓秽肠中，正气难行，且渐空腹，但自忍抑，久自觉神情有异，四体渐胜，眼中自识善恶，澄心定志三七日，即内视肠胃，通鉴五脏历历使用，妙不可言。

凡身中气常从口鼻中出，令制使不出。仙诀曰：欲得不死，肠中无滓；欲得长生，五脏当清；欲得不老，还精补脑。盖为行道也。

初学一日一夜不可忘，四时六时内，自通融作惯，行住坐卧，纵横并得服气。饱须闭气令遍身中，次想气，觉、气道成。每欲咽气，先瞑目，叩齿，握固。讫，存五脏各为兽，肺化为白麟，心化为赤麟，肝化为青麟，脾化为黄麟，肾化为黑麟，各吐本方正色，蒙蒙萦绕，状如五云入于口中，即鼓颊受之，如常咽法，毕即摩拭面目七遍，定心叩齿七通，咒曰：

太霞发晖，云雾四千，结气宛屈，五色洞天，神咽合气，金石华真，霭郁紫空，炼形保全，出景藏幽，五云合分，合明太虚，时乘六云，和摄我身，上升九天。

咒毕，又叩齿七通，咽液七遍，无为无作，安神定志，无与气争。乃候出息，便鼓颊如婴儿含乳而咽之，定心意，送至丹田。察其气在左边下，历历闻之，如水之度坎，声极分明，乃为一气。如此良久，又送一气，觉似满即休，不得过多，日久通乃知也。

初服气皆因出息时住其息，少时似闭满，其息出时，三分出二又住，少时想满腹中，时服之，朝暮子午是也。觉满欲出，咬少许甘草、桂心，咽液亦得渐散,丹田未满亦不到满也。元气下时,自然有少闷抑,莫令出。凡气欲从口鼻中冲出,即须强咽津液,直要加力,小腹从容抑下,如不可禁,即合返取出气,还鼓腮,努小腹,咽入,渐固,久久自不出矣。

（底本出处《正统道藏》洞神部方法类。）

嵩山太无先生气经

卷 上

夫形之所恃者气也,气之所依者形也。气全即形全,气竭即形毙。是以摄生之士,莫不炼形养气,以保其生。未有有形而无气者,即气之与形相须而成,岂不皎然!

余慕至道,备寻秘诀,自行气守真向三十余载,所闻所见,殊未惬心。大历中遇罗浮山王公自北岳而返,倚策高昂,依然相顾。余奇异人,延之与语,果然方外有道之君子也。哀余恳至,见授吐纳,须一二理身之要道。其恩罔极,非言词所能尽。每云道之要法、不在经书,悉传口诀。其二景、五牙、六戊诸服气法,皆为外气。外气刚劲,非从中之事所能宜服也。至如内气已正,一是曰胎息。身中自有,非假外求,不得明师之口诀,徒为劳苦,终无所成。今所撰录,皆承师之旨要,以申明之,谅非愚蒙所自裁。王公尝谓余曰:老君云我命在我不在天地。又曰:吾与天地分一气而自理焉,天地焉能死吾哉!斯实真言要诀也。修奉之士,宜三复之,恭承诱训,敢不佩服!有偶时得此诀者,须慎勿轻传示,无或泄露,以致其殃耳。

服气诀

修真服气诀：每日常卧，摄心绝想，闭气握固，鼻引口吐，无令耳闻，唯是细微，满即闭，闭使足心汗出，一至二数至百已上，闭极微吐之，引少气还闭。热即呵之，冷即吹之，能至千数，即不须粮食，亦不须药，时饮一盏酒作水通畅耳。数至五千，则随处出入，有功当自知也，则有入水卧功矣。夫服食养生贵有恒。真气既降，方有通感。岂有纵心嗜欲而望灵仙羽化？必无此事也。但仙人至士，行功未满，尚不能致，况凡俗乎？但信老人言，勤行之，即当自知矣。

进取诀

进取诀曰：凡欲服气，先须得一高燥静密之室，不在大，务绝风隙而已。室中左右常烧香，不用乳头者。床须厚软，脚须稍高。《真诰》曰：床高免鬼吹。盖言鬼物者，善因地气以吹人而为祟作。状高三尺可矣。衣被寒暖，使枕高三寸二分，裹内一寸九分余，令与背平。每夜半后生气时，或五更睡之初觉，先呵出腹中浊恶气，一九下止。若要而言之，亦不在夜半之与五更，但天气调和，腹中空则为之。闭目叩齿三十六通，以警身中神，毕，以两手熅目大小眦兼按之左右，抵耳摩面，为真人起居之法。随事导引，先以宣畅关节，乃以舌拄上腭，料口中内外，津液满口，则咽之，令下入胃，神承之。以此三者三止，是谓漱咽灵液，灌溉五脏，面乃光矣。此之法熟，大体同略，便兀然放神，使心同太空，身若委蜕，情累都遣，然后服之。每事皆闭目握固，唯散气时即展指也。夫握固所以闭关防而却精邪。初服气之人，气水流行，则不得握固。待至百日或半年，觉气通畅，掌中出汗，即可握固。《黄庭经》云闭塞三关握固停，漱咽灵液吞玉英。遂至不饥三虫亡，心意常调致欣昌是也。

陶气诀

陶气诀曰：凡人五脏亦各有气。夜卧闭息，觉后欲服气，则先陶气，转令宿食消，故气得出，然后始得调服。其法：闭目握固，仰卧，倚两拳于乳间，坚两膝，举背及尻，固闭气海中气，使自内向外，辗而转之，呵而出之，一九二九止。是曰陶气。讫，还则调之。

调气诀

调气诀曰：鼻为天门，口为地户。则鼻纳之，口吐之，不得有忤，忤则气逆，逆则生疾。吐纳之际，尤宜慎之。亦不欲自耳闻之，或七或九，令和平也，是曰调气。调毕则咽之。夜卧之，不可口吐也。常须在意，意久则调也。

咽气诀

咽气诀曰：服内气之妙，在乎咽气。世人将外气以为内气，不能分别，作何甚哉！吐纳之士，宜审而为之，气或错性耳。夫人皆禀天地元气而生，身中分之元气而自理。每吐咽则内气与外气相应，自气海中随吹而直上，直至喉中。但惟吐极之际，则转闭口，速鼓而咽之，令郁然有声，汩汩然从左边而下。经二十日，即如水沥坎，闻之分明也。女则右边而下。如此则内气之与外气自皎然别。次以意送之，以手摩之，令运入气海中。气海在脐下三寸也，亦谓之下丹田。初服气人，上焦未通，以手摩而助之，令速下。若气已通流，不摩亦得。一闭口即三连咽，号曰云行，一湿咽谓之雨施。初服人气未通流，每一咽则施行，不可遽至连三。气通畅，然后稍加之，直至于小成一年后始可流通，三年功成，乃可恣服。

夫人气既未通，咽或未下，须以一咽为候。每咽吐极则大鼓口，微用少力，蹙而咽之，务令郁声汩汩而下，直入气海中。如此了然，后为三连咽，则便成也。且此诀要益余身，并深咽之。非久用心者，焉能较量而洞见真理！初服气人及久服未得其妙者，有得此诀，何其幸欤！何其幸欤！轻于传示，必招谴罚。慎之！慎之！每为之，向东，终而复始，准前所为候也。

行气诀

行气诀曰：下丹田后脊二穴通脊脉，上达泥丸。泥丸，脑宫也。每三咽连，则存下丹田中。所纳得元气，以意引之，令入二穴。因想见两条白气，夹脊双引，直上入泥丸，薰蒸诸宫，森然遍下毛发、面部、颈项、两臂及手指，一时而入胸中丹田心也，灌注五脏，却历下丹田至三里，遍尻，经膝踝，下达涌泉足心也。所谓分一气而理，则鼓之以雷霆、润之以风雨之义。亦由天地有泉源，非雷霆动则气不能润荡万物；人身有津液，非咽漱则无以溉五脏，蒙光彩。还精补脑，非交会则不能通而上之；咽服内气非吐纳即不能抽而用之。逆知回薄之道、运用之理所以则天法地也。想身中浊恶结滞、邪气瘀血，被正气荡除，皆从手足指端出，谓之散气。即展手指，不须握固，如此一度则是一通，通则气痞，痞则复调使平，平则复鼓，咽如前也。闭气鼓气，咽至三十六咽，为之小成，为未绝粒。但且至此，即得常须少食，务令腹中旷然虚净。无问坐卧，但腹空即咽之，通夕至十度，自然三百六十度咽矣！谓之大成，是谓大胎息。如胎息，但闭气，数至一千二百息，亦谓大成。然亦不能炼形易质，纵得长生，尤同枯木无精光也。

又有炼气、闭气、委气、布气诸事，并杂诀要，列于下，同志君子详而行之，万不失一也。

炼气诀

炼气诀曰：服气余暇，入室脱衣，散发仰卧，展手勿握固，梳发令通，垂席而布之，即调气咽之。讫，便闭气，候极，乃冥心绝想，任气所之。过理绝闷则吐之，喘急即调之，候气平又炼之。气通，加至二十、

三十、四十、五十，即令遍身汗出。如有此状，是其效也。安心和气，且卧勿起冲风，乃却老延年之良术也。神清气爽则为之，欲睡勿为也。常为之，不必每日，要独清爽时为之也。十日、五日，一度为之候。《黄庭经》云千灾已消百病痊，不惮虎狼之凶残，亦以却老年永延是也。

委气诀

委气诀曰：委气之法，体气和平，心神调畅，无问坐卧，则可为之。依门户调气，或身于状，或兀然而坐，似无神识，寂寂沉沉，使心同太空，因而闭十气，或二十气，皆须任气，不得与意相争。良久，气当从百毛孔出，不复吐也。纵有十分气一二也，复调，为、能至十或百息已上，弥加候。行住坐卧皆为之，如此勤行，百关开通，颜色润悦，气清而长如沐浴。但体有不和便为之，亦必当清泰也。《黄庭经》曰高拱无为魂魄安，清净神见与我言是也。

闭气诀

闭气诀曰：忽有修养乖宜，偶生诸疾，宜投密室，依法布手足，则调气咽之。有所苦之处，闭气以意想经气以攻之，气极即吐之。讫，复咽继之，急气即止，气调复攻，或二十、三十、四十、五十，攻觉所苦之处，汗出通润即止。如未愈，即每日夜半或五更昼日频作意攻之，以瘥为度。病在头面手足，但有疾之处，则攻之，无不愈者。知心之使气于手足，有如神，即功力难言也。

布气诀

布气诀曰：夫用气与人疗疾，先须依前人五脏所患之疾，取方向之气布入前人身中，令病者向方息心静虑。此与布气令其自愈，亦咽气息念求除也，自然邪气永绝。正气布讫，邪风自退也。

六气诀

六气诀曰：六气者，呬、呵、呼、嘘、吹、嘻是也。五脏各属一气，余在三焦。此都包矣。

呬属肺，主鼻，有寒热不和及劳极，依呬吐纳，兼理皮肤疮病，有此疾者，则依状理之，立愈。

呵属心，主舌，干涩气不通及诸邪气，呵出之，大热大开口，小热小开口。大小须作意，量宜理之，违度则损。

呼属脾，主中宫土，如气微热不和，腹肚胀，满闷不泄，以呼理之，即愈。

嘘属肝，肝主目，如目温热，可嘘以理之，即愈。

吹属肾，肾主耳，腰脚冷，阳道衰，以吹理之，即愈。

嘻属三焦，如不和，以嘻理之。

六气虽各有所管，但五脏三焦冷热极，风邪不调，都属于心，呵之以理，诸疾皆愈，不必用气也。诸家说准此行，可立见功效。

调液诀

调液诀曰：人食五味，五味各归一脏，每脏浊气同出于口。又六腑三焦之气，亦凑此门。众秽总投，合成浊气。每睡觉，浊秽之气自不堪闻，审而察之，知其时候。口中干苦，舌涩颊热，少津液或咽唾喉中痛不能食，是热也。即须开口呵之，必须依门户出入之。十呵、二十呵即鸣天鼓，或七或九，以舌漱华池而咽津液，复呵，察热退止，但候口中清水甘泉生，即是热退五脏凉也。若口中津液冷淡不受水，即冷状也，即以吹治之法候口中自美，心调即止。《黄庭经》云：玉池清水灌灵根，审能修之可长存。又曰漱咽灵液灾不干也。

饮食诀

饮食诀曰：服气之后，所养有序次，其可食之物，有损有益。有益者，宜可食之，有损者，即可节之，益乃长服。每日平旦食少许淡水粥，甚宜人，理脾气，令人足津液。日中食淡面馎饦，并佳，及葱薤羹、糯米、大麦饭、鹿肉作白脯，已上并佳。食后吞生椒三五枚，及先咽气三五咽，消食，引下气，通三焦，和五脏，趁恶气，助正气，特宜长服，辟寒凛暑湿，明目，和中理气，功不可备具。在《太清经》上卷，更有别方妙。忌食十二属、三十六禽，本命父母本属特忌。热蒸饼，乱正气。肥猪肉、生菜，令人脉闭。瓜、枣、栗、芋、菱芡、獐、雁、野鸡，并可食之。不欲其心首脂也，斋戒须总绝之。天师所种木中之玉，名曰南烛草。每丛七十二茎，每茎二十四枝，每枝五叶，应七十二候，五行、二十四气也。江东少室山、南岳、湘江化中，并有之。作饥饭食之佳，作煎亦得，不必依《太清经》中所须，但单南烛草即得。凡食乍可饥，不得令饱，饱即伤心，气难行也。仍忌萝卜羹、生冷辛辣之物，酸滑粘腻、陈硬难消之物，切忌。若偶然食此等物一口，则物所在处，当微微有痛。慎之！慎之！但食软物无虑。

凡服气后，有气下则泄之，慎勿绝，绝即成疾。每朝空腹，随性饮一盏好清酒佳，冬暖之，夏冷亦得，助正气排邪，又不得多，多则昏醉，昏醉则伤神损寿。若遇尊贵，事不得已，则须且饮，但可呵三五下，盏饮并则开口呵十数下，遣麹之毒，调理之。常时饮二三升，是日乃可一斗不至于醉，亦不中酒，亦不先食味，亦不退如故。

调护诀

调护诀曰：凡修炼服气休绝之法，不居产房，不升丧堂，六畜死秽，一切杂秽不净中，驴马恶气之物，并不宜闻，况近之乎！如见不祥臭秽，即须念解秽咒，不然甚损正气。不意卒然逢遇已上之秽，则速闭气，自

卷　下

修存诀

凡胎息气者，其道皆先叩齿三十六通，集诸神，然后转颈一匝，其胎息已，咽喉咽之，如此三通，方以舌内外磨，料取玉津液，满口漱溜，昂头咽之。上补泥丸，下润五脏。

至夜半及五更，展脚握固，展两手，去身五寸，其枕高三寸，闭目依前法咽之。梳洗了，暖取一杯酒饮之。胎息滋六腑，酒引气润百关。圣人言：人在气中，气在人中。人不离气，气不离人。人藉气而生，气散人死。人死生之理，尽在气中，但调炼元气，求死不得。王老云：久而行之，求死不得。此之谓也。老君云：甘雨润万物，胎津润百体。《黄庭经》云：昼夜不寐乃成真。上致神仙，下益其寿，在身所有疾病，想气攻之，其疾立愈。其真气逐浊气下泄，即觉神情爽利，器宇冲和。老君曰：灵谷玉英，并在已身。名山大泽，采药服食可以滋助正气，若全使之，即与道有乖。若久服胎息不乱者，自然气圆成真妙，不假羽翼而乃升腾也。

夫胎藏婴儿，握固服元气。握固是天地之间。握者，犹心闭门，邪气不入也。夫婴儿所以握固，在母腹中饮其元气，故号曰胎息。合本元气不动不摇，自然不饥不渴也。

学胎元者，若闭气极闷，即微吐其浊气，呵而出之，旋便却闭，常守其元，自然成妙矣。夫人身禀元气所生，还须以胎元补之。故曰：保其元气，是曰自然还丹步虚。曰：冲虚太和气，吐纳流霞津。胎息静百关，寥寥究三便。泥丸洞明镜，遂成金华仙。又曰：常念餐元精，炼液固形质。

学道之人，常含元气，抱漱流霞，充灌关府，津润骨节，回凋朽之颓龄，复童婴之怡颜。吐纳改容，若非炼液如此。凡胎息上冲咽喉，用何物为应？以雷鸣应候为胎息矣。握固亦常行。夫咽喉下有十二楼，胎息气上通头，咽之，名曰补脑之法。秘之！故曰饥食太和自然之气，即胎息也。渴饮华池浆，口中津液也。得津液还归溉灌神门，肾宫滋润，玉液甘甜，深宜保之。夫五脏上应列宿，下应五行，常须以清净保之矣。

慎气法

慎气法曰：夫气之为理也，纳而难固，吐而易竭。难固须保全，易竭须潜而勿泄。真人曰：学道如忆朝餐，未有不得之者；惜气如惜面目，未有不全者。又曰：若使惜气如一身之先急者，吾少见枯悴也。其于接对言笑，须宜省约，运动呼叫，特宜调缓，触类爱慎，方免损矣。夫人与天地合体，阴阳混气，皮肤骨髓、腑脏荣卫、呼吸进退、寒暑变异之事，莫不同乎二仪五行也。是知天地否泰，阴阳之气乱焉，脏腑不调，经脉之候病矣。因外寒暑之病起于风，因所致者百病起于气。故曰：恬淡虚无，真气从之。精神内守，病从何来？是故须知形神以性和而全之，审内外之病而慎之。

夫人有三丹田，以合三元上中下也。上丹田泥丸脑宫也，其神赤子，字元先，一名帝卿。其神赤衣冠，治上元也。中丹田绛宫心也，其真人字子丹，一名中光坚，其神赤衣冠，治中元也。下丹田脐下气海精门也，其神婴儿，字元阳，一名谷下玄，赤衣冠，治下元也。此三丹田，以应三元，中各有一神，若亏损即气漏精泄，精泄即气散也。夫精者身之根。根者气之位，精全即气全，精泄即气泄，唯精与气须全耳。又云：精能食气，形能食味。夫咽气不得和津液咽之，津液须别咽。若和津液，恐招生风，入腹成疾。咽津液时，须候出息咽之，尤妙也。

（底本出处《正统道藏》洞神部方法类。）

延陵先生集新旧服气经

修养大略

《仙真经》云：夫人临终而始惜身，罪定而思迁善，病成方功于药，天网已挂，胡可逭耶？故贤人上士，惜未危之命，惧未萌之祸，理未至之病也。

修真品有三：上年、中年、下年。上年者，二十、三十也。中年者，四十、五十也。下年者，六十、七十也。上年者早悟大道，识达玄微，髓壮骨坚，筋全肉满，从容履道，无不成功。中年者悟道已晚，筋肉骨髓各有其半，处在进退，如日中之功。下年者骨髓筋脉，十有二三，犹可补修，如日暮功矣。八十已上者，罪位已定，无可救之法。脑竭髓尽，万关干枯，神谢气亡，尸行鬼步。桑榆子曰：尸以喻无知，鬼以喻有知而非人情者。惟尸行，惟鬼步，且行且步，运之者谁？则知元气尚在，但以减耗，邻于涸矣。若逢至人，成得大药，譬持盈车之焦蓬，热将烬之余焰，亦可致其赫然而炽矣。此言无可救者，只谓气功已晚；自我之事不及矣。若遇玄圣而救其生，死则肉骨起仆药典蕤枯，何为而不可？死彼尚为物也。先贤上士知风烛之倏忽，乃摄志持情，舍荣弃俗，奉身归道，不与物伤。

道者，气也。气者，身之根也。鱼离水必死，人失道岂存？是以保生者，务修于气，爱气者，务保于精。精气两存，是名保真也。人有三丹田：上元、中元、下元是也。上元丹田，脑也，亦名泥丸。中元丹田，心也，亦名绛宫。下元丹田，气海也，亦名精门。三元之中，各有一神。桑榆子曰：精化为气，气化而神集焉。神何物也？灵照之名也。知化气全，气全则神全，若元气充满，百骸孔窍神必备矣。必备者无他，气至则神到。今人有忧患，动中则知见因而暂亏，盖气拥有不至者耳。苟心冥气和。其神岂独三元之中而已哉！精者，身之根，根者，气之位。精全则气全，精泄即气泄，气泄则神乘而去之，唯精与气须全耳。《黄庭》云：长生至慎房中急，何为死作令神泣？但当吸气录子精，寸田尺宅可治生。若当决海百渎倾，叶去树枯失青青。故先贤至于道者，莫不因爱气保精而能全也。

夫服气本名胎息，胎息者，如婴儿在腹中，十个月不食而能长养成就，为新受正气，无思无念，兀然凝寂，受元气，变化关节脏腑，皆自然而成。岂有傅保之卫，饥渴之备耶？及出母腹，即吸纳外气，而有啼叫之声，即干湿饥饱，似有所念，即失元气。人能依婴儿在母腹中自服内气，握固守一，是名曰胎息。桑榆子曰：此言失元气者，非也。苟纳外气，便失元气，即世间无复有生人矣。《法华经》云：须行住坐卧，身心不乱者，亦言气主心，心邪则气邪，心正则气正。今人所举手动足，喜怒哀乐，莫不由心。心之动息，莫不是气气感意，意从心，心和则气全，气全即神全；气绝即神灭，神灭即为委土矣。故医家先诊脉者，测候五脏四时之气，察诸病源，始寻方药。人但能察得气候，口鼻取舍，斯须不忘，自然五脏和，而脉调气顺也。

夫人与天地合体，阴阳混气，皮肤骨髓，脏腑及荣卫，呼吸进退，寒暑变异，莫不均乎二仪，应乎五行也。是知天地否泰，阴阳之气，乱焉脏腑不调，经脉之候，病焉因外所中者，百病起于风，因内所致者，百病起于气也。故曰：恬淡虚无，真气从之，精神内守，病安从来？信哉！是故须知形神之理，养而全之，审内外之病，慎而修之。岐伯高曰：食气者则灵而寿延，食谷者多智而促命。凡服气者何求也？以其功至，则气化为血，血化为精，精化为髓。一年易气，二年易血，三年易脉，四年易肉，五年易髓，六年易筋，七年易骨，八年易发，九年易形，即三万六千神在于身，化为真仙，号为真人矣。是以意在玄微，理生不测。修真之人又有三等，任时分理，其状不一。上等之士，本性虚闲，用志清雅，发言合道，履行无瑕。如此之人有前代之资，以石投水，无所比之也。中等之人，或身居荣禄，或地势高远，或巨叶厚姻，或有名有望，二疑进退，倏忽虚捐，闻道即瘝寐不安，思名则终朝不息，两心交战，胜者即全，逡巡之间十失六七矣。中等已降，二时既遏，蹉跎暮年，筋力衰微，心神已丧，虽食厚禄，白日将倾，追惟噬脐，方即正路。此时若能精心励志，尚乃救其一二焉。此皆先贤所悲，表示于后，幸察根柢，生实信心。

张果先生服气法

每日常偃卧，摄心绝想，闭气握固，鼻引口吐，无令耳闻，唯是细微，满即闭之，使足心汗出，一至二，数至百已上，闷极微引少气，还闭，热呵冷吹，能至一二千即不用粮食，不须药物。时饮一两盏好酒或新水通肠耳。数至五千则随处出入有功，当自知也。则可入水卧矣！夫服食养生，贵其有常，真气既降，方有通感。岂有纵心嗜欲，而望灵仙羽化？无此事也。且仙人功行未满尚不可致，而况凡俗乎？但信老人谨勤行之，则当自知。凡气不通，冷热迟疾耳！审调之，以通和为妙也。

鸾法师服气法

初宽大座，伸两手置膝上，解衣带，放纵支体，念法性平等，生死不二。经半食顷，即闭目举舌奉腭，徐徐长吐气，一息二息，傍人闻气出入声，初粗渐细。十余息后，乃得自闻声。凡觉有痛痒处，便想从中而出，但觉有异，渐渐长吐气，从细至粗，十息后还如初。或问曰：初调气何意从粗而渐细？将罢何意从细而入粗？鸾答曰：凡行动视眄，饮食言语，是粗也。桑榆子曰：凡修气学者，未服及服罢，于饮食言语盖常事也。鸾公欲使两相接会，不令其首尾陡异也。凡睡寤后，复如前系念，如虎衔子，莫急莫缓，不问寒温，室中先净所住，使心不乱，静其膝耳。又曰：四大不调，何以察之？当于唇口察之，冷为风增，热为火增；涩为地增，滑为水增；不冷不热，不涩不滑为调和。又声为风增，动为喘增，痒为热增，涎为水增，不声不动，不痒不涎为调和。又心烦为热结，意乱为风结，忧悸为喘结，志荡为水结，不烦不乱，不悸不荡为调和。四大不调有二：或外或内，寒热饥虚，饱饫疲劳为外起；名利喜怒，声色滋味，念虑为内起。凡气节量，一任自然，绵绵若存，用之不勤而已。但能不以生为生，乃贤于养生也。桑榆子曰：诸经皆言吐纳不欲自闻其声，而鸢皆言吐粗而渐细，后细而渐粗，始甚疑之，及睹下文云，一任自然，则知辟粗细之渐行，是为最下乘者，设不欲使之与自然争力也。然必以微细自不闻声为上，从细微而至无息即胎息之理尽矣。恐学者功至之后，犹拘牵文字，著于粗细先后之间，返与自然为敌，良可衰也。如此，人焉得不为之明辩矣？

李奉时山人服气法

每欲服气，如婴儿吮乳，气息似闷，即咽之，依前吮咽，大闷即放令口出，甚须微细。每咽使心送之至脐下，有病亦使心送至病处。当服之时，第一须闭目专意，握固安定神气，然后为之先须导引，令四体舒缓，然后为之。外服勿枕，舒手足，安定如病重，气甚闷，频蹙上至极，仍更握固，咽气又咽一气，气正声从耳中出，即得矣。秘之！秘之！此为内气，无问早晚晴明阴晦，须服即服。大都得晴明时大精，若服外气即有生死气。知之，十年服之，五日不服，即无益矣。每日五更午时服第一服了，须摄炼，兼以手按之，勿令心腹下硬。

蒙山贤者服气法

侧卧，右胁著状，微缩两足，并著头向南面东，两手握固，傍其颐，闭取内气，极力开喉咽之，如此七咽一吐气。病时服气，一咽两咽一吐。功成，然后一七咽、二七咽一吐气，可也。又调息令出入气匀，准前又咽，都四十九咽，然复起坐炼之。竖膝座，两手相叉抱膝，闭气鼓腹二七或三七，气满即吐，更调息，特不得令喘粗，调讫又闭气，或二七三七一吐气，使腹调适乃休。或汗出，头足皆热，此气遍也。即常饱满，三关百节宣通畅适，行之十年登仙，老有少容。夫《旧经》皆存想，恐为劳烦，却使心意难行，服气本于胎息，但无思念，自合元化之功，久久行之，当自知其妙矣。仆游蒙山，遇此贤者，年可五十已下，其精神清明，颇异于俗。因问，云：贞观已前游此山，不道姓名，自称老夫。仆遂殷勤拜之，蒙授此诀，行之颇甚弘益。妙哉！妙哉！凡欲得不死，肠中无屎（音泽），欲得长生，五脏精明。故《黄庭》云：何不食气太和精，故能不死入黄宁。《阴符》云：积火可以焚五毒。五毒则五味，五味尽可以长生。西王母谓武帝曰：能益能易，名上仙籍。不益不易，不离死厄。所谓益易者，能益精易形也。常能爱精握固，闭气吞液，则气化为血，血化为精，精化为液，液化为骨，行之不倦，精神充满。为之，一年易气，二年易骸，一本为易血也。三年易血，一本为易脉。四年易肉，五年易筋，一云易髓。六年易髓，七年易骨，八年易发，九年易形，十年道成，位居真人。变化自由，即灵官玉女而侍焉。

王说山人服气新诀

子夏曰：食气者神明而寿。《黄庭》云：玉池清水灌灵根，审能修之可长存。释氏止观，其有用气疗疾法，是知气之与液，递相通润也。古经法皆有时节行之，今议食气，不复以时节也。液则时时助气，使调滑也。所论食气，皆内气也，咽之代食耳！液者，咽之代浆耳。上食新气，下泄旧气，使推陈而纳新也。咽气不必饱满，下泄不必常出，但得无臭，即自平定。咽气不必常咽，但气清则腹内自平。夫然不须饱矣！初学之时，觉饥即食，不觉饥即止矣。若食时，常以一咽两咽压之，则食易消，食渐消，加咽数，至食消，气自调下。若觉腹中气小妨，即或行或卧，东转西侧，以意想驱逐之使下。若未下，不得急性忙迫，但以意冲融之，不久自泄也。食气时若欲上噎，但任噎出，必不得抑之也。

桑榆子曰：夫功浅多噎，盖由乍服之得真气尚少，新气必多，不正而多，命官不受则宜徐徐攻之。又初服之时，所咽者往往不到气海，则无所归投，返上为噎也。若得内气又入到气海，自然无噎。如著功多时，忽复噎者；不是伤多，即是外气误入也哉。欲下出，任下出，必不得闭之，在细意自审也。消息盈虚，久而自得其妙矣！宜行步，兼小导引，引亦不得频为之，世间诸事，皆自细意斟酌之。有诸疾，则绝粒三数日，轻则一日两日，更轻即绝一顷亦得。若疾在上，以意想上驱之，在下，以意想下驱之，若在四肢及左右侧，并以意想驱逐之，则愈矣。大都不得闭之，若闭气即疾生。所食物宜润畅，寒暑皆适宜也。瘴疟时但绝粒数日，静居则瘥矣。

大威仪先生玄素真人用气诀

凡用气法，先须左右导引，令骨节开通，筋柔体弱。然后正身端坐，吐纳三过，使无结滞，静虑忘形，令气平息。良久徐徐先以口吐浊气，鼻引清气，凡此六七过，此名调气。调气毕，即口鼻俱闭，虚含，令气满口，即鼓口十五过已上更佳。如咽一大口水入腹，直以心存至气海中，良久，更依前法咽之，但以腹饱为度，亦不限过数。然后虚心实腹，闭口以手左右摩腹上，令气流行，即鼻中细细放通，息勿令喘粗，恐失中和。然后正身仰卧，四平著状，枕高低与身平，两手握固，展臂离身四五寸，两脚亦相去四五寸。然后鼻中息收，即口鼻俱闭，心存气行遍身，此名运气。如有病，即心存气偏注病处，如气急，即鼻中细细放通息，口不开，候气息平，还依前法闭之，摇动两足指及手指并骨节，以汗出为度。此名气通。即徐徐收身侧卧，拳两脚，先左边侧卧，经十息，即转右边侧卧，亦十息，此名补损。依此法服经一月，后行立坐卧时，但腹空，即鼓咽之，不限时节。如吃饭了即吃空饭一两口，和水咽下，此名洗五脏，即以清水熟漱口，虚心实腹，令脏叶舒展，咽之，令五脏不停五味气。讫，即以口先吐浊气，鼻引清气，不限多少，尽须放之。如下泄一浊气出，还鼓炼一口，和气补之。若寻常吃饼饮茶，皆外气入，当须入口，便合口，口既合，口中所入外气，即于鼻中出也。鼻中却入气，即是清气也。常须合口吃食，不令口中有气入，入即是死气。凡人言语。口中气出，必须却于鼻中入，此常行吐纳也。行住坐卧，常须摇动脚指，此名常令气得下流。常行此事，动静念之，如节候不精，忽有外气入腹，即觉微痛，可闭气摩腹一百下，气即下泄也。气或上，必不得出，抑之使下，此名理顺。忌破气物及生冷粘腻等物，如依此法，不阙常行，九年功成，履空如履实，履水如履地。

胎息口诀

序曰：在胎为婴，初生曰孩，婴儿在腹中，口含泥土，喘息不通，以脐咽气，养育形兆，故得成全。是以脐为命门，凡孩或有初生尚活，少顷辄不收者，但以暖水浸脐带，向腹暖三五过即苏，则知脐为命门，信然不谬。道者欲求胎息，先须知胎息之根源，按而行之，喘息如婴儿在腹中，故名胎息矣。乃知返本还源，却老归婴，自有由矣。绵绵不间，胎仙之道成焉。故先序经纪，体用兼明备矣。

凡欲胎息，先须于静室中，勿令人入，正身端坐，以左脚搭右脚上，解缓衣带，徐徐按捺支节，两手握固于两腿上，即吐纳三五过，令无结滞。涤虑清闲，虚心实腹，左右徐徐摇身，令脏叶舒展。讫，还徐徐放著实，即鸣天鼓三十六通，漱满华池，然后存。头戴朱雀，脚履玄武，左肩有青龙，右肩有白虎。然后想眉间却入一寸为明堂，却入二寸为洞房，却入三寸为丹田宫。亦名泥丸宫。宫中有神人长二寸，戴青冠，披朱褐，执绛简。次存中丹田，中丹田，心也。亦名绛宫。中有神人亦披朱褐。次存下丹田，在脐下二寸半紫微宫，亦名气海也。中有神人，亦披朱褐。次存五脏，从心起首，遍存五脏六腑。存五脏中各出本方气，及三丹田中素云合为一气，于顶中出，焕焕分光九色，上腾可长三丈。余想身在其中，此时即口鼻俱闭，心存气海中，胎气出入，喘息只在脐中。如气急，即鼻中细细放通息，候气平，还依前用心为之，以汗出为一过，亦不限过数。如体热闷，即心存气遍身出，如饭甑中气，此名满息。久久行之，入玄寂中，出妙默中，再明洞观形中五脏六腑，及大小腹，胃受散膏如黄土色，脾长一尺二寸，在胃上，前后磨动不停，停则不和，饭食不消，即是不磨矣。当须闭气，以手摩腹一百下，即自然转磨矣。次存心，心似红莲华未开，下垂，长三寸，上有九窍，二窍在后，正面有黑毛七叶，长二寸半。次存肺，肺似白莲华开，五叶下垂，上有白脉膜，在心上覆心。次存肝，肝在心后，七叶紫苍色，上有黄脉膜，从左边第三叶下，在此也。其胆色青黄，长二寸半。次胆存肾，肾状如覆杯，黑色，却著脊，去脐三寸，上小下大，左为上，右为下。遍观一形三十六位，及三百六十骨节，皆有筋缠，骨青白如玉色，筋色黄白，髓若冰雪，有三百六十穴，穴穴之中皆有鲜血，如江河池潭也。及见左脚中指第二节是血液上源，其中涌出，通流一日一夜，绕身三万六千匝，至右脚中指第二节，则化尽，所以人若睡，必须侧卧拳跼，阴魄全也。亦觉，即须展两脚及两手，令气遍身，阳气布也。若如此修行，即与经所言动善时之义合矣。久久行之，口鼻俱无喘息，如婴儿在胎，以脐通气，故谓之胎息矣。绵绵不间，经三十年，以绳勒项，不令通气，亦不喘息。喘息常在脐中，水底坐经十日、五日亦可矣。以能行此事，功效如前，若觉得真，更须修道，此事乃是一门，不可不作。

胎息精微论

老君曰：知道者天不杀，含德者地不害，道德相抱身不衰老。内食太和，元气为首，清静自炼，委身放体，志无念虑，安定脏腑，洞极太和。长生久视，潜气不动，意如流水，前波已去，而后波续处不返也。行之不休，得道真矣。每日入静室守玄元。玄元谓存玄门。玄中有玄是我命，命中有命是我形，形中有形是我精，精中有精是我气，气中有气是我神，神中有神是我自然。德以形为车，道以气为马，魂以精为根，魄以目为户。形劳则德散，气越即道叛，精销魂损，目动魄微。是以守静爱气，全精宝神，道德凝密，魂魄固守。所以含道不言，得气之真，肌肤润泽，得道之根。手足流汗，精气充溢，不饥不渴，龟龙胎息，绵绵长存，用之不勤，饮于玄泉，登于太清。还年返婴，道之自然。至道不远，近在己身。用心精微，命乃永存。夫道者，或传服五牙，五牙者五行之生气。《黄庭内景》云：存漱五牙不饥渴。八方四时、日月星辰等气，思自顶而入，自鼻而出。虽古经所载，为之者少见成遂，亦非食谷者所能行致耳。是以服气者多不得其诀，徒劳精勤矣。既得其门，复悟其诀，即在精勤不懈耳。桑榆子曰：鹓而志乎天地，是不知量，彼五牙、八方、四时、日月、星辰等教不为初地者设，无成也。当俟其稍近之时可也。凡胎息服气，从夜半后服内气，七咽，每一咽既调气六七息，即更咽之。每咽如水流过坎声，是气通也。直下气海中，凝结腹中，充满如含胎之状。气从有胎中息，气海中有气充然后为胎息之道也。气成即清气凝为胎，浊气散而出。散从手足及毛发而出也。胎成即万病自遣，渐通仙灵，今之学其气也，或得古方，或授自非道，皆闭口缩鼻，但贵息长，而不知五脏壅闭，畜损正气，殊非自然之息。但烦劳形神，无所裨益，凡服气之时，即须关节通，胃海开纳元气，固纳毕，即关节还闭，徐徐鼻出纳外气，自然外内不杂，胎中气亦不出。但潜屈指数息，从十至百数，从一百至二百、三百，此为小通，即耳目聪明，百疾皆愈。若抑塞口鼻，拟习胎息，殊无此理也。口鼻气既不通，即畜损脏腑，有何益哉！凡饵内气者，用力寡而见功多，唯在安神静虑，不烦不扰，即气道疏畅，关节开通，内含元和，终日不散，肤体润泽，手足汗出，长生之道，诀在此矣。从夜半后，服七咽即闭气者，但内气不出，鼻口常徐徐出纳外气，内外都不相杂，至五更又服七咽，平旦又服七咽，三七都二十一咽，止。若休粮者，即不限此数，肚空即咽内气，咽内气常满，自无饥渴也。初似小难，久久习惯，自然内外之气不相混释也。渐渐关节开通，毛发疏畅，气自来往，亦不假鼻中徐徐通外气也。胎息之妙，穷于此也。

胎息杂诀

一经云：但徐徐引气出纳，则元气亦不出也。自然内外之气不杂，此名胎息。然初用功之人，闭固内气讫，一亦鼻中微微通气往来，使令不到咽喉，一而返气即逆满上冲，不可抑塞，如此即徐徐放令通畅，候气调，即复闭之，切在徐徐鼻中出入，勿令至喉，极力抑忍。为之须臾，忽然自调畅，内外泰矣。此盖关节开毛孔通故也。到此，即千息亦不倦矣。又胎息之妙，功在无思无虑，体合自然，心如死灰，形如枯木，即百脉畅，关节通矣。若忧虑百端，起灭相继，欲求至道，徒费艰勤，终无成功。桑榆子曰：有苦恼之气虑，有贪恶之气，诸如此类，皆邪气横中，能为元气之关防，亦犹小人当路，则君子无所逞其才也。此道至微至妙，出尘之士，方可为之。未离名利之间，徒劳介意。桑榆子曰：纵未出尘，但能使心不乱，不见可欲，则可矣。一经云：咽气满讫，便闭气存想，意如流水，前波已去，后浪续处。凡胎息用功后，关节开通，毛发疏畅，即依此，但鼻中微微引气，想从四肢百毛孔出，往而不返也。后气续到，但引之而不吐也。功在于徐徐，虽云引而不吐，所引亦不入于喉中，微微而散，如此内气亦不流散矣。

秘要口诀

天关中为内气，口为天关生神机，手为人关把盛衰；足为地关生命扉。并《黄庭内景》云。神庐中为外气。神庐，鼻也。神庐之中欲修治。《黄庭内景》云。凡服气，皆取阳时。自夜半平旦也，即东南向，静端坐，叩齿三通，三漱津咽之。则两手相摩，令掌心热，揩拭面目。便以大拇指上下揩其肾骨七遍，即握固鼓气，以满天关，调匀为度，合闭口而咽之。即努腹讫，徐徐出神庐中气，其神庐中当修治之，鼓努每须相应，一鼓一咽一努，为相应也。其鼓咽之时，天关莫开，恐生气入腹而为疾也。夫服气，须安神定志，徐徐咽之，急即心胸中气不散，结痛，每咽五十服，渐加至百服，二百三百服，有他故，即二十三十服，行住服之，并得，临时自消息也。所贵常行，不欲阙日。如初服有噫气上，即鼓而却咽，无使气出。桑榆子曰：元气融和，不为粗厉，必若噫上，岂元和之气耶？然初始之时，特以气道未得全畅，事须抑就，但以元气待之也。若至再至三，气海不受，必惹著五脏之中旧有浊气，如此固亦不宜爱惜，宜也。忽下部有气，即泄之不妨，每一鼓咽气，须调和徐缓，不欲天关中有一声，若咽急，恐下部气闭，令人脱肛，慎之。如服内气，久而自通，通即服，无时矣。但饥即服之，饱即止之。每鼓咽之际，常存思气入五脏流行，即从手足心及顶三关九窍支节而出，忽有疾？即思以气攻其痛处。何疾不愈？如要服气休粮，即不论咽鼓努多少，常令腹满为度，勿令肠厌，若饥即时服三五咽，以意自调息，勿须仰卧即气难下，损人心胸。凡气相应，即腹中有声，愚一者谓之肠空即有声，有声即损人，甚不然矣！此犹雷鸣电击，陶炼阴气，百关流润，真要深门也。夫服气多方，若非鼓努之法，不为真妙。或有人未解服气，气未通流，便虚其心，忘其形，虽曰效其坐忘，必无所成，多令困弊也。夫鼓努法，本服自然元气，流布脏腑，既长存，人即不死，何暇于外思虑吸引外气？夫人气尽即神亡，神去则身谢。故知守元气不失，胎成，皆秘诀所传，学者幸勿疑也。夫行气，候闲时，鼓十咽、二十咽，咽令肠满，然后存思，行入四肢，有事之时，即一咽、一行气，手足俱须著物，候气通流，必虚心忘形，然得烦蒸之气散出四肢，精华之气凝归气海。久而自然胎成，封固支节，得雷鸣相应。当鼓转具腹，令气调畅也。夫服气导引，先舒手足后鼓咽即掫身左右，精思气入骨节行，引相应，令通不断，谓之行气导引。又宛转盘回，存思气从手足关节散出。古经云：有行气导引，非至道口传，罕有知者。夫行气，若饥时服，候腹满乃行之，若食饱后旋行。桑榆子曰：饱宜为饮字之误也。修养者，平居无饱，况行气之秋乎？若无服气导引，当候闲时习之，非寻常可作也。夫服气导引，当居静密房室，不欲处高屋当风，如遇暴风疾雨，霭湿冲寒，冒热远来，皆须歇息，候其体干气和，方可为之。若欲四肢常瘦，即数导引，谓肌肤充悦，即多导引。服气导引，不失其时，则一神气常清，形容不易暴脂，虚肉不生，永无诸疾矣。世人或谓服气与胎息殊误之深矣！胎从服气中结，气从有胎中息。久服则清气凝而为胎，浊气散而出胎，成可以入水蹈火。世人或依古方，受受非道者，以闭数之，贵其息长，不亦谬乎？殊不知五脏无常服之气，一时闭塞关门，岂是胎中自然之意？但烦劳形神，终无所益。时人服气多闭口缩鼻，皆抑忍之，但须取息长，不知反损。问曰：夫服内气外气，二气俱出五脏，焉得内外吐纳不同？桑榆子曰：些言二气俱出五脏，即大谬也。且外气喘息之气，即非府气也。但入至荣卫，非自中而有者也。焉得谓之出于五脏乎？答曰：服内气鼓努之时，即胃海开，纳真气，封固纳讫，即还闭，徐徐出外气，自然有殊。夫抑塞口鼻，气俱不通，不通即蓄损五脏，此乃求益而返损也。且人健时闭气息即易，忽有疾力微即难制，岂不失之极也。若服内气，用力甚少而功即多，当勤行之也。问曰：夫上士先导引后出一入，下士先出入后导引者，何也？答曰：上士先导引，则秽气随举动散出；下士后导引，恐其秽气入支节不散。此则学气导引得与不得有殊也。桑榆子曰：上下，犹言先后进也。系于功用浅深，非贤愚品第之谓。斯道也，岂愚者之可为乎哉？但有贤而不能者也。天师云：纳气有一，吐气有六，气道成乃可为之。吐气六者，吹、呼、嘻、煦、嘘、呬，皆出气也。桑榆子曰：煦，一本为呵，大抵六气之用，与他本有五不同也。时寒可吹以去寒，时温可呼以去热，嘻以去风，煦以去烦，又以去下气，嘘以散滞，呬丑利、许气二切以解热，凡人者则多呼呬，道家行气不欲嘘呬，长息之忌也。悉能六气，位为天仙。桑榆子曰：凡人者，喜怒嗜欲众邪之气不绝于中，辛咸甘酸外物之味未离于口，若即便禁长息，则秽浊之气无洞尽之期，彼得道者无思无虑，无营无欲；含其浩然之气，又焉取于嘘咽哉！彼视嘘咽犹央堤耳。凡服气毕，即思存南方荧惑星，为赤气，大如珠，入其天关中，流入脏腑，存身尽为气。每日一遍，此为以阳炼阴，去三尸之患。又古涓子留口诀，令想火炼身为炭，道者商量，火气非自然阳精，但恐伤神未可为也。其精者，真人密传至妙，精思行之勿疑。桑榆子曰：云商量者，延陵君之意也。

夫存想之中，宁假分别其自然与非自然乎？若如所言，则存之与想得为自然否？况仙问炼丹亦用火，则火与荧惑；同是天地之中一物耳。亦何择焉乎？凡导引服气之时，衣带常欲宽，若紧急即损气，气海中闷。桑榆子曰：损谓限滞之也，非能损之。夏冬寝处饮食，常欲温，勿食酸咸油腻之物，食之损五脏，五脏损，即神不安。猪狗肉及生果子尤宜切忌。

用气神集诀

神集于虚，桑榆子曰：虚无盖为象也。而安于实。实谓精也。神，心中知者也。安而无欲，则神王而气知正，如此之时，则一任之，唯久弥善，行之不已，体气至安，谓之乐天，天者虚而自然也。乐天则寿。身外虚空亦天也，身内虚通亦天也，习之久久乃明生焉。虚中生白。密自内知，久习弥广，而精上合于明，明内发于精，如是乃至于道，道应于德，德成矣！用而为仁，分而为义。精气昼出于首，夜栖于腹，当自尊其首，重其腹，色庄于外，敬直于中，应机无想，唯善是与。此神气事质，合吾一体，谓之大顺。天保佑之，吉元不利。凡妙本有所，神在心中之虚，上通其系，气蕴肠中之实，实精，藏之前水胞之上也。恒宜温养之。桑榆子曰：凡温者，生之徒，但不得自温而失于热也。平居常宜闭目内视气源，下丹田也。每行一事利于生灵，则欣然闭目内视其心，谢之，若曰吾身之神气，明发于吾形，使吾达道也。如是则天降之吉。故天者，虚气之灵，吾能用之，道极于斯矣。桑榆子曰：所谓天者，自然之谓也，非苍苍之谓乎！

炼气法

每咽服气功，余暇取一静室无人处，散发脱衣，覆被正身，仰卧展脚及手，勿握固，净席一领，边垂著地，其发梳以理之，令散垂席上，即便调气。气候得所，咽之，便闭气，尽今闷。又冥心无思，任气所之，气闷即开口放出，气新出喘息急，即且调气七八气已来，急即定，定又炼之。如此有暇，且十炼之，止为新功。恐气未通，拥在皮肤，反至疾也。更有余暇，又炼之，即更加五六，炼至二十、三十或四十、五十，并无定限，何以为则？如服气，功渐成，关节通，毛孔开，炼到二十、三十，即觉遍身润，或汗出，如得此状，即是功效新。炼得通润则止，渐渐汗出即好，且安心稳卧，不得早起冲风等，如病人得汗，良久将息，即可著衣，徐徐行步，少言爱气，省事澄思，则身轻目明，百脉流注，四肢通畅。故《黄庭》云：千灾已销百疾瘥，不惮虎狼之凶残。亦以却老年永延。夫炼气者，每夜间及午时，任自方便，候神情清爽，即依前次第，峻坐修咽，勤勤致之，不得惰慢，忽有昏闷，欲睡即睡，不得昏闷欲睡之时强为，即却邪乱其意。意邪气乱，失正道也。如新服未有正气，即校昏，昏已后，亦无昏沉矣。桑榆子曰：所言须勤。勤，不得惰慢。又说任方便，不得勉强，消息之妙，在于此矣。则知勤勤不在勉强，修息游乘，自然以车，则气行矣。夫炼气者，即不得每日行之，十日五日有余暇，觉不通畅，四体烦闷，即为之。常日无功，不用频也。桑榆子曰：阴阳合节则不为灾殄，此云常日无功，若如所言，为之何害？但以不止于无功，将臻乎有咎，何以言之？借如炎帝勤害而并功倍，功必反为大旱也哉！按摩亦然。

委气法

夫养气者，四体清和，志无思念，或因坐，或因卧，任气依门户，调息凝然，委身如彼委衣，帖然在床，无筋无骨，无神无识，纵心纵身，寂沉寂沉。如委时，亦勿为主，桑榆子曰：无我相无人相，岂徒人我而已哉！则万有都无也。然后澄神炼气，则百节开张，筋脉通畅，津液流注也。乘此便咽闭十气或二十气，亦得。每一咽皆须兀然任气不得与意相争，良久则气从百毛孔出，不复更口吐也。纵其留者十无一二焉。复更调理，数至十息、百息已上，因有喘息，便又微含气咽入，即便调息，调息稍久，觉四肢皮肉及关节，一如沐浴然。每暇，不问仰卧侧卧，或立或坐，即委气委身以行之，其功日进，精满气全，神安魄定，志闲思远，道泰德宁，三尸自亡，六尘俱丧。《黄庭》云：闲暇无事身体安，虚无之居在帏间。但无为养生，委身委心，放形放思，与道合体，即知异候。又《黄庭》云：高拱无为魂魄安，清净神见与我言。此之谓也。

闭气法 拥塞气候不调即为之

夫上智之人，志坚思远，若能修理无少遗功，神定气调，绝于外病。中智之人，或缘公私所干，或心生进退，或修摄乖宜，气拥不和，反生其患。如有苦处，可入一静室，仰卧熟调气，展足及手，各相去四五寸，仍须卧处厚软，冬月暖盖被，静心坦然，即便咽气。咽毕，便闭之，口鼻不动，以心念所苦之处，以意注想攻之，气极而吐之，讫复咽，闭气新吐，必喘急时，声粗可调气六七息，气即调顺，又更闭气，想念攻之，或十攻、二十攻、三十、五十攻，觉所苦处汗出通润，即止。如未可，即每日五更或夜半频意攻之，以瘥为限。如病在左手，直入左手，如在右手，直入右手，如在头，直入头。分明见验，方知心能使气，气之从心，其应如神矣。

（底本出处《正统道藏》洞神部方法类。）

太清服气口诀

夫万物之生，禀阴阳而成形汇兆。阴阳施化，从元气而寒暑成分。故太阳兴也，有暄暄之色，以生众品；太阴动也，有苍苍之气，以杀群萌。莫不感气而生灭，斯即月前常窥，君子所知。故云夫食元气天不能杀，地不能藏者，佳矣！且交接元气于肾鼻之间，分阴阳于脏腑之内，吐纳无爽，持摄不乖，则长生之端，可以期矣。今予所录口诀者，即服元气之法也。其有诸秘，乃于口传，非纸笔可能载。虽粗述多少，亦一家之要。凡诸好事之俦，得之不可轻洩也。

凡人腹中三处有隔，即心下有隔，初学服气者，皆觉心下胃中满，但少食，久作之，自觉通下至藏下有隔，即觉腹中满，久而作之，自觉至脐下丹田中，然后觉气周行身中，犹自未入鸠中，后觉鸠中气出，即能与人疗病也。初学时必须安身静处细意，行之不已，气入腹中，即于行住坐卧一切处不妨，胃中气未下即不得。诸处作难成。

初服气皆因入息即住其息，少时似闭气满，其息出时，三分可二分出，还住，少时咽之，咽已，又作，至腹中满，休。必须日夜四时作，为初学人气未入丹田，还易散意，欲得气相接也。气入丹田已，纵不服，亦气不散。四时者，朝暮子午时也。心里满，但不服气，咬少许甘草、桂亦得，其满即散，丹田未满，亦未到满也。元气下时，自然有少闷也。

凡初服气，日夜要须四度。朝暮二时用仰覆势，夜半及午唯用仰势。其仰势但用低枕，仰卧，缩两脚，竖两膝，但两手著两胁边，即咽气。解咽，只十咽，气即满丹田。待一时咽了，然后以意运入鸠中。其覆热以腹坦床，以被支胸，令高，手脚并伸著床，即咽十咽，每咽皆以意运，令沿脊下，从熟藏中出。每朝暮服气，先覆后仰，每咽气皆须一下下作声始得，不解作声，徒劳耳。

凡咽气皆须喉中深徐徐咽，不得猛，猛即发嗽。凡咽气每一回咽，中间隔十息，亦作事停歇，从容任意。凡咽气不得和唾咽，气须要干咽，中间有津液来，别咽之。咽液亦须用入息，恐生风入极，须用心。

初从受服气法，要须诵咒受法了后，平常自用气，亦不要诵咒，与人疗病始回回诵咒。

凡服气四度外，或非时腹中觉少气力不健，任意咽多少亦得。

凡初服气未固，多从熟藏下洩，宜固之，勿令下泄，以意运令散。

初服气必须心意坦然，无疑无畏，不忧不惧，若有畏惧，气即难行。

凡服气若四体调和，必须意里忻然自足，不羡一切事，即日胜一日，欢快无极也。

凡服气不得思食，坦然无所念始得，若思食必须抑捺如不在意，不抑捺，心即须念。如渴，煮薜荔汤，汤中著生姜少许，更煮一两沸，渴吃一，碗，其渴即定，姜蜜汤亦得。若能自抑捺，纵终日对嘉肴，亦无所思。

凡服气但不失时节，丹田常满，纵日别出行人事亦不妨，久久行惯，纵失一时两时亦无碍。

凡咽气仰排水，覆排食。食藏在右，水藏在左。凡咽气久，即自至鸠头，凡咽气，覆存沿脊下，只意存腹中，近脊寻声下，熟藏中出，仍令声从右边下。

凡咽气满闷下洩不能禁，亦非事。所云存气使出顶及四肢，久行之自觉。如未觉，只凭存即是。凡咽气久，柢得丹田气，拍之彭彭即得。纵心头未满，亦得。如欲心头饱满，只是多取气即得。气如蛊行，久即自觉，更无别法。问云：何得似吃食时？一种初学只合如此，久久即共吃食时一也。服气了，运通身，非令出，任其自出，如人行事，气力少即咽，亦不须候时。内视肠中粪尽，闭目内视，即见肠中粪，极难尽。纵断食二十余日，始尽。初断食二七日，须日别吃一两顿煮菜，推宿粪令下，始得每顿吃一碗苣蕒、芥、芜菁、菘无妨，练却苦汁，入少油酥，任少著盐酱醋，作气味，勿著米面等，且欲肠中谷气尽，吃菜可四五日，已后除却菜吃汁，又三数日，然后总停。每须吃少酒任性，腹中空迄，大吃一顿酒，令吐胸中痰，即极精。每日须吃椒，日三两，服椒一合，净择去子及闭口者，及去尘，以酒水、薜荔汤、菜汁，任意送之。令下益气及推腹中恶物，此是秘法。姜性能烂物，腹中有食吃姜汤，非事，如食尽讫即非所宜。如菜中有邪蒿及葫荽，必不得食，能乱人气。凡仰咽气入肠，运入鸠中，覆咽运，令从熟藏出。凡人有熟藏、生藏，行之一月，气始入，盘屈肠中作小声，绕肠转鸣，始是。如法。凡人盘屈肠转数多者为上，十二转已下，或十转九转，或七转五转，或三转两转，三两转者为下。贱人肠粗而短，聪而无智，粗属聪，短属不智，唯欲得肠长为上，若短更细不是人类。心为神气，肝为禁气，肺为杀气，脾为道气，肾为元气，令时正咽者是内气。

凡人肠长者，气易固，肠短者，气难固。

凡服气如肠中搅转作声，即须右胁著床，以右手叉头，以左手牵左脚,令屈直身及右脚。咽气令入右脚中,即可久行,气每下作声,声绕盘屈子肠,屈处作声,皆记得屈,数其声流转呦呦然,小声即是流通好也。人肠中四缘,又有节坎,坎数,亦自记得。

分别外气元气诀

元气与外气都不相杂,若咽生气入,须臾即从下洩出去,不得停肠中,若运气得应头脑中,头脑中热气上运向脚,亦如之。

若先运阳气,即觉脚先冷后热。何故如此?缘阳气排阴气出,所以如此。如先运阴气,亦阳气先出,脚如火热,然后始脚冷,他皆仿此。若能运气入头,始免面皱也。出《老君太虚太上无上自然太起经》。

老君治身守一法,当以夜半时元气始生,舌掠齿,上下舐唇,以鼻纳气,口咽之,三九止,则生气通流于百脉,令人长生。

治身法:朝起先嘘,两手掌摩令热,律额上二七,名曰存泥丸,令人身神具。

治身次,以两手相摩令热,拭面二七,名曰干浴。令却恶气,面为尺宅真人居其中,见之令人不病。次相摩两手令热,律身体二七,名为浴身,令人却寒风。

次相摩两手令热,从额律头发二七,寻存持发神守生,名为浴头。令人发不白,齿落更生,次复摩两手令热,从耳下叉两耳,逆上二七,令人聪彻。

耳各有二神,神字娇女。治身守一法:朝起,衣衣毕,手律头,咒曰:大吉长生,百病除愈,会于福门,五脏调和无忧患,诸神斋戒随我身,令我至老不畏人。毕,下床,先前左足,咒曰:乾次。前右足后祝曰:元次。前左足复咒曰:亨次。前右足后咒曰:利次。前左足复咒曰:贞吉。同曰:乾元亨利贞。身为万神主,玉户见,白日大吉得所望。

守一法:常爱气,慎言语,令气入多出少,还气补于元,思念元气,终得长生。

守一法：卧常随四时八节，春夏早起，与鸡俱兴，秋冬晚起，必待日光无厌，逆之则伤。

敕身神咒

谨敕臣身中五脏六腑，九宫十二神室，四肢五体，筋骨髓脑，皮肤血脉，孔窍荣卫，百八十肌关，三百六十骨节，千二百形影，万二千精光，左三魂，右七魄，三鬼五神，头戴朱雀，足履玄武，左扶青龙，右据白虎，青龙扶迎，白虎扶送，朱雀道前持幡幢，玄武随后负钟鼓。令臣心不受邪，肝不受病，肺不受奸，肾不受昏，脾不受死，胆不受怖，胃不受秽。吾气奋翼，更加道引，急急如臣所告。若履秽及诸不净处，当洗浴盥漱，解形以除其秽。法用以竹叶十两，桃皮削取白四两，以清水一斛二斗，煮令一沸，适寒温以浴，万殃消除也。若沐者盖不但用，此练尸之素浆，正以浴耳。如此便不得以沐头，更依如常沐法也。

（底本出处《正统道藏》洞神部方法类。）

神仙食炁金匮妙录

服阴阳符召六甲玉女法

夫欲修长生学仙者，先须饵炁绝粒，保精有神。其法并有渐次阶级，不可踰轨越格，辄尔登跻，务速必不达，造次必颠坠，是欲依之，即无误累矣。凡绝粒虑五神播荡，邪妄忏凌，宜服神仙绝谷符。欲服之法，常以平旦东向，左手持符，右手执水，默然祝之曰：某甲好乐真道，服食中和之炁，甲子太玄玉女承翼给侍，某甲行厨，所在法成，所求当得，无令饥渴，军无大小，人无多少，皆当得饱。祝讫即以水服符，符自甲子起，初至终六十日并同此祝，余甲当逐旬改呼玉女名字，给侍已下勿改之。其符二道，一阴一阳，随阴阳日月别书之。

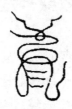

此符中甲子字，至丙寅，即改为丙寅字，尽三十个阳日，匆令错。

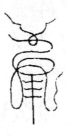

此符中乙丑字，至丁卯，即改为丁卯字，尽三十个阴日，勿令错。

阳符主甲丙戊庚壬子寅辰午申戌，已上日辰朱书之。

阴符主乙丁己辛癸丑卯巳未酉亥，已上日辰墨书之。

甲子玉女，名太玄，字承翼。尽一旬，呼甲子太玄玉女承翼给侍某甲云云。

甲戌玉女，名黄素，字非廉。准上。甲申玉女，名太素，字琼石。准上。

甲午玉女，名绛宫，字云龄。准上。甲辰玉女，名拜精，字灵素。准上。

甲寅玉女，名青腰，字惠精。每一旬一玉女直事，依经平旦持符执水，祝而服之，玉女当随心应念保护人矣。

此法非但自己修行，能为他人绝谷，不限十人、五人，多少皆得如意自在矣。唯要志心清洁，一齐阵立向日，严事所奉师道，称名再拜，奉符如法，皆能不食。节解注含德之厚，日六甲六癸相含而咽之，以生精神也。

又《经》曰：孰能有余以奉天下？唯有道者。注云：能掬之以补丹田，引炁结精，唯有道者所能解也。

中岳郄俭食十一时炁法

平旦七七四十九咽，日出六六三十六咽，食时五五二十五咽，禺中四四一十六咽，日中九九八十一咽，日昳八八六十四咽，晡时七七四十九咽，日入六六三十六咽，黄昏五五二十五咽，人定四四一十六咽，半夜九九八十一咽，鸡鸣八八六十四咽。

《黄庭经》曰：玉池清水灌灵根，子能修之可长存。名曰饮食自然。自然者，华池；华池者，口中之唾也。呼吸如法咽之，即不饥矣。初绝谷三日。七日小极头眩，慎勿怪也。满二十一日成矣。炁力日增，欲食可食，不欲即息，禁绝阴阳，不可亡精失炁也。食谷乃通。

食炁辟谷法

法曰：先合口引之，纳炁咽之，满三百六十已上，不得减此。咽之欲多多益善，能日咽至千，益明。咽而食日减一餐，十日后能不食也。后炁常入不出，意炁常饱，不食三日，腹中悁悁若饥，或小便赤黄，取好枣九枚，若好脯如枣者九枚，念食啖一枚，若二枚，至三枚，一昼一夜，无过此九枚。意中不念食者，不须啖也。常含枣核受炁，令口中行津液，嘉。

真人黄炁法

食黄之法，常念脾饱，胃黄炁润泽，神人长三寸，著黄衣，如立像，两手中各一人，亦著黄衣。如见，即窃呼之：黄常子，黄常子，黄庭真人在吾已生为吾耳。醴渊酒脯，神丹芝草，诸可饮食，令并立来至，咽之，常以鸡鸣时，昼若饥者，向日如上法为之，饥取饱止。

行炁法

初行炁小不调，久行易耳。正偃卧握固，两足间相去四五寸，两臂间相去亦四五寸，去枕，微息四九三百六十息。如委衣，骨节皆解。初为势至三十息后，自转易，觉炁如云行体中，经营周身，濡润形体，浇灌皮肤，五脏六腑，皆悉充满，旧疾皆散。为之不止，则康壮矣。握固者，如婴儿之卷手也。初行炁先安稳其身，而和其炁，无与意争，若不和且止，和乃为之。常守之，勿倦也。小行即小得之，大行即大得之。炁至则形安，形安则鼻息调和，鼻息调和则清气来至，清气来至则觉形热，觉形热则颇汗出，汗出勿使起则神安，神安则道自见矣？养炁务欲其久，当去忿怒愁忧，去忿怒愁忧则炁不乱，炁不乱则正炁来至，正炁来至则口中甘香，口中甘香则多唾，多唾则鼻息微长，鼻息微长则五脏安，五脏安则炁各顺其理，百病退去，饮食甘美，三炁和则形轻强寿老，证见遂长生矣。

行炁以鼻纳炁，以口吐炁，微而引之，名曰长息。纳炁有一，吐炁有六。纳炁一者，谓吸也，吐炁六者，谓吹、呼、嘻、呵、嘘、呬，皆出炁也。凡人之息，一呼一吸，无有此数。欲为长息吐炁之法，时寒可吹，时温可呼，委曲治病。吹以去寒，呼以去热，嘻以去风，又以去痛，呵以去烦，又以下炁，嘘以散滞，呬以解极。凡人极者，则多嘘呬，道家行炁，率不欲嘘呵者，嘘呵者，长息之忌也。此男女俱存法，本于仙经。

道以精为宝，施与人则生人，留于已则生身。生身永度，世名在于仙位；生人即功遂，功遂而身退。身退陷俗已为剧，何况妄施而废弃？弃损不觉多，故废老而坠。天地有阴阳，阴阳人所贵，贵之合于道，但当慎无费。

老君曰：精者，血脉之川源，守骨之灵神也。精去则骨枯，骨枯则死，是以宝之也。人以身为国，心为君，精为臣，炁为民。炁变为精，精化为神，神化为婴儿。婴儿上为真人，然后为赤子，此真一也。天有三光日月星，人有三宝神炁精。三丹田者，两眉间泥丸宫上丹田也；心为绛宫，中丹田也；脐下三寸，下丹田也。常念此三丹田中赤子、真人、婴儿，此要道也。言人能守一万事毕，正谓此也。

老君曰：从朝至暮，常习不息，即长生矣。两眉间却入一寸为明堂，二寸为洞房，三寸为上丹田。此上元真一者，赤子，字元先，一名帝卿。心为绛宫中丹田，为中元真一者，真人字子丹，一名光坚。脐下三寸为下丹田，为下元真一者，婴儿字元阳，一名谷玄。些二光也，行炁闭炁，常存念之。

行炁诀

凡欲求仙，大法有三：一保精，二行炁，三服饵。凡此三事，亦各有浅深，不遇至人，不涉勤苦，亦不可卒知之也。然保精之术，列叙百数，服饵之方，略有千种，皆以勤劳不强为务。故行炁可以治百病，可以去瘟疫，可以禁蛇兽，可以止疮血，可以居水中，可以辟饥渴，可以延年命。其大要者，胎息而已。胎息者，不复以口鼻为之，如在胞胎之中，则成道矣。

凡行炁之道，其法当在密室，闭户安床，暖厚席褥，枕高二寸半，方与身平，正身偃卧，瞑目闭炁，自止于胸膈，以鸿毛著鼻上，毛不动，经三百息，耳无所闻，目无所视，心无所思，当以渐除之耳。若食生冷、五辛、鱼肉及喜怒忧志而引炁者，非止无益，更增炁病，上炁攻逆也。不能闭之，则稍学之。则稍学之，初起三息、五息、七息、九息而一舒，更噏之，若能十二息炁者，为小通也；百二十息不舒者，为大通也。此治身之大要也。常以夜半后生炁之时，闭炁以心中默数数之，令耳不闻也。凡行炁服炁，日午已后，夜半已前，名为死炁，不可服用也。唯酉时炁可服，为日近明净，不为死炁加之，服亦可耳。

凡服炁取子午卯酉时服，是也。如冬三月子时，不可服，为寒也。夏三月午时，不可服之，为热也。仍须以意消息大略，若腹中大冷，取近日炁及日午之炁，若腹中大热，取夜半炁，及平旦之炁服也。

凡服炁遇冬三月寒，则于一小室中，生炭火暖之，服之则腹中冲和。如夏极热时，仍取月中炁服之，则大凉矣。

每欲服炁，常取体中安稳消息，自然得所，如安稳，则不住消息行之耳，若住则加导引引之，尤佳矣。

凡初服入炁之时，善用息，以饱为度。若饱后，即导引之，自然安泰也。

既得安泰，永无疾苦，已至道成矣。

夫善用炁者，嘘水，水为逆流，嘘火，火为灭焰，嘘虎豹，虎豹为之伏匿，嘘疮血，疮血则止而矣。

治万病诀

凡治诸病，病在喉中胸中者，枕高七寸；病在心下者，枕高四寸；病在脐下者，去枕。以口出炁，鼻纳炁者，名曰泻；闭口温炁咽之者，名曰补。欲引头病者仰头，欲引腰脚病者抑足十指，欲引胸中病者俛足十指，欲引去腹中寒热诸所不快者，皆闭炁，胀腹欲息者，须以鼻息已复为，至愈乃止矣。

一平坐生腰脚两臂，展手据地，口徐吐炁，以鼻纳之者，除胸中肺中之痛，咽炁令温，闭目用也。

一端坐生腰，以鼻内炁，闭之，自前后摇头，各三十者，除头虚空花耗地转之疾，闭目摇之。

一左胁侧卧，以口吐炁，以鼻纳之者，除积聚心下不快之证。

一端坐生腰，徐以鼻纳炁，以右手持鼻者，除目昏。若泪出者，去鼻中息，亦治耳聋，亦除伤寒头痛之疾，皆当以汗出为度。

一正偃卧，以口徐出炁，以鼻纳之者，除里急。饱食后小咽，若咽炁数至十，令温者为度，若炁寒者，使人干呕腹痛，可用鼻纳炁咽之，七至十至百，则大填腹内，除邪炁，补正炁也。

一右胁侧卧，以鼻纳炁，以口小吐炁，数至十，两手相摩热，以摩腹，令其炁下出之者，除两胁皮肤痛闷之疾，愈者止。

一端坐生腹，直上展两臂，仰两手掌，以鼻纳炁，闭之自极七息，名曰蜀王台。除胁下积聚之疾。

一覆卧去枕，竖立两足，以鼻纳炁四，复以鼻出之四，若炁出之极，令微炁，再入鼻中，勿令鼻知，除身中热及背痛之疾。

一端坐生腰，举左手，仰其掌，却右手，同除两臂及背痛之疾，炁结积聚之病。

一端坐，以两手相叉抱膝，闭炁鼓腹，二七或三七，炁满则吐，后炁通畅者为度，行之十年，老有少容。

一端坐生腰，左右倾侧，闭目以鼻纳炁，除头风，自极七息止。

一端坐生腰，鼻纳炁，数十为度。除腹中饮食满饱，若快则止，未便者，复为之，若腹中有寒炁亦为之。

一端坐，使两手如张弓势，满射。可治四肢烦闷，背急，每日或时为之，佳。

一端坐生腰，举右手仰掌，以左手承左胁，以鼻内炁，自极七息。除胃寒食不变，则愈。

一端坐生腰，举左手仰掌，以右手承右胁，以鼻纳炁，自极七息。除瘀血，纳炁等并皆治之。

一两手却据，仰头，自以鼻纳息，因而咽之，数十，除热，身中伤死肌肉等，治之而愈。

一正偃卧，端展足臂，以鼻纳炁，自极七息，摇足三十而止。除胸足中寒，周身痹厥逆嗽。

一偃卧屈膝，令两膝头内向相对，手翻两足，生腰以鼻纳炁，自极七息。除痹疼热痛，两胫不遂。

一平坐、两手抱头，宛转上下，名为开胁。除身体昏沉不通畅者，并皆愈之。

一踞坐，伸右脚，两手抱左膝头，生腰，以鼻纳黑，自极七息。除难屈伸及拜起，肌中痛瘀痹等病，并皆治之。

一踞坐，伸左足，两手抱右膝，生腰，以鼻纳黑，自极七息，展左足著外。除难屈伸及拜起，胫中疼。一本云，除风并目晦耳聋。

一正偃卧，直两手，两手捻胞所在，令如油囊裹丹，阴下湿小便难颓，小腹重不快，若腹中热，但口出炁，鼻纳之，数十止，亦不须小咽之。若腹中不热者，行七息，以温炁，咽之十止。

一覆卧，傍视两踵，生腰，以鼻纳炁，自极七息。除脚中弦痛、转筋及脚酸痛。

一踞坐，两手抱两膝头，以鼻纳炁，自极七息，除腰痹背痛。

一偃卧，展两胫两手，令两踵相向，亦鼻纳炁，自极七息，除死肌及足胫寒疼之疾。

一偃卧，两手两陛，左膀两足踵，以鼻纳炁，自极七息，除胃中有食不消苦呕之疾。

一踞坐生腰，以两手引两踵，以鼻纳炁，自极七息，向两膝头者，除身痹呕逆之疾。

一偃卧，展两手，两脚仰足指，以鼻纳炁，自极七息，除腹中弦急切痛。

一偃卧，左足踵拘右足拇指，以鼻纳炁，自极七息，除厥疾。若人脚错踵，不拘拇指，依文用之。

一偃卧，以右足踵拘左足拇指，以鼻纳炁，自极七息，除周身痹。

一病若在左，端坐，生腰，右视目，以鼻纳炁，极而吐之，数十止，闭目而作。

一若病在心下积聚者，端坐，生腰，向日仰头，徐以鼻纳炁，因而咽之，三十而止，开目而作。

一若病在右，端坐，生腰，左视目，以鼻徐纳炁而咽之，数十止。

《元阳经》云：常以鼻纳炁，含而漱之，舌料唇齿咽之，一日夜得千咽者，大佳。当少饮食，多即炁逆，逆则百脉闭，百脉闭则炁不行，炁不行则疾病生。玄禾曰：志者，炁之神也；炁者，体之充也。善者遂其生，恶者丧其形。故行炁之法，少食自节，心定自安，志坚自通，意专自达，各成仙矣。若人服炁行炁者，必当详审斯篇而行之，道可成矣。

真人曰：夫天道盈缺，人事多屯，居处屯危，不能自慎，而能克济者，天下无之。故养性之士，不知自慎之方，未足以论养生服炁之道也。故以自慎为首焉。

夫圣人安不忘危，恒以忧畏为本，若无所畏忌，则庶事隳坏矣。

《经》云：人不畏威，则大威至矣。故以治身者，不以忧畏，朋友远之；治家者，不以忧畏，奴仆侮之；治国者，不以忧畏邻境侵之；治天下者，不以忧畏，道德去之。故忧畏者，生死之门，礼教之主，存亡之由，祸福之本，吉凶之元也。是故士无忧畏，则身名不立；农无忧畏，则稼穑不滋；工无忧畏，则规矩不设；商无忧畏，则货殖不广；子无忧畏，则孝敬不笃；父无忧畏，则慈爱不著；臣无忧畏，则勋庸不建；君无忧畏，则社稷不安。服无养性，修炼胎息，习学至道，希慕神仙秘法者，若失其忧畏，则心乱而不治，形躁而不宁，神散而炁越，志荡而意昏，应生者死，应死者速，应成者败，应吉者凶。其忧畏者，犹之水火，不可暂忘也。人无忧畏，子弟为勍敌，妻妾为寇仇。是以太上畏道，其次畏物，其次畏人，其次畏身。故忧于身者，不拘于人；畏于己者，不制于彼；慎于小者；不惧于大；戒于近者，不悔于远。能知此者，水行蛟龙不能害，陆行虎兕不能伤，处世谤讟不能加。善知此者，万事毕矣。

夫万病横生，年命横夭，多由饮食之患。饮食之患者，过于声色。声色者，可绝之逾年，唯饮食不可废于一日，为益既广，为患益深。

且滋味者百品，或于气势相伐，触其禁忌，更成沉毒。缓者积年成病，急者灾患而卒至也。凡夏至后迄秋分，勿食肥腻饼臛之属，此乃酒浆果瓜相妨，或当时不觉，则病入秋节变生，多诸暴下，皆由涉夏取冷大过，饮食不节故也。而或者以病至之日，便为得病之初，殊不知其由来者渐矣。欲知自慎者，当慎之于微也。

夫养性服炁胎息至道者，当少思少念，少欲少事，少语少笑，少愁少乐，少喜少怒，少好少恶。行此十二少者，学道养生之都契也。多思则神殆，多念则志败，多欲则损志，多事则形劳，多语则炁争，多笑则伤藏，多愁则心摄，多乐则意溢，多喜则志错昏乱，多怒则百脉不定，多好则专迷不理，多恶则憔悴无欢。此十二多不除者，丧生损炁之本也。唯无多无少，几乎道也。故处士少疾，游子多患，繁简之殊也。是故田夫寿高，梁夫命短，盖嗜欲多少之验也。故俗人竞利，道士罕营。夫常人不可无欲，又复不可无事，但约私心，约狂念，靖躬损思，则渐渐而自息耳。

封君达云：体欲常劳，食欲常少。劳勿过极，少勿过虚。恒去肥浓，节咸酸，减思虑，损喜怒，除驰逐，慎房室。春夏施泻，秋冬闭藏。又鱼脍生肉，诸生冷之物，此多损人，速宜断之，弥大善也。心常念善，不欲谋欺诈恶业之事。此者大辱神损寿也。忌之！戒之，不可犯也。

彭祖曰：重衣厚褥，体不甘苦，以致风寒之疾。味脯肥甘，醉饱餍饫，以致疝结之病。美色妖丽，娇妾盈房，以致虚损之祸。淫声哀音，怡心悦耳，以致荒耽之惑。驰骋游观，弋猎原野，以致发狂之迷。谋得战胜，取乱兼弱，以致骄逸之败。斯盖圣人戒其失理，可不思以自勖也。夫养生服炁之道，勿以久行久坐、久听久视，不可强食强饮，亦不可忧思愁哀，饥乃食，渴乃饮，食止行数百步，大益人。夜勿以食，若食则行约五里者，无病损也。日夕有所营为；不住为佳，不可至疲极，不得九安无所为也。故曰流水不腐，户枢不蠹，以其劳动而不息也。又曰：夫服炁之人，可以须知调护不偏也。故云：久视伤血，久卧伤炁，久立伤骨，久行伤筋，久坐伤肉，远思强健伤人，忧患悲哀伤人，喜乐过差伤人，忿怒不解伤人，汲汲所愿伤人，戚戚所患伤人，寒暖失节伤人，阴阳不交伤人。凡交须依导引诸卫，若能避众伤人之事，而复晓阴阳之卫，则是不死之道也。俗人但知贪于五味，不知有元炁可饮，圣人知五味之毒焉，故不贪，知元炁之可服焉，故闭口不言，精炁息应也。

凡服炁者，斯文前后通览，审而行之，大道全矣。

（底本出处《正统道藏》洞神部方法类。）

太清经断谷法

服食松根

取东行松根，剥取白皮，细剉曝燥捣筛，饱食之，可绝谷，渴则饮水。

服食茯苓

茯苓削去黑皮，捣末，以醇酒于瓦器中渍，令足淹。又瓦器覆上，密封涂，十五日发，当如饵食。如博棋日三，亦可屑服方寸匕，不饥渴，除病延年。

又　法

茯苓、肉桂各一斤，末之，白蜜丸如鸡子黄大，日三服，此张常度世法。

又　法

茯苓末三斤，白蜡二斤，麻子油三斤，松脂三斤，白蜜一斗。先煎蜜三五沸，纳松脂沸，纳油油沸，纳蜡蜡沸，纳茯苓末熟搅匀，丸如李核大，每日服一丸，日可再服，得千岁不饥。

又 法

茯苓末三升，白蜡五斤，白蜜三斤，合蒸如炊一石米熟，倾器中丸，丸如梧桐子大，每服十丸，饥者复服十丸，百日后不饥，乃日服一丸，禁杂食。又取茅根捣取汁，和此药蒸，服之百日后，玉女至。

又 法

茯苓末五升，油松脂七斤，白蜡五斤，白蜜三斤，蜀苏二升，合蒸如炊一石米熟，取出丸，丸如梧桐子大。服十丸，稍增，以不饥为度。十日后服一丸，勿余食，可饮少酒。此是慈法大师依方施用，于成都将服道俗蒙济者多，行道听讲者众，便可度世也。出《五符经》。

又 法

先以水六斗，煮白米四斗令熟，去滓，得四斗五升，置不津器中，澄泠之，细剉小麦麹五斤，纳中再宿炊。秫米五升，冷暖随时投之，二三宿视香好，复炊秫米二升投之，一二宿。纳好蜜一升，搅令匀，乃以精茯苓屑五斤，新绢囊宽结口，纳酒中令没，勿使至底，手捼溲令汁得匝，入囊中，封泥二十一日，取出。当服饵先日，作佳食，清洁斋戒，明旦服如弹丸，至暮令尽一斤，小儿可半斤，则终身不饥渴。饮冷水，不可温饮。若食谷药立下。自此以后，日中正服两丸，至三丸耳。其酒不可自饮。凡酒亦然，至忌。此法以断谷最胜，久久神灵降传。凡服食茯苓，切禁食酸物及热物。

服食术

成治术一石，净洗捣之。水二石渍一宿，煮减半，加清酒五升重煮，取一石，绞去滓，更微火煎熬。纳大豆末二升天门冬末一升，搅和丸如弹丸。旦服三丸，日一。或山居远行代食，耐风寒，延寿无病。此崔野子所服法，天门冬去心皮也。

又　法

成治术一石，水一石，煮之稍益，至三石水尽消烂，绞去滓，铜器中煎熬，大豆屑作饼，圆二寸。日食三枚，纳口中良久令消，勿顿吞之，则断谷而长生。

又　法

成治术二石，以水三石煮之稍益，至十石五斗许，乃绞去滓，出著铜器中，纳白蜜五升，松脂五斤，枣膏五斤，搅和微火煎如精。服一丸如鸡子大，日三，不饥，除百病长生。松脂用成炼者。

又　法

术一石，咬咀著釜中，煮三沸出汁。又以水二石，熟煮令烂。乃合向汁，纳青粱米屑一升，白蜜五升，微火煎如精，日食二饼，如常不饥，气力不散，长生。

又　法

术一石咬咀之，以水二石煮耗，又以水一石，煮一日令烂，去滓，更煎，纳稻米末三升，盐一升，豉半升，煮米令熟，出纳铜器中，糠火煴令可饼，饼重四两。先食两饼，如饥顿食五饼，却五日食四饼，却十日食三饼，却一月食二饼，乃比岁不复食，不饥长生。

又　法

术五斤，捣绞取汁，以和茯苓屑三斤，丸如梧桐子，日一中夕各吞三丸，不饥不老。久服，六甲六丁神至，可役使。

又　法

以酒服术屑，蒸曝干，更溲曝，如此九过止。日服三方寸匕，不饥延年。以十一月、十二月、正月、二月采之为佳。凡服术，禁食桃也。

服食黄精

黄精细切一石，以水二石五升，一云六石，微火煮，日一至夕，熟出使冷，手按碎，布囊榨取汁，煎之，滓曝燥捣末，合向釜中煎熬，可为丸，如鸡子。服一丸，日三服，绝谷，除百病，身轻健不老。少服而令有常，不须多而中绝，渴则饮水。云此方最佳，出《五符》中。

又　法

取黄精捣捱，取汁三升。若不出，以水浇榨取之。生地黄汁三升，天门冬汁三升，合微火煎减半，纳白蜜五斤，复煎令可丸。服如弹丸，日三服，不饥美色，亦可止榨取汁三升，汤上煎可丸，日食如鸡子大一枚，日再服，三十日不饥，行如奔马。天门冬去心皮。

又　法

取黄精根一石，洗刮净，以水二石煮之。又以五升酢煮令味尽，笮取汁密盛渍之。更煮滓亦令熟，取汁合二汁，澄取上好者，纳铜器中汤上，煎如饴末，熬大豆，丸如精。服一鸡子大，日三，不饥，百日走及奔马。亦可以熬胡麻代豆，亦可加米为精，香美止饥，出《五符》中。以冬日及春二、三月采佳，凡服黄精，禁食梅果等。

服食萎蕤

常以二月、九月采叶，切干治服方寸匕，日三，亦依黄精作饵法服之，导气脉，强筋骨，治中风，跌筋结肉，去面皱，好颜色，久服延年神仙。

服食天门冬

干天门冬十斤，杏仁杏升捣末，蜜溲，服方寸匕，日三夜一。甘始所服，名曰仙人粮。

又　法

天门冬三石，去心皮，捣笮取汁一石。微火煎得五升，出浮汤上，纳白蜜一升，熬胡麻屑二升，合和煎搅勿息，令可丸，以大豆卷屑饼，圆三寸，厚半寸，日服一枚，百日不饥，肌肉润泽，延年。亦可加地黄汁三升合煎。此方云最佳，出《五符》中。

又　法

天门冬剥去皮，熟捣纳釜中，微火上煎，纳大豆末四分之一，合黄可饵食，如鸡子三枚，止饥美色。以二月、八月采为佳。凡服天门冬，禁食鲤鱼。

服食巨胜

胡麻肥黑者，取无多少，簸治蒸之，今热气周遍，如炊顷便出曝。明旦又蒸曝。凡九过止。烈日亦可一日三蒸曝，三日凡九过燥讫。以汤水微沾于臼中捣，使白复曝燥，簸去皮熬使香，急手捣下粗筵。随意服，日二三升。亦可以蜜丸，丸如鹅子，日服五枚。亦可饴和之，亦以酒和服，稍稍自减，百日无复病，一年后身面滑泽，水洗不著肉。五年水火不害，行及奔马。抱朴子云：江东本无此方，惠帝永安元年甲子岁洛乱，人得之。余以永兴二年八月一日寓，以为要秘。

又　法

取九蒸者一石，加茯苓三斤，合蜜丸，服如上，得力速。

又　法

取成蒸者一斗二升，茯苓二十四两，泽泻八两，捣三万杵。每服如潭丸，日三。亦可密丸，可预作从军。入山涉水，不令疲瘦，遇食便食。无所禁忌。

又　法

取生胡麻一石，挞去上皮，蒸之一日，曝干捣之，溉釜中一石五升水，复蒸令水减五升，下饭以写木盘中，悉以汤沃之。加麦馨屑一升，馕作糖，卒时淋汁煎之，三分余一。又铜器汤上煎令可丸，服如鸡子大，三丸，百日肌肉充盛，寿命无穷。初服胡麻饥极者，五日中作一顿白米粥食之，渐至十日，又作。久久则都断。凡服胡麻，禁食腥秽、生菜。若下痢不止。煮干苏叶饮之。

服食杂米麦

稻米四升，真麝香四两，合和搅之。如炊一石米，顿饱食，可支四年。

又　法

杏子五千枚，捣碎，取白汁二斗许，煮取八九升，以渍稻米一升，或五升，勿令多，捣蒸之气出上。以胡粉末一分，投杏汁中搅和。又以溲饭，更蒸尽汁止，熟如枣脂状。宿作米食，明日食之。可供两人，亦可百日，一年不饥。后欲下药，饮葵羹汁则去也。

又　法

粳米、黍米、小麦、大麻子，熬大豆各五合，入白蜜一斤，煎一沸，冷水中丸，丸如李子，一顿吞之，则终身不饥。一方无黍米。出在《五符中》。

又　法

青粱米一升，赤石脂三斤，合和以水渍之，令足淹，置温处，三二日上生衣，捣丸之，大如李子，日食三丸，则不饥渴，即饮水，可以远行，千里不倦。出《五符》中。

又　法

粳米一石，以水渍之二十一日，可作粉曝干。取作粥，一升粉可三作粥。取支一日，气力不减，颜色如故，身轻目明。

又　法

成治大麦屑三升，上蜀苏一斤，热汤五升，合膏溲麦，曝令干，微熬黄香，复纳汤曝尽汁止。乃细磨筵，纳甘草、木屑各一斤，茯苓屑二斤，盐一升，合和，水服二方寸匕，日三四，渴者更服至五合。若遇饭菜蔬，便食之，元禁。在处若遇危厄荒饥，可服，终身不饥，延寿。

又　法

大麦一石，蜀苏膏三斤，水四升为汤，纳膏汤中膏消，初饱食后，稍进，不饥，除寒热，延年。

守中径易法

取大豆种必生者三升，手挼令光明，匝体暖。先美食竟，乃顿吞之，可解五十日，百日不饥，渴则饮水，勿余食。欲去之，服热粥二升，豆即下。一法：每向日再拜，一服一升，于口中展转嚼，乃咽之。日三。

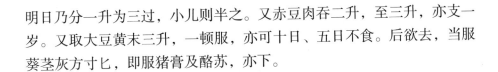

明日乃分一升为三过，小儿则半之。又赤豆肉吞二升，至三升，亦支一岁。又取大豆黄末三升，一顿服，亦可十日、五日不食。后欲去，当服葵茎灰方寸匕，即服猪膏及酪苏，亦下。

又　法

先嚼蜡大如传碁，极令柔，乃内猗氏肥枣，并合嚼之，即皆消而咽之入腹。止热除病，断谷。又旦食一方寸蜡，辟一日。

又　法

桑椹黑者，曝干捣之，水服三合，日三，则不饥。

又　法

牛苏、羊苏、松脂、蜡蜜各三斤，合和煎，食之，支三年不饥。

又　法

天门冬末一升，松脂一升，蜡蜜各一升，合和煎，可丸如梧桐子大。旦中暮服三丸，如弹丸，即不饥美色。此亦云崔文手中秘方。天门冬去心皮。

欲还食谷解药

凡服守中药，断谷后，不可食杂物。若渴，即得饮少冷水耳。后脱欲还食谷者，当先服葵子汤下药，乃可食也。初食日作一合米粥，日三。二日后日二合米，又三日后日五合，又三日后七合，又三日后日一升，如此一月后，乃可复常。

葵子汤

葵子一升，猪膏一斤，以水五斗，煮取二升，去滓，稍稍服之，须乐下尽乃止。亦可合米作薄粥饮之，蜀苏亦佳。

又　法

葵子、消石分等末，以粥清服方寸匕，日再，十日药去尽，乃可食谷。亦可各取一升，以米三升煮取一升，日三。

又　法

大麻子研碎，煮令熟，饮五升取下。亦可合作薄饮，每令食肥滑物为善。

（底本出处《正统道藏》洞神部方法类。）

太初元气接要保生之论

天地未判，混沌包藏，元气聚而生水也，盖水者，气之始也，丹之祖也，五行之主也，万物之根也。修炼还丹，必得真一之水，入于华池，然后阴阳交感，结成圣胎。知是水者，明道之源，黑铅是也。故黑铅乃非常之物，玄天神水，生于天地之先，化于万物之母，为真一之精，天地之根也。能于是精气中产生天地五行万物，岂天地之后所生杂物呼为真铅哉？缘此真精，上应星辰，号真铅，长与太阳流珠和合，长养万物。是以水中生金，名曰白金，还丹根基，于斯尽矣！王道曰：白金自水而生，是真水银也。此真水银自从未分判，一物生太太极先，包藏五四三二一，阳清阴浊分铅汞，本是阴阳颠倒术，用之万物皆回旋。夫水者，天地之元气，阴阳之始精，而能生银，名曰白金，乃是无中生有，还丹造化之基也。王鼎真人曰：还丹本是无形物，除此银真更没真。圣人知此此白金自水而生，采为丹基，进道工夫，要知春夏秋冬，四季八节，二十四气，七十二候，昼夜百刻，俱在导引之说。究此气候，常无灾缠，延年长久。如遇立春正月节后，每日子丑二时，将手按两内肾，转身耸引，各三十五度，吐纳嗽咽如意。堂能尽其功夫，虽不足以成大道，亦可以发散眉背胫项积滞风之疾，身轻体健。

一正月中，每日子丑时，手按胜转，左右三五度，取先天气上入华池中，吐纳漱咽九数如意，下丹田合会。苟能尽其功夫而不忽略，可以发三焦经络留滞之迆，身轻无难。

二月节后，每日丑寅时，坐定，清气一刻，握固转颈五六度，静工气封固揖上，纳漱咽二三如意，复归原祖宫合和。徐气呼，身康去肾肺蕴积，如是身健行轻。

二月中，每日丑寅时，坐定调气一刻，左右手挽各六七度，引祖气上华池，慢纳三三度，如意降火，散除胸肚胀满，日久延寿。

三月清明节后，丑寅时，正坐定，左右手硬前引祖气七八度，清液浊吐三二，其工功夫三五次，如此却腰肾胃虚积滞，寿命何不增乎！

三月中，每日丑寅时，平坐，换左右手，举托移肾，各三五度，华池水下咽中丹田，或二三次，可去脾胃瘀血，工夫长久，身安轻健。

立夏四月节，每日寅卯时，闭息瞑目，反换两手五七度，又息气半刻，将祖气引上华池，唤水咽液，依法用功，日元休息，发散背膊风湿，功夫常行，一身轻健。

四月中，每日寅卯时，坐定一刻，左手朝天，右手按住胸前，取气上升入十二重楼，三五度，咽液常流下降，阴阳相和，癸散肺脐之久积，用工不昧，疾除身健。

五月节，每日寅卯时，正立仰身，两手朝上，换气于背上来举五七度，定息还宫，咽液如意，除去腰肾蕴积，身体轻康。

五月中，每日寅卯，坐定，一脚擂后，右脚直前，纳清咽液数次尽，其随意功夫，消诸风寒，身清气爽也。

六月节，每日丑寅时，坐息定半刻，两手运下丹田，双足直伸，制三五度，先天上攻，会合华池真水，命根之祖，咽液七次，消除积滞，身康力健。

六月中，每日丑寅时，双拳胜膝，引作龙虎肝肺之说，气提上心，各三五度，华池水下降三次，其肝肺龙虎合交，尽其功夫，背疾不作，效应无二。

七月节，每日丑寅时，正坐，两手将根祖缩住，气闭息耸，上涌华水下来，三五口，想两应交泰，手放下三五次，如此，凡劳积聚，亦皆除之。

七月中，丑寅正坐片时，转头左右摇二十四遍，举引祖气，口中呵出痰火，去恶不生病矣！

八月节后，每日丑寅时，清坐，两手按膝磨磨，心想祖气，运用推引，上来到池，咽液三次，亦可除腰背之患，一身无涧。

八月中，丑时盘足而坐，两手掩耳，身左右摇，提祖气上华池三五度，又咽液，可除胁腰之厄，目明精爽。

九月节，丑寅正坐，举两臂，踊身上托，闭气上升池中，咽液七口，心火皆除，痰淹化散。久而行之，与道合真。

九月中，丑寅时静坐，两手抱定下丹田，祖气清清，不上不下，运转调水，和合阴阳，徐徐行，百病不生也。

十月节，丑寅时，两手叉腰，定气元神，提壶灌扆，水火既济，气运周天争，仰面朝天，入气三吸，灭火消痰之厄，常常行之，何不去痰延寿获清。

十月中，丑寅时，正坐养气，随气不呼不升，静而能清，明心见性，一咽液纳五次，皆兴身安体健。

十一月节，子丑时起身，两手往上，努力两足，脐并吸气五度，周而复始七次，气爽精神，久行者，仙道不远也。

十一月中子丑时，平坐伸足，两手交交，调上祖气到水池中会合，

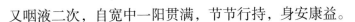

又咽液二次，自宽中一阳贯满，节节行持，身安康益。

十二月节后子丑时，正坐静工，一手抱祖根，一手运脐中，运气荣荣，不放不收，顺顺安相根祖，发生之后三五度，依法元违，养命远久。

十二月中，子丑时睡，面朝外，两膝抽胸，顺气呼吸三唤，咽液一口，三九之数，能尽其功，经络淳淳，不足以成大功，亦可除病安然。久而行之，寿命百年，玄中大妙，亦可以接命之方，增寿延年助道，俗称为添油之法。学者可以玩味，详察深思，决明出世超凡。百日间参知造化之奥，与天地同长久者也。此是授受相传，非丹术旁门之小道。凤有仙骨，获而得之者，宝而藏之，非人勿示，篇中誓愿深重，请细察！秘之！甚之！

（底本出处《万历续道藏》。）

气法要妙至诀

要妙气诀，真道者用之，其寿与天地齐矣。人自有六种导引，而不知吹、呵、嘘、呬、呼、嘻。吹去寒气，呵去烦气，嘘去痰积，呬去疲劳，呼去温热，嘻去风气，此言人之生自解也。

气　法

方丈室，开小窗，一日午时，饱食白，节一切味，令气易行。至子时，叩齿二七遍。

又取暖气法：两手相摩，摩面及身并手足，名干浴。

两手各收发髻，收讫，正坐，闭气，咽之至气海，或一取一咽，或二取一咽，或三取一咽。五咽之，口微吐少气，名一通。虽虚而不困，初甚难，又不得其意，久闭则自解节度，自知所宜，非言能诠，非翰墨所及。

若体似有疾，则瞑目闭息，极闷不堪，身腹盈缩汗出，及微喘，喘定汗消为通。凡至十通，病乃瘥。

从子至午为阳气，可服；午至子为阴气，不可服。鼻中取为正气，可服；口中取为邪气，不可服。鼻为魂门，口为魄户，魂清魄浊故也。并小导引，随不利而为，不必备及。十二补法亦如之。到明以来，一遍讫即一食，顿消散，放逸还如子时取气法门。

老君十三静，至日中作蜜汤或胡麻饮、蕤、汤、蔓菁子、黄精汤，一味即得，服一二小升酒亦得，甚妙。常须含枣核，来津液润内府，不然即口干。日夜存心，节候自成，不用勤，不至劳，绵绵若存身耳。一日著身，二日如梦，三日小腹觉知，四日腹鸣，五日两眼热，六日两足热，七日神见，八日气如云行，九日上下通，十日神光行形中。初三日小头眩，二十八日小著物怪，四十日气增，六十日如故。初或小便赤黄服枣汤，大便坚难服葵子汤。一旬颜色痿黄，二旬动作肠胃，三旬消疲，四旬色悦，五旬六腑和，六旬如故，七旬志及高远。此时宜闲精守玄，服丹砂、雄黄、雌黄等，则不畏寒暑也。酒虽益气，而能乱神，不可多饮。十旬通神，若能当兼草药，不复虚羸，慎勿泄气。

气欲生时，腹中气氲亦吸，复合气令平，想从诸毛窍间出，勿令下出，名炼气。百日内炼气最难，非不失之一二，失复为之，乃成矣。津出咽而勿唾，名炼津。虽溺如水，其洁可食，名炼溺。

《淮南》云：欲长生，腹中清；欲不死，腹无滓。冬不寒，夏不热，此龟蛇燕等行气之法，皆鼻口不出入息也。一百日光照身，二百日中外明，三百日通神灵，四百日从外知内，五百日能寒能热，六百日能隐能彰，七百日出入无间，八百日女行则玉女侍给，男行则玉童侍给，九百日视见万里，无所不知，九年仙化，十二年真人也。又一年易气，二年易血，三年易脉，四年易肉，五年易髓，六年易筋骨，七年易皮肤，八年易发，九年易形为仙，有三万六千神在身，或乘云驾龙，制御风雨，役使鬼神，百二十年检神会道，与空合真也。

调气法

夜半后，仰卧平枕，展手共足，足间相去一尺。然后舒两手，手去身各五寸，握固闭气，心存所疾之处，以气攻之。良久，渐开口，时却祛出恶气，如此六息、七息为一度。炼气必令归疾处散之，及吐之时，使耳不自闻，则可以长久。

脾居中宫为君位，四气从元气而生，故居脾外为臣位。人能固得元气，长在脾宫，即九窍永绝出入息也。脾有九窍，横五孔，竖四孔，以存神之窍耳，九九八十一，又存道之数也。脾即神之室也，可以长久。脾居中宫，为君位，有窍焉，能固得元气长在脾宫，即外九窍永绝出入息也。

三丹田真皆凭脾而存气，脾气若存，身则永固。神以气立，气以神存，神气相生，故长久也。又若不学导引，其道难成。仙家黄庭，此真道阶也。又宦情未歇，房室未除，但得静馆闲园佳赏之处，亦得修学也。欲学导引，先须绝荤茹，少房室。节嗜欲则神明宣，绝荤辛则神气全。导引之法，先拔鼻孔毛，口齿清洁，衣新净衣，低床薄盖，软枕低首，勿令头昂，则气不调耳。元气在脾，不能自出，要假外气，从鼻入脾中引元气，还从鼻出，故气性自然，反外入内亦自然也。

节气法

先闭口，默察外息从鼻入，意料入息分，入息极，息即从脾中引元气还鼻中出，料去息二分，出即节取，余一分令住。正节著元气头，元气节不得，即却入脾中，还待外气入来而出也。入则料之，出则节之息之，如此不得断绝。其节气者是人意中，以气节之，气即自止。故气也，人不节之，气即得出，若约节之，气即由人不由气也。

气以神为主，故神能侵气，气能使身，即知意是神也。节气时，当须闭口，气不得从天门出，若地户开，即盗从地户出也，故常须闭口也。如觉气小闷，开地户，多少还出，出了闭之。此谓未调和时须少放，若得方便，永勿放也。

初用气时分，入息缓，出疾，三节一即出，疾节缓之。只恐节元气不著，名为炼七八也。若节气得七八，若勿节气，料出气为三分出半，即节心无失矣。待气调和，还依圣人常法，若勤为之，出息日迟，迟即元气调伏，不欲出也。

助导引咽气法

王公曰：夫学导引之人者，用气断谷，教人不食，性少虚赢，乃用咽气助导引也。咽气是咽粗气也。若咽气，急闭口内咽喉中气，咽三十二十咽，即腹饱，只得绕腹鸣转，腹中实满，虽是别道，亦是一家。若节元气取饱，此是妙中之妙也。

导引新候要诀

夫学导引者，能勤勤行一两月，即得调和，由人用功多少，气即渐渐下。气下时，如蚊行相似也。气至满心下，以手指下鸣，即是气到从心下，渐渐入腹。常以手指肚，看如鼓鸣，即气归；即渐下至脐，绕腹而行，细意察之，即知腹长短大小。腹中恶物尽出，即至涌泉，渐渐下迟，即渐渐至脚心，即出手及头。头最难通，周一身始得通。

气遍四肢，流灌百脉，一身内尽得通畅也。此名小得。

分为阴阳，右边似冷，左边似暖，此名小得。

阳时用阳气，左边不动，阴时用阴气，右边不动，此亦小得。

从子时至巳时，为阳时；从午时至亥时，为阴时。昼夜以此许，用阳气左边不动，用阳将意欲右边气行解，意不在左边，气不行也。阴时用阴意欲左边，一如用阳法。

节气长定，从如习静，一向节气欲者，意之余暇也，不得乱用。节气长定，此名小得。

右边热用阴气过，想阳边同阴畔之冷，左用阳气过，想阴冷，阴同阳边热，故此名为使气也。亦名小得。

使气者，是节元气之时也。元气欲却下，意中使之间，右向左也。使之不得，始使向左，又则使之向右。言阳时用阳气，即使向左，阴时用阴气，即使向右，亦如阳法。若身有患，即使气注之，不从阴阳时，但咽元气，欲却下即使，使不得乱，节气之长定，此亦名小得。

人乍闻使气，多有笑之者，气是何物？受尔使也。气是神之用，意是神之灵，神之使气，气自使身，此乃神之动作也。有何怪乎！故神欲动，气即牵身而令动，神欲走，气即牵身而令走，神欲卧，气则牵身而令卧，神欲起，气即牵身而令起。此乃神用粗气也。只得食，令人脚踏地动作，若用气得妙，神将身向空虚中走作也，此知意即神之灵也。

用阳气刚想玉茎只泄阳气，不泄骨精，用之弥坚，此名小得。

冬月想房室中用阳气入人来，尽觉性温，亦小得。

在热时坐家中，想阴气入来，觉清凉，此亦小得。

夫后妻得者，亦名小得。

用气调和，肚皮日觉厚，亦小得。

故身上常常退皮，亦小得。

用阴气冷如铁，硬如石，亦小得。

用阳气，能上得峻山峭壁，亦小得。

用阳气，身轻能行者，亦小得。

夏月向林中外，用阴气得草木叶润，亦小得。

有人患冷热病，用阴阳手摩之，病应手愈，亦小得。

耳听想及弦管者，悬知吉凶，亦小得。

自视洞观，鬼神之情不能隐匿，亦小得。

心能察微意，有非常之智，亦小得。

奇方异法，古器奇宝，人不识者，心自悟之，亦小得。

万神来附，为侍奉者，亦小得。

以身中之气能生得他人五脏气者，亦得妙也。元气内藏，尽无出入，定息所有，到无窍之处作出入息亦全，王公曰：此是落籍逃丁，不为太阴所管者，妙也。

炼肉炼骨，轻清上浮，同太虚天地之神灵，变化自在者。此是导引之极也，尚未与内真神同游，此名未入真人位也，号曰真人。此气妙术是张果先生传龙岗法，甚妙之耳。

琴心先生曰：真人云姓张氏，名果，玄宗制号通玄先生。偶然而来，不知出其谁之子，观其神化自在，若则上古之高真也。或问：亦曾仕于世乎？因有丙子年为契史之说。其如史传不载，而所传气诀，仙经阙如斯耳，乃道家之秘宝也。静而行之三七日，彻视肠胃，还年却老，乘云陆空而登晨霞，可翘足而待之。非夫气象合道者，不可辄传。慎之！

契史先生曰；凡人腹中，三处有隔，即心有隔。初服气皆觉心下胃中满，但少食，久作之，自觉通下。至藏下有隔，即觉腹中满，久而行之，自觉到脐下丹田中，始觉气周行身中，由自未入鸠中候觉鸠中气出，即能与人治病。

初学必须安静处，细意行之不已，气自入腹中，于行住坐卧一切处不妨。胃中气未下入脐腹，即不入诸处，作难成。

初学服气，皆须入息时即住其息，少时似闭气满，其息出时，三分减二，还住，少时咽之，咽已又作，至腹中满，休。必须日夜四时作为。初学入气，欲入丹田，还易散意，欲得气相接也。气入丹田已，纵不服气，气亦不散。四时，朝暮子午时也。心里满，且勿服气，但咬少甘草桂心亦得，其满即散丹田，未满亦未到满也。元气下时，自然少有闷也。

初服气时，要须朝暮二时用仰覆势，夜半及日中唯用仰势。其仰势用低枕，仰卧缩两肩，竖两膝，伸两手著两肋边，即咽气，只咽十咽，气即满丹田。待一时咽了，然后如意运入鸠中。其覆势，以腹坦床，以被支胸令高，手脚并伸著床，即咽十咽，每咽皆以意运，令沿背下，从熟藏中出。每朝暮行气，先覆后仰，每咽皆下作声，运入丹田，沿脊下亦须声作，每势十咽，即足。如不解作声，三五咽亦不足，要解作声始得，不解作想，徒劳耳。

凡咽气，皆须喉中深徐徐咽，不得猛，猛即发嗽。

凡咽气，每一回咽，中间隔十息，亦须作事停歇，从容任事运意。

凡服气四度外，或非时腹中觉气少，气力不健，任意咽多少。

凡初服气未固，多从熟藏中下，稍宜固之，以意运令散。

初服气必须心意坦然无疑，勿畏惧。若有畏惧，气即难行，若体力调和，必须意禀欣乐自足，不羡功名，即日胜一日，欢快无极。不得思食，坦然无所念，始得。若忽思食，必须抑捺，如不在意，抑捺心即须念，能抑捺者，终日对嘉宾肴膳亦无所念。

服气但不失时节，丹田中常满。纵日别出行人事，不废修行，惯纵失一时两时，亦无妨。若服成功者，终日不服气，气亦自足，至妙不可穷矣。

服气得脐下丹田中当满，叫唤读书，终日对人语话气力亦不少。仍须行少地，令气向下大精服气成讫，饮食即食亦不妨气，饱食咽气，气还作声，直至脐下，成已后，兼食行气，下气无妨服气。欲得以气推腹中粪令尽，但勿食二十日，弥佳。若入头即食不得妙。

服气日别吃少药酒，亦好，如思食，吃少蜜姜汤，即定，仍不得多食，能常百种不食最好。但至诚感神，百无所畏，纵体中及心胸闷不好，亦非事，久久则好。不用吃果子，恐腹中不安稳，又恐滓秽，腹中气难行，且欲空腹，令气行。但思久作，自觉神情有异，四体日胜，体清不可比。方久久行气，人眼中自识善恶？视人从表知里，能至心，三七日即内视肠胃。如不至心，久久行始通，能内视五脏，历历使用，气妙不可言。能坚用肌肤，不减亦不病瘦，作不如法，或无坚固志，即疲弱。凡人身中，元气常从口鼻中出入，制令不出，使丹田常满，即不至饥，其神清明，求死不可得也。服气丹田满，如闷即还令从四肢及顶上出。第一莫令从口鼻出散，虽食百味饮食，但得虚肥，身受百病，渐入死地。凡人饮食酒肉，一时虽得勇健，百病皆易生，瘴疠蛊毒，逢即被伤。能服元气，久久行之，诸毒不能伤，一切疾病皆治，久久自知，服气初了，或冲上从口鼻出，即须咽津液，勿咽入息，恐外气入。

初学服气取气多，或胀满搅转作声不安，即须数数以意运气逐肠中宿粪，去尽即好，令肚空，其气在腹，即得安稳。如逐粪未尽，肠间搅转不安，任下泄一两下，即宽。虽下泄失气，续更咽添之，意者常令丹田气满，即住一日一夜。总有六时咽气，子寅辰午申戌，此日夜六时，丹田开受。

（底本出处《正统道藏》洞神部方法类。）

老子说五厨经注

序

臣闻《易》曰：精义入神，以致用也；利用安身，以崇德也。富哉言乎！富哉言乎！是知义必精然后可以入神致用，用必利然后可以安身崇德。义不精而云致用，用不利而云安身，身不安而云知道者，未之有也。然则，冲用者，生化之主也。精气为物，谓之委和，漠然无间，有与立矣。则天地大德不日生乎？全其形生者，在乎少思寡欲，抱朴寻和，游心于淡，合气于漠，且清明在躬，志气如神，嗜欲将至，有开必先。故圣人垂教以检之，广业以持之，专气致柔以道其和，向晦宴息以窒其欲。洗心藏密，穷神知化？然后安身而国家可保，德用而百姓不知，是以自天佑之，吉无不利矣。伏读此经五章尽？修身卫生之要，全和含一，精义可以入神，坐忘遗照，安身可以崇德，研味滋久，辄为训注。臣草茅微贱，恩霈特深，天光不违，自忘鄙陋，伏上惭惧，徊徨如失叵憎，顿首，顿首，谨言。

夫存一炁和泰和，则五脏充满，五神静正。五脏充则滋味足，五神静则嗜欲除。此经是五脏之所取给，如求食于厨，故云五厨尔。

一气和泰和，

一气者，妙本冲用，所谓元气，冲用在天为阳和，在地为阴和，交合为泰和也。则人之受生，皆资一气之和，以为泰和，然后形质具而五常用矣。故老子曰：万物负阴而抱阳，冲气以为和也。则守本者当外绝二受，以全生分，内存一炁，以和泰和，和一而性命全矣。故老子曰：专炁致柔，能婴儿乎。

得一道皆泰。

得一者，言内存一炁以养精神，外全形生以为居泰，则一炁冲用，与身中泰和和也，故云得一。如此则修生养神之道，皆合于泰和矣。故老子曰：万物得一以生。

和乃无一和，

言人初察一炁，以和泰和，若存和得一，则和理皆泰，至和既畅，非但无一，亦复无和，不可致诘，如土委地。故老子曰：吾不知其名。

玄理同玄际。

玄，妙也。理，性也。此言一炁存乎玄际和，理出其性，性修反德，而妙畅于和，妙性既和，则与玄同际。故老子曰：同谓之玄也。

不以意思意，

意者，想爱也。言存一炁以和泰和者，慎勿存想受，以缘境识，当凝神湛照，令杳然空然，使和畅于起念之前，慧发于忘知之后，瞻彼阒者，则吉祥止矣。若以意思意，意想受尘，坐令焚和，焉得生白？故老子曰：塞其兑，闭其门，终身不动。

亦不求无思。

但不缘想受，则自发照慧，照慧之发，亦不自知，若知求无思，即涉想受，与彼思意等无差别。故老子曰：无名之朴，亦将不欲。

意而无有思，

内存一气，但令其虚，虚即降和，和理自畅，虽则不缘想受纳和，强假意名，既非境识所存，是以于思无有。老子曰：用其光，复归其明。

是法如是持。

如是内存泰和，泰和之法和畅，则是法皆遣，遣法无住，复何所持，以不持为持，故云是法如是持也。

莫将心缘心，

心者，发慧之质，想受之器也。正受则发慧，邪受则生想。言人若能气和于中，心正于内，内照清冷，则正慧湛然，鉴明而尘垢不上，渊停而万象俱见。见象无主，谓之常心，若以心得心，缘心受染，外存诸法，内无慧照，常心既丧，则和理亦亏矣。故庄子曰：得其心，以其心，得其常心，物何为最之哉。

还莫住绝缘。

夫以心缘心，则受诸受，若正受生慧，自得常心，慧心既常，则于正无受，何等为缘，既无缘心，亦无缘绝，湛然常寂，何所住乎？老子曰：损之又损之，以至于无为也。

心在莫存心，

慧照湛常，则云心存，于绝无住，故曰莫存心照，既不将而随迎心缘，则无绝而无住矣。

真则守真渊。

真者，谓常心慧照，清净不杂也。若湛彼慧源，寂无所染，既无知法，亦无缘心，则泰和含真，本不相离；故云守尔。

修理志离志，

理者性也，志者心有所注也。若绝外境受此心也，则性受也。言修性者心有所注，但得遍照，若外尘已绝，境识无注，离形去智，同与大通，性修反初，圆照无滞，内外俱净，玄之又玄，则离于注想矣。

积修不符离。

上令修性离志，则内外俱寂，无起住心，亦无空心，坐忘行忘，次来次灭，若积聚修习，不能忘泯，起修一念，发引千钧，内照既摇，外尘咸起，则与彼离志不相符合矣。

志而不修志，

若心无所注，则何由渐悟，必因所注而得定心，故云志也。不修志者，明离志而不积修，忘修而后性定，则寂然圆照。

己业无己知。

因心注而慧业清净，故云己业。内忘诸己，外忘诸物，于慧照心无毫芒用，则于己业自忘知，故云无己知。

诸食气结气，

夫一炁凝结，以和泰和，和一皆泰，则慧照常湛。今口纳滋味，以充五脏，身聚泡沫，载其形，生受体于地，凝湿于水，禀热于火，恃息于风，四缘结漏，皆非妙质，故缁涅一气，昏汩泰和，令生想受则动之弊秽矣。

非诸久定结。

言人当令泰和，含一无所想受，守真常湛，则与泰和合体。今以诸食结气，故非久定结也。

气归诸本气，

四缘受识，六染生弊，地水火风，散而归本，根识既染，则从所受业矣。

随取当随泄。

取者，受纳也。泄者，发用也。夫想有二受，业有二应，随所受纳，发用其征。若泰和和一，则一炁全和，致彼虚极，谓之复命，复命得常，谓名正受，正受净业，能生慧照，慧照湛常，一无所有，则入无间矣。一者，则食炁归诸四缘，业成则沦于六趣矣。

（底本出处《正统道藏》洞神部玉诀类。）

五厨经气法

臣闻《易》曰：精义入神，以致用也；利用安身，以崇德也。富哉言乎！富哉言乎！是知义必精，然后可以入神致用；致用必利，然后可以安身崇德。义不精而云致用，用不利而云安身，身不安而云知道者，未之有也。然则，冲用者生化之主也。精气为物，谓之委和，漠然无间，有与立矣！则天地大德不曰生乎？全其形生者，在乎少私寡欲，抱朴柔和，游心于淡，合气于漠。且清明在躬，志气如神，嗜欲将至，有开必先。故圣人垂教以检之，广业以持之，专气致柔以导其和，向晦宴息以窒其欲，洗心藏密，穷神知化，然后身安，而国家可保，德用而百姓不知。是以自天佑之，吉无不利矣。伏读此经五章，尽修身卫生之要，全和含一，精义可以入神，坐忘遗照，安身可以崇德。研味滋久，辄为训注。臣草茅微贱，恩霈特深。天光不违，自忘鄙陋。俯伏惭惧，徊徨如失。臣愔顿首顿首。开元二十三年十二月十一日京肃明观道士臣尹愔上。

《老子说五厨经》：夫存一气和泰，则五脏充满，五神静正。五脏充则滋味足，五神静则嗜欲除。则此经是五脏之所取给，如求食于厨，故云五厨尔。

东方一气和泰和一气者，妙本冲用，所谓元气也。冲用在天为阳和，在地为阴和，交合为泰和也。则人之受生，皆资一气之和，以为泰和，然后形质具而五常用矣。故《老子》曰：万物负阴而抱阳，冲气以为和也。则守本者，当外绝二受，以全生分，内存一气，以和泰和，泰和和一而性命全矣。故《老子》又曰：专气致柔，能如婴儿乎。得一道皆泰，得一者，言内存一气以养精神，外全形生以为车宅，则一气冲用，与身中泰和和也，故云得一。如此修生养神之道，皆舍于泰和矣。故《老子》曰：万物得一以生，和乃无一和，言人初禀一气以和泰和，若存和得一，则和理皆泰。至和既畅，非但无一，亦复无和，不可致诘，如土委地。故《老子》曰：吾不知其名。玄理同玄际玄，妙也；理，性也。此言一气存乎中，而和理出其性，性修反德，而妙畅于和，妙性既和，则与玄同际。故老君曰：同谓之玄。

南方不以意思意意者，想受也。言存一气以和泰和者，慎勿存想受以缘境识，当凝神湛照，令杳然空寂，使和畅于起念之前，慧发于忘知之后。瞻彼阒者，虚室生白，则吉祥止矣。若以意思意，想受尘，坐令焚和，焉得生白？故老君曰：塞其兑，闭其门，终身不勤，亦不求无思意而不复思，但不缘想受，则自发慧照，慧照之发亦不自。若求无思，即涉想受，与彼思意无差别。故老君曰：无名之朴，亦将不欲。意无有思，内存一气，但令其虚，虚即降和，和理自畅，则不缘想受纳和，强假意名。既非境识所存，是以于思无有。故老君曰：用其光，复归其明。是法如是持，如是内存泰和，泰和之法和畅，则是法皆遣，遣法无住，复何所持？以不持为持，故云是法如是持也。

北方莫将心缘心心者，发慧之质，想受之器也。正受则发慧，邪受则生想，言人若能气和于中，心正于内，内照清净，则正慧湛然。鉴明而尘垢不止，渊停而万象俱见。见象无主，谓之常心。若以心得心，缘心受染，外存诸法，内无慧照，常心既丧，则和理亦亏矣。故《庄子》曰：得其心，以其心，得其常心，物何为最之哉，还莫住绝缘夫以心缘心，则受诸受若正受生慧，日得常心。慧心既常，则于正无受，何等为绝缘？心亦无缘绝，湛然常寂，何所住乎？故老君曰：损之又损之，以至于无为也，心在莫存心慧照湛常，则云心在；心忘慧照，故曰莫存。既不将而不迎，心缘则无绝，而无住矣，真则守真渊真者，谓常心慧照，清净不杂也。若湛彼慧源，寂无所染，既无知法，亦无缘心，则泰和含真，本不相离，故云守尔。

西方修理志离志理者，性也；志者，心有所注也。前绝外境受，此绝内性受也。言修性者，心有所注。心有所注，但得遍照，外尘已绝，境识无住，离形去智，同于大通，性修反初，圆照无滞，内外俱静，玄之又玄，则离于住想矣，积修不符离上令修性离志，则内外俱寂，无起住心，亦无空心，坐忘行忘，次来次灭，若积修习，不能忘泯，起修一念，发引千钧，内照既摇，外尘咸起，则与彼离志不相符合矣，志而不修志若心无所注，则何由渐悟？必固所注，而得定心，心得故云志也。不修志者，明离志而不积修，忘修而后性足，则寂然圆照矣，已业无已知因心注而慧业清净，故云已业。内忘诸己，外忘诸物，于慧照心无毫芒用。则于己业自亦忘知，故云无已知也。

中央诸食气结气夫一气凝结，以和泰和，和一皆泰，则慧照常湛。今口纳滋味，以充五脏，身聚泡沫，以载其形。生者，受骸于地，凝湿于水，禀热于火，持息于风，四缘结漏，皆非妙质。故淄涅一气，昏汩泰和，令生想受，识动之弊秽矣，非诸久定结言人当令泰和含一，无所想受，守真湛常，则与泰和合体。今以诸食结气，故非久定结也，气归诸本气四缘受识，六染生弊，地水火风，散而归本，根识既识，则从所受业矣，随取当随泄取者，受纳也；泄者，发用也。夫想有二受，业有二应，随所受纳，法用其征。若泰和和一，则一气全和，致彼虚极，谓之复命，复命得常，是名正受。正受净业，能生慧照，慧照湛常，一无所有，则出入无间矣。不者，则食气归诸四缘，业成沦于六趣。

（底本出处《正统道藏》太玄部。）

胎息抱一歌

序

　　夫人受生之本，莫非元气。若知元气所居，方不远于大道。老君云：万物皆抱一而生，未有一物不负阴而抱阳者也。若不知于抱一，与道难亲，故道生于一也。一者，气母。气结成胎，胎结成息，二玄各有其旨。故经云：在母腹之时，有胎而无息，假母呼吸，成长其身，分灵之后，胎息具焉。学道之士，切须知胎息二理，穷其微妙，若达本原，超凡证圣。常人闭息，不固其胎；圣人存胎，不固其息。闭者，胸满气乱也。烟萝子云：咽复闭，徒自乱。尹先生云：但使神常御气，鼻不失息。《黄庭经》云：琴心三叠舞胎仙。自古圣人则闭固胎息而成道。神气胎结，其息乃定，罕闻闭息而成真也。圣人云：抱一守中子自冲，守三归一神气精。是也。斯言实露胎息之深旨，故作抱一歌二十首以诀其要。

抱一须知真一源，神明终自有丹田。
出入往来心地启，气神相应化胎仙。
抱一初传未识真，功勤日久自通神。
杳冥之内无相应，蚌含秋月晕结珍。
抱一修真有异门，希夷直遣到昆仑。
妙息不干玄牝记，时中一气镇长存。
抱一须知自在宽，勿令气壅在喉间。
若能晓达真诠义，五内三宫自得安。

抱一还元达本生，何劳卉内外边行。
但能固蒂深根了，只于此处是长生。
抱一真元本异常，勿令神气两分张。
坐行之处长相守，运到天门生自长。
抱一令归五运中，炁形相应岂成空。
空门无物何须去，虚弃浮生枉用功。
抱一由如镜里人，色中唯现色中身。
从兹渐得超三界，妄尘尘更岂能尘？
抱一灵台月夜开，息息之中胎在胎。
神炁若凝归作宝，元灵欲散却还来。
抱一之术述正元，勿将喘息拟相干。
真胎不过离宫上，直须令住下丹田。
抱一元和宝易昌，莫教神炁两乖张。
拟将吐纳为真蒂，难致身于不死乡。
抱一时中不暂停，六字功成五脏清。
若留形身常住世，来来生处更交生。
抱一惟存神气精，守三归一自功成。
此身所为凭何住，金室芝田炼至晶。
抱一非干守静山，居廊无道亦徒然。
长斋绝粒闲居世，结得神胎始是仙。
抱一自餐甘露浆，风雷云雨遍疆场。
五蕴肃然明静后，齐驱凡质泛仙乡。
抱一真元养道真，不劳云水访仙君。
返往元来无间得，鼓腮终久损其身。
抱一常令含太和，鸟窠争敢起妖讹。
七魄三尸宁有害，昆仑山下月明多。
抱一身居不死乡，金莲花发坐清凉。
实腹虚心无滓秽，玉池满注八琼浆。
抱一真诠有秘关，高才儒士岂谈宣？

返神复热胎元主，妙旨方知深又玄。

抱一求生不是难，炁形相应入三田。

言中显事何疑惑，亲沐明师口授传。

（底本出处《正统道藏》洞神部方法类。）

真气还元铭

序

余幼亲坟典，长慕烟霞，比跳龙门，欲攀蟾桂。著锦衣于世上，骑跃马于人间，置立机关，开张造化，荣沾父子，福及子孙。体仁义为当代之楷模，用礼智作将来之规矩。梦未同于传说，钓不遇于姜牙，而遂灰心志求仙道，诗书陡罢，笔砚顿抛。见寰区之多少是非，睹朝市之无限得失，荣如石火，贵似浮沤，不假高低，瞥然聚散。尸行鬼步，非圣哲莫可知之；动肉活尘，非贤良莫能分别。迤后专寻幽洞，遍访名山，历险登危，二十年矣。自梁贞明岁，游于泰山顶高松之下，忽见一人，形容异俗，言语非常，唯称万代之师，柢道九天之主。余遂稽首长跪。为余曰：汝有仙相，方得遇吾。付汝学仙之门，汝能受否？余又长跪，感谢形言。又曰：吾请汝剪发歃血为盟，与汝屈伸吐纳炼形之术。又曰：两纪之内，辄莫传人，传之非人，彼受谴责。余又长跪，忽然不见。余自后常依次第，不报功夫，但是微言，无不神验。余既承师命，合秘天机。两纪将终，许传人世。而乃重修旧则，翻作新经，写之市朝，藏诸山石。后来学者得之幸哉！

真气还元铭 强名子注解

一气未分，

一者，道之所立。气者，一之所生，未分为混沌未分也。此言一气，虽从大道以成名，而且混沌之气，未分清浊也。此则是无名生有名，有名生万物。《道经》云：无名，天地之始。有名，万物之母。无名言道也，有名言气也。言道者，是一气之父，言一气者，万物之母，有相有形，未有不因一气而生者也。是故修生则贵道，修道则重气，言气是精神之本，性命之源，神明之主。人若得法修之，克为神仙矣。故《黄庭经》云：出清入玄二气焕，子若遇之升天汉。又云：何不食气太和精，故不入死居黄宁。其义明矣。

三才同源。

三才者，天地人为三才也。同源，是三才同居混沌之源也。

清浊既异，

清者，天也，浊者，地也。既已也，异别也。此言混沌之气分别也，则清气腾而为天，浊气降而为地，人在其中，是已有分别也。

元精各存。

元者，元气也。精者，元气之精也。言天地人元气之精各存也。

天法象我，

此言元精虽存，而天法象与人无二也。

我法象天。

言人法象天以成形也。或问曰：前言天法象我，我法象天，天道因甚无倾覆，人道何故有死生？余答曰：天道虽有枢机，而清虚无心，清虚而无其心，则元气自运。既元气自运，则五行无妨，五行无妨，则无刑克，既无刑克，则是大空，既是大空，则与道合同，是以不倾也。余又答曰：人有生死者，非与天道不同也，乃人之自致也。自致者，从父母媾结精气，至成形降生，便有悲啼喜怒哀乐，渐渐口贪五味，耳听五声，眼观五色，心耽五欲，一向万机，无所不有。此已上四事，皆因有心之变动也，既有其心，是无清虚也，既无清虚，是人失道也，既人失道，则与万类同矣，众物齐焉。任运死生，随缘枯朽。或如石火，或似浮沤，成时暂成，灭时便灭。此盖人之自为，非大道之所致也。人若心能无心，色能无色，味能无味，观能无观，欲能无欲，听能无听，机能无机，和光同尘，湛然常存，则与道同矣。又何不得长生如天之乎？

我命在我，

言人性命生死，由人自己。人若能知自然之道，运动元和之气，外吞二景，内服五芽，动制百灵，静安五脏，则寒温饥渴不能侵，五兵白刃不能近，死生在手，变化由心，地不能埋，天不能煞，此之为我命在我也。

不在于天。

言人性命死生不由天也。

昧用者夭，

言昧用元气之人，反致夭寿，此则须事明师传受，方可得为之。不然则又致夭寿也。

善用者延。

言达元气道理之人，则寿命延长。

气和体寂，

气，元气也。体，形体也。言元气淳和而形体自寂，形体既寂，而气自和。

守一神闲。

一者，一气也。神者，神形也。此言人但能守一气，则神形自然闲矣。夫神者是气之子，气者神之母。但知守其母，则子不远，知守其君，则神不散。此皆合自然之道，譬如水润下，火炎上，云从龙，风从虎之类是也。

灵芝在身，

灵芝，芝草也。在身，在人身中也。指元气是也。

不在名山。

不在名山所采也。

反一守和，

一是一神也，和是和气也。前言守一神闲，此言反一神守和气，是为神气相守者，为念念相续，绵绵不断是也。

理合重玄。

理，道理也。重玄，又玄也，言人能知反一神却守和气，此名玄之又玄也。

精极乃明，

精为精气也，明为神明也。此言人得抱元守一之法，则精气充满，乃通于神明矣。

神极乃灵。

神是一神也，灵是人通灵也。此言人达抱元守一之道者，则三万六千神常不离人，则自然通灵也。

气极乃清。清气为神，浊气为形。

气为元气也，清为清虚也。此言元气既极，则浊气自散，人乃清虚也。

因气而衰，

此言人皆因气衰，则形衰也。

因气而荣。

人气王，则身荣也。

因气而灭，

人气竭，则身灭也。

因气而生。

人皆因元气交结，以生身也。

喜怒乱气，

言人或喜或怒，皆乱正气也。

情性交争，

言人既有喜怒，则情性交争也。

拥隔成病，

前言情性交争，则元气拥隔也，气既拥隔，则成病矣。

神形岂宁！

神为万神，形为形体，岂宁为形体不得安宁也。

炼阳销阴，

炼如烧炼也，阳是阳气也，销如销铄也，阴是阴气也。上言神形不得安宁，此言炼阳销阴，此是擒制之门，调治之法。大凡求仙学道，摄养乖宜，则须知烧练阳气而销铄阴邪，则可以长生矣。且凡人病息，皆因五味以生身，却因五味以丧身。初服气时，但先积心火以通身烧之，烧讫则依法服之，无不愈者，广成子曰：积火以烧五毒。五毒者，五味也。五毒尽，可以长生矣。

其气自行，其神自灵。

此言阴气消散之后，阳气自行。

以正遣邪，

正为正气，邪为邪气也。言用正气而发遣邪气也。

其患自平，

平如不息时也。上言以正气遣邪气，则如汤沃雪，以火销冰，自然平复如故矣。

乾坤澄静。

此已下说服气法次序也。乾天也，坤地也，言为天地澄清，无风云雾雨雪时也。

子后午前，

子为夜半时也，午为日午时也。大凡吐纳调服元气，皆取夜半子时，直至日午已前，并可调服，号曰六阳之气也。午后至夜半子时，号曰六阴之气也，不许吐纳调服内气，则百无所妨。

闭目平坐，

此为天道澄清，子后午前，吐纳调服时也。则须闭目向王方，平坐调服，是平常之法也。

握固瞑然，

闭目平坐，便须握固。握固，握大拇指也。瞑然，瞑目也，似闭不闭是也。

纳息庐中，

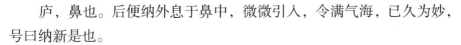

庐，鼻也。后便纳外息于鼻中，微微引入，令满气海，已久为妙，号曰纳新是也。

吐息天关。

吐息，吐气也。天关，口也。前既引纳外气入气海中，既良久，又须吐之，则号曰吐故是也。

入息微微，

微微，为鼻引外气时，微微引入，不令耳闻。小则生之门，大则死之路，故引纳宜微微然。

出息绵绵，以意引气，

此为鼻引外气时也，须以意引外气，直入气海中也。

腑脏回旋。

此言以意引外气入气海，满则五脏六腑之气自然回旋，小转动，作声泪泪然。

然后呵之，

呵为口呵吐。上言腑脏回旋，气极又须呵吐之，不得强闭也。

荣卫通宣。

此言既行吐纳之理，则荣卫无拥滞也。

但有不和，

为人非时，五脏六腑不和也。

遣之踵前，

遣之上文云已，正遣邪是踵前。《南华经》云：众人之息以喉，真人之息以踵。踵犹跟也。又《胎息经》云：凡人呼吸与真人呼吸有殊，凡人息气，出入于咽喉，真人息气于气海，是气之根本之处。余按外出云踵，足为踵，踵为脚跟也。此言踵，踵为气根也。跟之言根也，言气海是人生根本之处，故但有不和，则令发遣邪气，胎息如前法是也。

呵五六度，

呵为六气也，言大凡五脏六腑之气，皆属心，心属呵，但以呵吐纳之，为上法也。吐纳毕，则依法服气行气。

无疾不蠲。

言依呵吐纳之，无疾病不蠲除也。

凡欲胎息，

气凝曰胎，呼吸曰息，则胎向气中凝，气向胎中息，故曰胎息也。

导引为先。

为子后午前，未闭目平坐，握固瞑然前也。

经脉不拥，

言先导引，则经豚气不拥滞也。

关节不烦，

言为导引摆掣动关节，元气流行，无所拥滞，故言关节不烦问也。

或如射雕，

此已下是导引法也，此言如人翻身射雕之势也。

侧身弯环。

一句便是射雕势也。

或举腰背，

此又是一法，仰卧以两手背托地，便举腰收脚，令头著地是也。

如蟾半圆，

此是举腰法。

交指脑后，

此别是一法，以两手十指相叉，交于脑后，抱著玉枕是也。

左旋右旋。

上言交指脑后，次便须回头背，或左旋转，或右旋转是也。

劲手足气，

言导引时，劲挺两手，便感元气是也。

出于指端。

上言既劲挺手足，元气自然出于十指之端也。

摆掣四肢，

此言为导引时，摆掣动手足，故云四肢也。

捉搦三关。

此言为导引时，或闭气，或握固，直至脚十趾皆捉搦之是也。三关，口手脚也。

熟摩尺宅，

以两手摩面上是也。

气海亦然。

为亦使两手摩之。

叩齿集神，

大凡服气导引，须先叩齿三十六通，以集五脏之神。齿为上下齿，号曰天鼓，神闻鼓声则集矣。

合眸固关。

眸为眼目也，关为口手足也。言三关闭，则万邪不入。

冥心放骸，

万虑不入，放纵也。骸，形骸也。此言灰心，万虑不入，放纵形骸，如太空是也。

任气往还。

闭江任气神庐中往还也。

觉气调匀，

觉鼻中生还之气，调匀也。

拥塞喉关。

喉气和取，出息时便闭气，令外不入，内不出，是拥塞喉关也。

拥塞则咽，

此为前拥塞得元气在喉间，既外不入，内不出，则咽之。

三咽相连。

又说咽气之常法也。三咽相连，为一闭气，三连咽之，不许津与气同咽也。

转舌漱入，

为闭气时，却微吐出，气在口中，含之以舌，小转动，便漱入也。

咽下丹田。

此言漱咽下元气，直入丹田，下丹田，脐下三寸气海是也。

以意引气，

既咽下气，则以意引气，令入丹田。

令声汩然。

咽气下时，有声汩汩然，如水沥坎，闻之分明。

一咽三咽，

此言咽气时，一咽至三咽，则一闭气，三连咽是也。

再咽如前，

此言三咽既毕，任气从神庐中往来，候气调则如前三连咽之，是再咽如前也。

三十六咽，

是每三连咽毕，候气调则如前三连咽之，直至三十六咽，气之常宜也。《黄庭经》云：三十六咽玉池里。此之谓也。若未绝粒，即须少食，务令腹中旷然，虚净无间，坐卧但腹空则咽之，一日通夕至十度，自然三百六十咽矣。若久服通，顿至三百六十咽，亦谓之中成。一千二百咽，谓之大成，是为太息也。如小胎息，但闭气数至一千或一百息，亦谓之大成。然不能炼形易质，纵得丧生，如同枯木无精光也。凡有摄养乖宜，卒生疾，但依服气法，急治之，取瘥。咽气时一不必三十六咽也。上至三十咽，五十、六十、七十、八十、九十、一百咽，并得腹内气转，四肢气通，则须且外，放散手，闭口任气从神庐中往来，令微微然，但微之又微，闭气多，出少，是法此可为真胎矣。

胎息成焉。

胎息气但三连咽，咽至三十六咽为成。

大道无为，

大道，喻人身无为，是无所施为也。但习胎息时，或坐或外，或行或立，任气胎息，纵身如大空，始至无为，是人无身也。既至无身，则是无乱想，既无乱想，则元气不求而自至，不召而自来。

而无不为。

此言却破大道无为，恐学人执著无为，故云无不为也。

若能无为，

前注云：纵身如彼大空是也。

是名无思；

前注云：既如大空所空，无心是名无思。

若能无思，

前注云：若能空空无心，则自然所无思也。

万物自归。

万物，万姓也。万姓，指元归也。自归者，则自然归也。言能无思，则元气自然归身也。若作用而求元气者，如缘木求鱼也。

法象无二，

言习真气还元之道，古今如一。

不假施为。

言自然也，如作用而强施为者非。

不寒不热，

此说是真气还元返本之功效也。久而行之，则不寒不热。

不渴不饥。

此一句真气功效也，勤而行之，乃至不渴不饥也。

妙中之妙，微中之微。

此上二句，是赞此真气还元之不可思议。视之而不见，听之而闻，搏之而不得，与希夷微同矣。

恬然无欲，

恬为无味之味，然常也。言此道恬常而无所欲。

以道自怡。

怡，悦也。言人得真气还元之道，且我命在我不在于天，功满之后，白日升天，坐在立亡，万神朝拜，山岳倾而我不倾，世界坏而我不坏，故自怡然矣。

怀道君子，

此一句指学道之人也。

铭之佩之。

此一句令求学仙道之人敬重此文，可以镌之于石，佩带于身矣。

（底本出处《正统道藏》洞真部方法类。）

诸真圣胎神用诀

师曰：知至道者天不杀，服元炁者地不灭。夫至道者不远，只在己身，用心精微，命乃长久。

《刘公秘旨》曰：欲得长生，当修所生之本。始于精炁，精炁待而为形，形为受炁之本，炁是有形之根，元炁禀形之由，可察成形之理。

经曰：深根固蒂，长生久视之道。

又曰：形中子母，何不守之？且形中以元炁为母，以神为子，初因呼吸之炁而立成形，故为母也。形炁既立，而固有神，故为子也。夫至神也，与炁合形，神与炁但循环于脏腑之内，驭呼吸于上下，久久习之，则神自明，而炁自和。神既内明，照彻五脏，炁和则使用于四肢。故黄帝三月内视，住心以神，则化生缠绵五脏。斯言可推而得之也！

又曰：意中动静，炁得神通。行道自持，我神光明。斯理之然，然可推而得之也。今世之人，神与炁各行，子与母相离，炁虽呼吸于内，神常运物于外。如此遂使炁无主而神不通，神不通而精自散。又以神为主，以形为宅舍，主人不营于内，日营于外，自然宅舍空虚，而形体衰朽矣。况末世道流，每一昼一夜，百刻之中，形炁之得总一万三千五百息，皆外役于神，无息住于形体之中，而何能冀长生久视之道。

先生曰：若知神炁之所主，子母运行，则长生不死之门可见也。若炁无主宰，任自呼吸咐，通利五脏，消化五谷而已，不能还阴返阳，填补血脑耳。

师曰：吾以神为车，以炁为马，终日御之，而不倦也。

经云：天下有道，却走马以粪。正谓此也。

尹真人曰：神能御炁，则鼻不息。斯言至矣。

御炁之法

上至泥丸，下至命门，二景相随，可救残老矣。若呼不得神宰，一息不全，吸不得神宰，亦一息不全。若能息息之中，使神炁相合，则胎从伏炁中结，炁从有胎中息，胎炁内结，永无死矣。功成之后，男子聚精，女子结婴，虽动于欲不能与神争，是谓真返精为神也。此者乃是上清玉真修息之诀。日能行之，自得其味，渐合太上真道。

海蟾真人胎息诀

夫元炁者，天地之母，大道之根，阴阳之质。在物名淳利之炁，在人名元炁者也。乃性命也。凡一昼一夜，一万三千五百息，常常口鼻中泄了真炁。圣人久炼胎息者，常纳于丹田，故微微出入，定自身，安而得长生。长生者，乃心与神炁相合，与道同真也。

玄葫真人胎息诀

夫大道以空为本，绝相为妙达，本元静定太素，纳炁于丹田，炼神于金室，定心于觉海。心定神宁，神宁则炁住，炁住则自然心乐。常于百刻之中，含守于真息。又云神息定而金木交，心意宁而龙虎会，此内丹之真胎息之用也。

凡修道之人，若要长生不死，先须炼心。真人曰：心者，在肺之下，一寸三分。曰：玉壶内有虚白一炁。经云：虚中生白，一名玉壶，二名神室，三名玉馆，四名绛宫。中有救苦天尊，中有不死之神，中有灵宝天尊，中有元始符命，中有太一真人，中有救苦真人。常持元炁，勿令失散，丹砂结就，大如黍米，色如黄金，一名宝琳。若人识得辩得认得，塞其六门，常守天真，胎息自成，延年久而不死矣。

袁天罡胎息诀

夫阴阳者，天地之真炁，一阴一阳，生育万物。在人为呼吸之炁，在天为寒暑之炁。又云：此两者能改移四时之炁，此乃戊己，包藏真炁。云：春至在巽，能发生万物，夏至在坤，能长养万物，秋至在干，能成熟万物，冬至在艮，能含藏万物。此皆阴阳出没，升降神用，故阳炁出水盛木，阴炁出火盛金，阳生于子，出乎卯，阴生于午，入乎酉。此四仲之辰，皆是天地之门户也。凡大道者，必取四时之正炁，凡修行，动息为阴，定息为阳。凡作时须得心定力定，神定息定，龙亲虎会，结就圣胎，名曰真人胎息也。

于真人胎息诀

凡所修行，先定心炁，心炁定则神凝，神凝则心安，心安则炁升，炁升则境空，境空则清静，清静则无物，无物则命全，命全则道生，道生则绝相，绝相则觉明，觉明则神通。经云：心通万法皆通，心静万法皆灭。此一门如来真定者也。凡修道者，先修心定之法，既得定法，还丹不远，金液非遥，仙道得矣。

徐神公胎息诀

夫神者，虚无之用，息者，元炁之用。炼去尘世之境，若是非人我，财色取舍，得失冤亲，平等如一，自然佑护，道心成矣。经云：神者虚无用之。精、炁、神三者，便是灵台。修行之人，若是息定精炁神三件，可长生不死，必为出世之仙，则不虚矣。

烟萝子胎息诀

夫动者本动，静者本静，古者本无动静，且动静者一源。盖为一切众生，妄想不定，圣人留教，教人定息，神随炁定，炁住神定，若炁动心动，心动神疲。凡修道之人，不行胎息则有动静之源，怎入无为之门户也？走失了也。

达磨禅师胎息诀

夫炼胎息者，炼炁定心是也。常息于心轮，则不著万物，炁若不定，禅亦空也。炁若定则色身无病，禅道双安。修行之人，因不守心，元炁失了不收，道怎成矣。古人云，炁定心定，炁凝心静，是大道之要，又名还丹。道人无诸挂念，日日如斯，则名真定禅观。故三世贤圣修行皆在此诀，名为禅定双修也。

李真人胎息诀_{讳子明}

夫胎息真炁者，入于一净室，焚香面壁，东南结跏趺坐，心无挂念，意无所思，澄神定息，常于遍身观之，自然通畅。诸学之人不得全闭定炁，全闭则伤神，但量自家息之长短，放炁出入，不得自耳闻之，如此则妙也。若常常调息，不出不入，久而在于丹田，固守在之者，名为真胎也。道必成矣！

抱朴子胎息诀

凡修行之人，须要定息。息者，正也，安也，顺也，归也，伏也，宁也，静也。若四威仪中，常作如是，决入真道。勿著诸境，虚心实腹，最为妙也。但澄息心定，心定则杳寂，杳寂则神静，神静则境空，境空则寂灭，寂灭则无事，无事则清静，清静则道生，道生则自然，自然则逍遥，既入逍遥，则无量自在，得做神仙。自然五行总聚，六杳和合，八卦配偶，成于内丹，身形永劫不坏矣。

亢仓子胎息诀

凡修炼入道，息心勿乱精神，勿泄息神，勿惕息仟，勿出息言，勿语息血，勿滞息唾，勿远息涕，勿弃息慎，勿恼息神，勿忧息怨，勿念息我，勿争息害，勿记若人，行住坐卧，常持如是，其心自乐，自然成就，不修此理，枉费其功，终无成法，但日日如是，其丹必就，若动静双忘，道不求自得矣。

元宪真人胎息诀

夫学无为胎息者，只是本清静心也，亦名真如，本无物也。有若太虚相似，无去无来，无上无下，非动非静，寂寂寥寥，与真空同体，与大道同源，与本面目相逢者也。若修大道，当修无为，其心清虚，寂而无寂，静而无静，心澄境谢，心境双忘，则入无为真道也。学道之人，若修如是法门，则其丹自成，自然杳定而得胎息矣。

何仙姑胎息诀

夫炼者，修也，息者，炁也，神也，精也。息炁本源者，清静真炁也。观入丹田，细细出入。如此者，龙虎自伏，若心无动，神无思，炁无欲，则名曰太定。真炁存于形质，真仙之位，变化无穷，号曰真人矣。

夫胎息者，须存神定意，抱守三关者，精炁神也。凡修行之人，须每于六时，常抱守三法，则自然有宝聚也。国富民安，心王自在，乃神和畅，少病也，少恼也，身体轻便也，耳目聪明也。是修真之人，真道径路。若三五年间，常行此法，天护佑，神加持，凡人爱敬，久而自然得道矣。

玉云张果老胎息诀

夫胎者，受生之宫也。息炁纳于元海，在母脐下一寸三分，名曰丹田。受真精成形，纳天地之炁，一月如珠，二月如露，三月如桃李，此名淳和之炁，朴也。子在母胞胎之中，母呼则呼，母吸则吸，至于十月炁足而生，六情转于外，岂于返视元初，不守内息，故有生死。故圣人云：我不纵三尸，六情常息于丹田，守而无退。凡修道之人，先修心静之门。又云：了心修道，则省力而易成，不了心而修道，修道者，返费功而无益，先了心源，然后自定，自然龙虎伏，观仙道必成矣。夫丹田者，在脐下一寸三分，是元炁之宫位，管三百六十坐精光神，守护元炁。内有神龟一坐，吐纳元炁，往来呼吸，一昼一夜，一万三千五百息，皆元炁，于口鼻中泄出，故引入邪炁所侵而生病也。丹田者，生炁之源，一名丹田，二名精路，三名炁海，四名守宫，五名大源，六名神室，七名元藏，八名采宝，九名戊己，十名本根。皆是太和元炁居止之处，若存精炁于丹田，则得长生久视之道。凡修行之人，行住坐卧常含纳真息于丹田，则得元炁成实，久炼而成仙矣。斯乃真人之胎息者也。

侯真人胎息诀

夫真一法界者，不离于本源。本源者，则是一心也。不动不行，心则是源，不停不住，源则是心。其心清静，则成大药，其心惑乱，则成大贼。夺其精，盗其神，败其炉，失其药，患其身，丧其命也。凡在道之人，必先修心静之法。但于心静，必得定心。心定则神安，铅汞相投，龙虎亲也。周天数足，添精益炁养神，此三法若全，则万神感会于丹田，血炁周流于遍体，逍遥于长生之道。又云：如何清静？当澄其神，绝其虑，亡其我，灭其境，抱其真，此谓妙静之道。

鬼谷子胎息诀

凡修道之人，返本还纯，内合真炁，故道返，则四象、五行、六炁、七元、八卦而炼精炁神成其形质，则是虚中取实，无中取有，而内秘真丹也。故炼心为神，炼精为形，炼炁为命，此是阴阳升降之炁也。炁源者，命之根也。故修三法则大道也。

黄帝胎息诀

凡修道者，常行内观，遣去三尸，出于六情，返内存三，心神守官，炁闭不散，诸神欢畅，养炁炼形存性，此三法不可弃，是真一胎息也，玄关大药也。

陈希夷胎息诀

夫道化少，少化老，老化病，病化死，死化神，神化万物。炁化生灵，精化成形，神炁精三化，炼成真仙。故云存精、养神、炼炁，此乃三德之神，不可不知，子午、卯酉、四时，乃是阴阳出入之门户也。定心不动谓之曰禅，神通万变谓之曰灵，智通万事谓之曰慧，道元合炁谓之曰修，真炁归源谓之曰炼，龙虎相交之曰丹，三丹同契谓之曰了。若修行之人，知此根源，乃可入道近矣。

逍遥子胎息诀

夫修者，志也，养也；养者，颐也，伏也，真也。凡欲养息，先须养精，凡欲养精，先须养神，凡欲养神，先须养性，凡欲养性，先须养命。性命者，乃是神炁也，魂魄也，阴阳也，离坎也。久而行之，结成圣胎，乃真胎息也。

张天师胎息诀

夫元炁无形，真心无法，大道无迹，唯炼息一法，乃含真道。又云心定、炁定、神定，凡修道流，若合大丹元道，清虚寂静，绝虑忘意，空静无物，万法无踪，真修胎息也，成仙无疑也。

郭真人胎息诀

夫炼者，修也，养也，虚也。耳不听也，眼不见也，鼻不闻也，舌不味也，息炁定心也。此法从不有中有，不无中无，不色中色，不空中空，非有为有，非无为无，非色为色，非空为空，此乃真胎息养炁调神之法。又云视不见我，听不得闻，离种种边，名为妙道。此法最为上也。

中央黄老君胎息诀

夫本立天地，生于阴阳，清炁为天，浊炁为地，清炁为心，浊炁为肾。被世牵惹，引动人心，故清浊不分也。怎晓此理哉！每动作处，经行处，眼见耳闻，五贼送了真元，眼送与心，心动神疲。又被耳送与心，心送音声入肾，神劳心烦，坏了也。若动念则泄真炁，故胎息不成矣。如何得成？若人静坐念心不动，息念忘情，炁神调匀，久而自成仙矣。

柳真人胎息诀

夫人往往在世间，不知自身日用物所造化也。噫！乃上天之炁也。元精不衰，物结成器，上依天之清炁，聚而成形，下接地之浊炁，凝而成体。内包一真，世人不识，故泄于外，乃精炁神也。若不守此三者，老死近矣。圣人常不离此三法，行住坐卧，久结成胎，神仙矣。颂曰：为人在世不知根，一向贪心弃本真。不管元阳真息炁，至今天怒病缠身。

骊山老母胎息诀

经云：天地万物之盗，万物人之盗，人万物之盗。故三盗相反，走失了真炁精神也，不成胎息。若修行之人，不爱万物，自不盗你本性也。故云：本分道人，我不要你底，你不要我底，只守分。守分者，何也？乃是不出不入，常守本源，不动不静，不来不去似有似无，是个死的活人。仙道近矣！

李仙姑胎息诀

夫世间之人，奉道持修，须要朝真谢罪。每于庚申甲子之日，父母远忌之辰，三元八节之日，宜修斋醮者，神天佑护。更若每日清静无事，澄心静坐，调神养炁，不离本室，自然三宫升降，六气周流，百脉通行，万物齐会于黄庭。黄庭者，乃中宫也。若常守于中宫，精炁不走，此乃真胎息也。

天台道者胎息诀

凡人修炼，常行平等忍辱，一屏邪心所起，真心志坚，运心肾二炁，上下往来，交媾于中宫。诸神不散，温养元炁，丹砂黄芽自出，深根固蒂，永息绵绵，久而长生，出世得道矣。

刘真人胎息诀

若修胎息元道之法，心不杀、不欲、不盗、不偷、不邪、不妄、不颠、不狂，心自明朗，常守斋戒，真息常调，观照遍身世界。身心清静，乃是长生。道人若金坑宝贝坚实，六门不开，邪炁不入，一身无病患。若六门不闭，盗尽金宝，人生疾也。道自不成矣！颂曰：心中真炁是天英，正是神清炁镜明。大道若依玄妙用，心中清静炁生灵。

一去一来不暂停，上下无休造化成。神静炁澄无事染，这回息住自然灵。后学之者，不息元道，妄念不停，生灭不息，随他物去了。怎成胎息也？

朗然子胎息诀

凡修行之人，焚香入室，静坐冥心，叩齿集神，定意马，伏心猿，都收在一处，放在丹田，令温养之。内观勿出，如元帅行军。神是主，炁是军。炁到处神到，二物相逐，不得相离。万病不干，千灾皆灭。学道之人，若得此法，勤而行之。今日贫道方泄天机，你若不行，我有殃矣。

百嶂内视胎息诀

且胎息者，世人不知，诸贤皆从证果。若不得此法也，把不定，不得口诀，不得下手，不得亲传。把手教著尚做不过，一等愚人，便待定心猿捉意马，往往空费其功夫，不成大事。若真修炼之人，欲捉心猿收意马，先须调炁定息，然后澄心息虑忘情，乃可应也。若不如是，则空过了时光日月。不因师指，此事难知矣。

曹仙姑胎息诀

　　且胎息者，非方术之所能为。为者，则失道远矣。且人之生也，须以神存炁留道生，神与炁二者相须，乃成性命。虚者通灵而光明，和者周流而柔润，神安则炁畅，炁畅则血融，血融则骨强，骨强则髓满，髓满则腹盈，腹盈则下实，下实则行步轻健，行步轻健则动作不疲，四肢康强，犹国之封域平泰，炁血和盛，犹国之府库充实，譬人家富，神志和悦，颜色自怡，行步歌舞，仙道近矣。故曰：今人念佛念道，只要除灾救祸，不如志念除妄。还好么？达人观斯而行之，自成胎息者矣。

　　　　　　　　　　（底本出处《正统道藏》洞神部方法类。）

幼真先生服内元炁诀

序

　　夫形之所恃者，炁也。炁之所依者，形也。炁全则形全，炁竭则形毙。是以摄生之士，莫不炼形养炁以保其生，未有有形而无炁、有炁而无形者也。则形之与炁相须而成，岂不皎然哉？余慕至道，备寻经诀，自执炁守真向三十余载，所闻所见殊未惬心。天宝年中，遭遇罗浮真人王公，自北岳而返，倚策邮亭，依然相顾。余意以其异人乎，近之与语，果是方外有道之君子也。哀余恳至，见授吐纳，泊一二理身之要，仰殊恩之罔极，非言词之能尽。每云道之至要，不在经书，悉传于口。其二景、五牙、六戊及诸服炁法，皆为外炁。外炁刚劲，非俗中之士所宜服也。

至如内炁，是曰胎息，身中自有，非假外求，不遇真人，不得口诀，徒为劳苦，终久无成。今所撰录，皆承真人之旨要，以申明之训，非愚蒙所自裁断。王公常谓余曰：老君云，我命在我不在于天。又曰吾与天地分一炁而理，天地焉能生死于吾者哉！斯实真言之要也。修奉之士，宜三复之，恭承训诱，敢不俯伏？偶得其诀，须慎传之，无或泄露以致殃耳。

进取诀第一

凡欲服炁，先须高燥、净空之处，室不在宽，在务绝风隙，常令左右烧香。不用蒸污。床须厚软，脚稍令高。真诰曰：床高，鬼吹不及。言鬼神善因地炁以吹人为祟，床高三尺可也。

衾被适寒温，令冬稍暖尤佳，枕高二寸余，令与背平。每至半夜后生炁时，或五更睡之初觉，先吹出腹中浊恶之炁，一九下止。若要细而言之，则亦不在五更，但天炁调和，腹中空则为之。先闭目，扣齿三十六下，以警身神。毕，以手指捏目大小眦，兼按鼻，左右旋耳及摩面目，为真人起居之法。更随时加之导引，以宣畅关节。乃以舌拄上腭料口中内外津液，候满口，则咽之令下入胃存，胃神承之。如此三，止。是谓漱咽灵液，灌溉五脏，面乃生光。此之去就，大体略同。便兀然放神，使心如枯木，空身若委衣，内视反听，万虑都遣，然后淘之。每事皆闭目握固，唯临散炁之时，则展指也。夫握固，所以闭关防而却精邪。凡初服炁之人，炁道未通，则不可握固，待至百日或半年，觉炁通畅，掌中汗出，则可握固。《黄庭经》云：闭塞三关握固停，漱咽金醴吞玉英。遂至不食三虫亡，久服自然得兴昌。

淘炁诀第二

诀曰：凡人五脏，亦各有正炁。夜卧闭息，觉后欲服炁，先须转令宿食消，故炁得出，然后始得调服。其法：闭目握固，仰卧，倚两拳于乳间，坚膝，举背及尻，闭炁则鼓炁海中炁，使自内向外轮而转之，呵而出之，一九或二九，止，是曰淘炁。毕则调之。

调炁诀第三

诀曰：鼻为天门，口为地户，则鼻宜纳之，口宜吐之。不得有误，误则炁逆，炁逆乃生疾也。吐纳之际，尤宜慎之。亦不使自耳闻，调之，或五或七，至九令平和也。是曰调炁，毕则咽之，夜睡则闭之，不可口吐之也。

咽炁诀第四

诀曰：服内炁之妙，在乎咽炁。世人咽外炁以为内炁，不能分别，何以谬哉！吐纳之士，宜审而为之，无或错误耳。夫人皆禀天地之元炁而生身，身中自分元炁而理，每因咽及吐纳，则内炁与外炁相应，自然炁海中炁，随吐而上，直至喉中，但喉吐极之际，则辄闭口连鼓而咽之，令郁然有声泪泪，然后男左女右而下纳二十四节，如水沥沥，分明闻之也。如此则内炁与外炁相顾，皎然而别也。以意送之，以手摩之，令速入炁海。炁海，脐下三寸是也，亦谓之下丹田。初服炁人，上焦未通，以手摩之，则令速下，若流通，不摩亦得。一闭口，三连咽，止，干咽，号曰云行。一湿口咽，取口中津咽，谓之雨施。初服炁之人，炁未流行，每一咽则旋行之，不可遽至三连咽也。候炁通畅然，渐渐加之，直至于小成也。一年后始可流通，三年功成，乃可恣服。新服炁之人，既未通，咽或未下，须一咽以为候，但自郁然，有声泪泪而下，直入炁海。

行炁诀第五

诀曰：下丹田近后二穴，通脊脉，上达泥丸。泥丸，脑宫津名也。每三连咽，则速存下丹田，所得内元炁，以意送之，令入二穴，因想见两条白炁，夹脊双引，直入泥丸，熏蒸诸官，森然遍下毛发、面部、头项、两臂及手指，一时而下，入胸至中丹田。中丹田，心官神也。灌五脏，却历入下丹田，至三星，遍经胜膝胫踝，下达涌泉。涌泉，足心是也。所谓分一炁而理，鼓之以雷霆，润之以风雨之状也。只如地有泉源，非雷霆腾鼓无以润万物。人若不回荡浊恶之炁，则令人有不安，既有津液，非堪漱咽之，虽堪溉灌五脏，发于光彩，终不能还精补脑。非交合则不能溯而上之，咽服内熙；非吐纳则不能引而用之。是知回荡之道，运用之理，所以法天则地，想身中浊恶结滞邪炁瘀血，被正炁荡涤，皆从手足指端出去，谓之散炁。则展手指不须握固，如此一度则是一通，通则无疾，则复调之，以如使手，使手复难，鼓咽如前，闭炁鼓咽，至三十六息为之小成。若未绝粒，但至此，常须少食，务令腹中旷然虚静。无问坐卧，但腹空则咽之，一日通夕至十度，自然三百六十咽矣。若久服炁息，顿三百六十咽，亦谓之小成。一千二百咽，谓之大成，谓之大胎息。但闭炁数至一千二百息，亦是大成，然木色无精光。又有炼炁、闭炁、委炁、布炁，并诸诀要，具列于文，同志详焉。

炼炁诀第六

诀曰：服炁炼形，稍暇入室，脱衣散发，仰卧展手，勿握固，梳头令通垂席上。布之，则调炁咽之。咽讫，便闭炁，候极，乃冥心绝想，任炁所之通理。闷即吐之，喘息即调之，候炁平，又炼之。如此十遍，即止。新服炁之人，未通，有暇渐加一至十，候通，渐加至二十至五十，即令遍身汗出，如有此状，是其效也。安志和炁，且外勿起冲风，乃却老延年之良卫耳。但津清爽时为之耳，炁昏乱欲睡，慎勿为也。常勤行之，四肢烦闷不畅亦为之，不必每日，但要清爽时为之，十日、五日亦不拘也。《黄庭经》云：千灾已消百病痊，不惮虎狼之凶残，亦以却老年永延。

委炁诀第七

诀曰：夫委炁之法，体炁和平，身神调畅，无问行住坐卧，皆可为之。但依门户调炁，或身卧于床，或兀然而坐，无神无识，寂寂沉沉，使心同太空，因而调闭，或十炁二十炁，皆通须任炁，不得与意相争。良久，炁当从百毛孔中出，不复口吐也。纵有十分无二也，复调复为，能至数十息已上弥佳，行住坐卧皆可为之。如此勤行，百关开通，颜色光泽，神爽炁清，长如新沐浴之人。但有不和，则为之，亦当清泰也。《黄庭经》云：高拱无为魂魄安，清净神见与我言。

闭炁诀第八

诀曰：忽有修养乖宜，偶生疾患，宜速于密室，依服炁法，布手足讫，则调炁咽之。念所苦之处，闭炁想注，以意攻之，炁极则吐之，讫，复咽相继，依前攻之，炁急则止，炁调复攻之。或二十至五十攻，觉所苦处汗出通润，即止。如未损，即每日夜半或五更，昼日频作，以意攻之。若病在头面手足，但有疾之处，则攻之，无不愈者。是知心之所使炁，甚于使手，有如神助，功力难知也。

布炁诀第九

诀曰：凡欲布炁与人疗病，先须依前人五脏所患之处，取方面之炁，布入前人身中，令病者面其方，息心净虑，始与布炁。布炁讫，便令咽炁，鬼贼自逃，邪炁永绝。

六炁诀第十

诀曰：六炁者，嘘、呵、呬、吹、呼、嘻是也。五炁各属一脏，余一炁属三焦也。呬属肺，肺主鼻。鼻有寒热不和及劳极，依咽吐纳，兼理皮肤疮疥。有此疾则依状理之，立愈也。

呵属心，心主舌。口干舌涩，炁不通，及诸邪炁，呵以去之。大热大开口呵，小热小开口呵，仍须作意，是宜理之。

呼属脾，脾主中宫。如微热不和，腹胃胀满，炁闷不泄，以呼炁理之。

吹属肾，肾主耳。腰肚冷，阳道衰，以吹炁理之。

嘘属肝，肝连目。论云：肝盛则目赤。有疾作，以嘘炁理之。

嘻属三焦。三焦不和，嘻以理之。炁虽各有所理，但五脏三焦，冷热劳极，风邪不调，都属于心。心主呵，呵所理诸疾皆愈，不必六炁也。

调炁液诀第十一

诀曰：人食五味，五味各归一脏，每脏各有浊炁，同出于口，又六炁三焦之炁，皆凑此门，众秽并投，合成浊炁。每睡觉熏熏，炁从口而出，自不堪闻，审而察之，以知其候。凡口中焦干，口苦舌涩，乳频无津，或咽唾喉中，痛不能食，是热极状也。即须大张口呵之，每咽必须门户出之，十呵二十呵，即鸣天鼓，或七或九，以舌下华池而咽津，复呵复咽，令热炁退止。但候口中清水甘泉生，即是热退五脏凉也。若口中津液冷淡无味，或呵过多，心头汪汪然，食饮无味，不受水，则是冷状也。即当吹以温之，如温热法，伺候口美心调温，即止。《黄庭经》云：玉池清水灌灵根，审能修之可长存。又云：漱咽灵液灾不干。

食饮调护诀第十二

诀曰：服炁之后，所食须有次第，可食之物有益，不可食之物必有损。损宜永断，益乃恒服。每日平旦，食少许淡水粥或胡麻粥，甚益人，理脾炁，令人足津液。日中淡面馎饦及饼，并佳，只不得承热食之，勃乱正气也。煮葱薤羹可佳，饭必粳米大麦面，益人。服气之人，经四时，甚宜饮食之，此等物不必日日食也。任随临时之意，欲食之，鹿肉作白脯，食之佳。如是斋戒即不得食也。三十六禽神值日，其象鸟兽不可食，枣栗之徒兼饐饼亦食得也。乍可馁，慎勿饱，饱则伤，心气尤难行。凡热面、萝卜羹，切忌！切忌！咸酸辛物，宜渐渐节之。每食毕，即须呵出口中食毒浊气，永无患矣。服气之人，肠胃虚净，生、冷、酸、滑、黏、腻、陈、硬、腐败、难消之物，不用食。若偶然食此等之物，一口所在处，必当微痛。慎之！但食软物，乃合宜也。每食先三五咽埃，后吃食，令作主，兼吞三五粒生椒，佳也。食毕，更吞三粒，此物能消食引气，向下通三焦，利五脏，趁浊秽，消宿食，助正气也。宜长久服之，能辟寒冱暑湿，明目，生发理气，功力不可具述，备在《太清经》中。服椒别有方服，候有气下则泄之，慎而勿留，留则恐为疾。每空腹，随性饮一两杯清酒，甚佳，冬温夏冷，助正气，排遣诸邪，其功不细。戒在多，多则惛醉，醉则伤神损寿。若遇尊贵，不获已，即宜饮，放即呵三五口，饮并即大开口呵十数下，以遣出麹蘖之毒调理之，常时饮一二升，徐徐饮之，亦不中酒，兼不失食，味亦不退，乃如故矣。不用冲生产死亡并六畜，一切秽恶不洁之气，并不可及门，况近之耶？甚不宜正气。如不意卒逢，以前诸秽恶，速闭埃，上风闭目速过，便求一两杯酒，以荡涤之，觉炁入腹，不安，即须调气逼出浊气，即咽纳新埃，以意送之。当以手摩之，则便吞椒及饮一两盏酒，令散矣。如不肯散，即不须过理，逼任出无苦，此则上焦壅，故终须调气理之，使和平也。而食油腻辛味，甚犯正埃，切意省之。当知向犯，使勿性也。故亦有服气一年，通气二年，通血实三年。功成，元气凝实，纵有触犯，无能为患。日服千咽，不足为多，返老还童，渐从此矣。气化为津，津化为血，血化为精，精化为髓，髓化为筋。一年易气，二年易血，三年易脉，四年易肉，五年易髓，六年易筋，七年易骨，八年易发，九年易形，即三万六千真神，皆在身中化为仙童，号曰真人矣。勤修不怠，则关节相连，五脏牢固。《黄庭经》云：千千百百自相连，一一十十似重山。是内气不出，外气不入，寒暑不侵，刀兵不害，升腾变化，寿同三光也。

休粮诀第十三

诀曰：凡欲休粮，但依前勤修三年之后，正气流通，髓实骨满，百神守位，三尸遁逃，如此渐不欲闻五味之气，常思不食，欲绝则绝，不为难也。但觉腹空，即须咽气，无问早晚，何论限约？久久自知节候，无烦具言，何用药物？大抵服药之人，多不能服气，区区终日，但以药物为务，身形不得精实，固为未得，亦非上士用心也。《黄庭经》云：百谷之实土地精，五味外美邪魔腥。臭乱神明胎气零，那从反老却还婴？何不食气太和精，故能不死入黄宁。此之谓也。

守真诀第十四

诀曰：世上之人，率多嗜欲，伤生伐命，今古共焉！不早自防，追悔何及！夫人临终方始惜其身命，罪定而后思求善事，病成方求其药，天网已发，何可救之？故贤哲上士，惜未终之命，防未祸之祸，理未病之病。遂拂衣入寰，摄心归道。道者，炁也，炁者，心之主，主者，精也，精者，命之根，爱精重炁，然后重命，必平之矣。《黄庭经》云：方寸之中谨盖藏，精神还老复丁壮。养子玉树令如杖，急固子精以自偿。又曰：长生至慎房中急，何为死作令神泣。若当决海百读倾，叶去树枯失青青。夫长生久视，未有不爱精保炁而能致之，阴丹内御之道，世莫得知，虽务于气而不解绝欲，亦未免殃矣。故曰人自失道，非道失人，人不知生，非生去人，修养君子，保自省耳。

服气胎息诀第十五

诀曰：精者，气也。气者，道也。先叩齿三十六通，右转头一匝，如龟引颈，其胎息，上至咽喉即咽之，如此三遍，方闭口，以舌内外摩，料取津，满口漱流，昂头咽之。上补泥丸，泥丸即昂头是也，下润五脏。老子曰：甘雨润万物，胎津润五脏，昼夜不寐，乃成真人。上致神仙，下益寿考。在身所有疾苦，想气送至所苦处，即愈。真炁逐浊气，上冲下泄，觉神清爽，则炁自冲和。故圣人有言曰夫人在气中，气在人中，人不离气，气不离人。人藉气而生，因失气而死。死生之理，尽在气也。但调得其气，求死不得。则每夜半及五更，展两脚，握固展手，去身五寸，其枕不得过二寸，闭目依前法咽之，梳洗已，暖一杯酒，饮之益胎息，润六腑，引气闭百关。此峨眉山仙人幽秘法，不可言也。老君曰：灵芝玉英并在其腹。名山大泽，取药服之，与道甚乖。吾道甚易，如但能行之，早起展两脚，喘息匀，以两手叉脑后，手向前拽，头向后拽，顿。如此三毕，两手相叉，向前拽，前拽三两遍，左右掣三二，毕，咽津二十遍。如觉四体不和，即乃舌漱液三二十咽，气通疾愈，万金不传。非其人造次，殃及三代也。

（底本出处《正统道藏》洞真部方法类。）

上清司命茅真君修行指迷诀

上士修行炼炁诀

炼炁正偃卧，徐漱醴泉咽之，莫闭口行炁，口但得吐炁，鼻但得入炁，不欲令恶炁入也。徐缩鼻，莫大极满，极满难还。入五息已，一息可吐，莫大极。一息数之十数，屈指至九十息，疲可殷中，四九三百六十息为一意。思脾中黄炁，大如鸡子，常念之，意中有疲倦，当先炼炁三七二百一十息。炼炁还令腹平满，平满藏炁不大令出，闭炁七十息，莫致频击之，炁当随发上，竟流四肢，自热下至足脚。徐调炁，还至胃管喉咽，使绕脐一二三四，即还管矣。炼炁偃卧为之，日出便当坐行之。炼炁七十息，四五度白发去矣。

夫委炁善炼炁，急击一九、三九于意佳，四九事竟。炼炁一竟，使人身体不知痛，击卒急处，炼疾也。

夫委炁先在口，口含半鸡子睡，当千咽、常唾，故遣口中津洈持用，待竭二日，十息解体身。解体身时，如委衣三七二百一十息，一竟，常被发为之佳。

一法：从足起于上，寻除阴脉，上随小便内经肾，寻除至喉，复从上下，炁如机纹，正向喉中，来入浅腹，养注足。五色炁常取，令分明置喉中，从胡脉下，常存三元三规，成著肾，肾规裹青，青赤表黄，黄已曰白，妄见目止。

炼炁三规，即三元也。即注泥丸、绛宫、丹田是也。上规一曰炼炁不息。正偃瞑目，闭口被发，两手张，腹小缩，鼻微缩，还未及，因复取唐还炁，腹不得随也。十息一屈指，至七十息一咽，复更盛，炁存胡脉中，平平涓泄，复七十息一咽，小胁小腹，炁上入脑。卧真胁斑，驳上承发，三七二百一十息，令炁莫交错，调适守治精神炁新，处形常安。如五脏无主，形体赢瘦，惫筋缓骨，重难以行步，荣华枯落，皮肤革去，十指无色，精炁虚瘦炁乏，乃信此为候。

天老十干第甲经十二月炁法

第甲日，精至一旬之时。涤荡五脏，渴饮水浆，颜色脱去，小便赤黄，大便微难，粪而炁刚，肠中雷鸣，如有减伤，逐除邪炁，无或恐惶，行苦艰难，两目芒芒，时节春秋，日月短长，阴阳损益，皆如经章。

第乙日，精至二旬之时。谷炁始尽，邪炁逃亡，真炁微弱，以水为根，忽然恍恍，志意怅怅，守之无失，华池玉英，以是为法，卧起案床，形体瘦弱，难以动行。

第丙日，精至三旬之时，精炁如故，谷炁无滓，两炁交错，莫肯适住，意中恬然，不思谷食，精炁在内，王相用事，至诚之效，努力可副，坚守无失一功成事遂，华池玉英，洁白可喜。

第丁日，道至四旬之时。谷炁离形，精炁独治，脉炁微弱，乍去乍来，颜色益泽，日受其故，心志悦欣，不复恐惧，肌肉日生，血炁有余，光华滑利，往来应度，经营阴阳，和调补写，身形润泽。

第戊日，道至五旬之时。精炁安处，外事屏去，五脏和调，精神内养，卧而安席，皮肤改更，动作引步，至精不效，神炁浮游，数见梦寐，卧时自惊，若有响应，唤呼光影，仿佛志苦，高精所至，信效为佳。

第己日，道至六旬之时。精炁利安，上下和通，发肤润泽，肢体易行，行步伏故，耳目聪明，志意漠然，不复恐惶，屈身利便，机关和良，不念谷食，咽炁益胎，得酒而饮，得食而食，多少自在，无所萦禁。

第庚日，道至七旬之时。精炁如通，漠然安定，孔窍调和，五脏洁静，呼吸精炁，涤邪纳正，去恶远新，安然清净，内理志炁，外貌日盛，动故踊跃，轻其足胫，若好静处，不与人争，至精之效，以为道经。

第辛日，道至八旬之时。炁游八极，荣卫充盈，调炁便利，往来跂经，上下表里，润泽和平，五脏皆定，经历仙庭，恬恢无欲，安然而宁，心志安悦，怵惕不惊，内无恐惧，欢乐平生，长守无失，道著神成，既有效验，度世长生。

第壬日，道至九旬之时。精炁充满，灵神开张，懦者而刚，弱者而强，损者复益，废者和良，不行自来，不送自逸，荣华滋润，音声益彰，口中甘味，鼻中芳香，华池玉英，常存不忌，至精所致，道可仕遵。

第癸日，道至十旬之时。精炁皆到，神道疏通。轻壮肌肉，充布神明，目尽开览，志炁翱翔，恬恬无欲，荡涤腹肠，精存神在，道德会昌，初服饮食，乃能久长，壮不知老，真仙同乡，与道沉浮，可致神明。

食炁之法：必以天生人之日，谓甲辰庚日也，乃若四时王相日，始饮药。食炁初，以九口满饮为法，后日减一餐，十日谷绝矣。他余物一时睹，皆可食炁。食炁之法，十咽唊枣十，以枣为筹，为知食炁多少。若使口中，华池玉英，甘露醴泉，津汋自生，凡食炁之道，炁为宝，一岁至肌肤充荣，二岁至机关和良，三岁至筋骨坚强，四岁至骨髓填塞。天有四时，故人食炁亦应之。四岁即神与形通。通日数有岁，如神明者，不视形见，不听声闻，不行而至，不见知之，此所谓形一神，名曰真人矣。同日长生，与天司灵。

正月朝食阳炁一百六十，暮食阴炁二百。二月朝食阳炁一百八十，暮食阴炁一百八十。三月朝食阳炁二百，暮食阴炁一百六十。四月朝食阳炁二百二十，暮食阴炁一百四十。五月朝食阳炁二百四十，暮食阴炁一百二十。六月朝食阳炁二百二十，暮食阴炁一百四十。七月朝食阳炁二百，暮食阴炁一百六十。八月朝食阳炁一百八十，暮食阴炁

一百八十。九月朝食阳炁一百六十，暮食阴炁暮时阴炁二百。十月朝食
阳炁一百四十，暮食二百二十。十一月朝食阳炁一百二十，暮食阴炁
二百四十。十二月朝食阳炁一百四十，暮食阴炁二百二十。

夫阳炁者，鼻取之炁也。阴炁者，口取之炁也。此二炁，十二月中，
日日旦暮能不能者，周天一竟又一周天，是则与天同龄矣。

（底本出处《正统道藏》洞神部方法类。）

图书在版编目（CIP）数据

上药真诀：全三册 / 郑圆明整理. --北京：华夏出版社，2017.1
（2020.7 重印）

ISBN 978-7-5080- 9018-4

Ⅰ. ①上… Ⅱ. ①郑… Ⅲ. ①中国医药学－古籍－汇编
Ⅳ. ①R2-52

中国版本图书馆 CIP 数据核字（2016）第 264320 号